医药类专业规划教材

药事管理与法规

YAOSHI GUANLI YU FAGUI

主　编　施天慧

副主编　赵迎春　范晓东

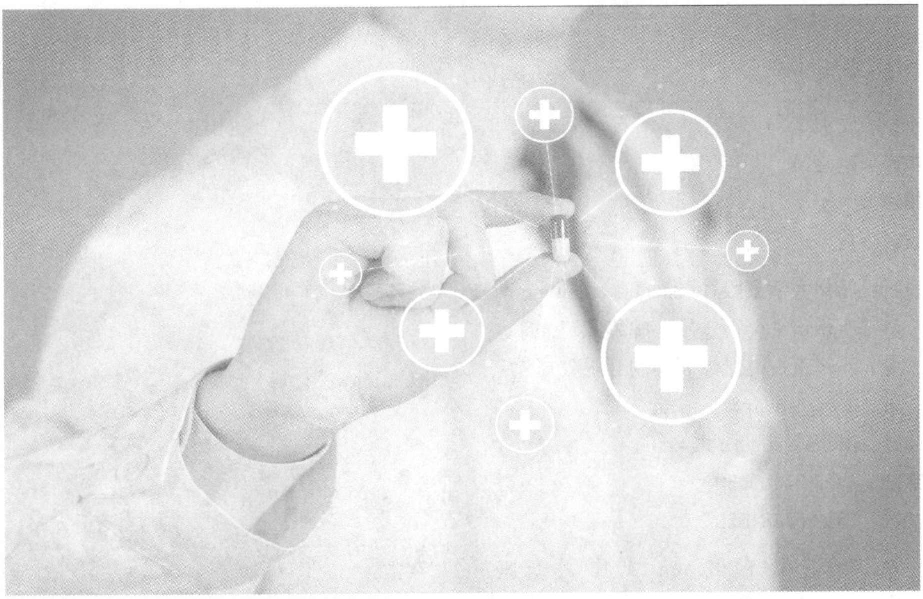

苏州大学出版社
Soochow University Press

图书在版编目(CIP)数据

药事管理与法规 / 施天慧主编. -- 苏州 ：苏州大学出版社，2025.7(2025.8重印). --(医药类专业规划教材).

ISBN 978-7-5672-5235-6

Ⅰ. R95

中国国家版本馆 CIP 数据核字第 2025YA3756 号

书　　名：药事管理与法规

主　　编：施天慧

责任编辑：赵晓嬿

助理编辑：施子星

封面设计：刘　俊

出版发行：苏州大学出版社(Soochow University Press)

社　　址：苏州市十梓街 1 号　**邮编**：215006

印　　装：苏州市古得堡数码印刷有限公司

网　　址：www.sudapress.com

邮　　箱：sdcbs@suda.edu.cn

邮购热线：0512-67480030

销售热线：0512-67481020

开　　本：787 mm×1 092 mm　1/16　**印张**：17　**字数**：435 千

版　　次：2025 年 7 月第 1 版

印　　次：2025 年 8 月第 2 次印刷

书　　号：ISBN 978-7-5672-5235-6

定　　价：68.00 元

前　言

药事管理与法规是药学与法学、管理学、经济学、社会学等相互交叉、渗透形成的一门药学及相关专业的专业核心课程。熟悉和掌握药事管理的基本知识、基本技能和基本法律法规要求，具备在实践中守法、学法、用法的基本能力，是对广大药学从业人员的基本要求。通过学习药事管理与法规课程，学生应系统地掌握药事管理的政策法规、理论体系，围绕药品全生命周期管理要求，具备分析和解决药品研制、生产、经营、使用过程中实际问题的能力，树立药事管理法制化意识，自觉维护人民生命健康与用药合法权益。

本教材以党的二十大精神和习近平总书记关于教育的重要论述为指导，基于国家现行药事管理法规，参照专业教学标准和课程教学特点和药品生产、经营、使用等岗位职业能力要求编写而成。

教材紧跟药事管理领域的最新法律法规要求，以《中华人民共和国药品管理法》（2019 年修订）、《中华人民共和国行政处罚法》（2021 年修订）、《药品注册管理办法》、《药品经营和使用质量监督管理办法》、《医疗器械监督管理条例》（2024 年修订），以及其他现行相关法律法规为依据编写，力求反映药事管理方面的新政策、新知识、新进展。

教材突出职业能力培养，依据岗位工作内容将全书分为十二个项目：药事管理与药事组织，药品管理法律体系，药学技术人员管理，药品管理认知，药品研制与注册管理，药品生产管理，药品经营管理，医疗机构药事管理，中药管理，特殊管理药品的管理，药品信息管理，医疗器械、化妆品和保健食品管理。每个项目设置知识目标、能力目标、素养目标，以“项目导入”为引，根据内容穿插“课堂互动”“拓展阅读”“德润心田”“案例分析”等助学模块。每个项目最后设置“目标检测”和“实训内容”模块，旨在提高学生分析解决药事问题的能力。

本教材供药学类、中药学、食品药品管理类、药品制造类、医学技术类等专业使用，也可供医药行业从业人员继续教育和培训使用。

本教材由江苏联合职业技术学院南通卫生分院施天慧担任主编，徐州医药分院赵迎春、南通卫生分院范晓东担任副主编。参与编写的人员还有南通市第一人民医院朱蓉蓉，江苏联合职业技术学院南通卫生分院张炜文、徐雅蝶，以及莫愁中专办学点徐凌玉等。

本学科正处于快速发展中，书中疏漏之处在所难免，恳请专家、学者和广大师生批评指正，以利改进提高。

编写组

2025 年 6 月

目　录

项目一　药事管理与药事组织

项目目标

1. 知识目标

(1) 掌握药事、药事管理、药事组织等概念，药事管理学主要研究内容，药品监督管理组织体系。

(2) 熟悉药事管理的宗旨和特点，药事组织的类型。

(3) 了解药事管理的内涵及发展趋势。

2. 能力目标

(1) 能说出药事管理学的概念，我国药事管理的发展历程。

(2) 能列举不同类型的药事组织。

3. 素养目标

树立药事管理法制化意识，自觉维护药品监督管理秩序。

项目导入

我国药事管理的发展历程

1950 年，中央人民政府政务院颁布了新中国第一个涉及药品的规范性文件《关于严禁鸦片烟毒的通令》；1963 年，卫生部、化工部、商业部联合下达新中国第一部综合性的药政管理法规《关于药政管理的若干规定》；1984 年 9 月 20 日，第六届全国人民代表大会常务委员会第七次会议审议通过《中华人民共和国药品管理法》（以下简称《药品管理法》），这是我国第一次以法律的形式对药品研制、生产、经营和使用环节进行规范，明确了生产、销售假劣药品的法律责任，标志着我国药品监管工作迈入法制化轨道。2002 年 8 月，国务院颁布《中华人民共和国药品管理法实施条例》，条例依据修订后的《药品管理法》对药品监督管理作出进一步具体规定。此后，《药品管理法》又经过多次修订，药品管理法规体系日益科学完备，各项药品监管制度稳步落地生效。

问题：

(1) 何为药事？何为药事管理？

(2) 如何保证药品安全、经济、有效？药品监管的必要性是什么？

任务一　药事管理认知

一、药事

药事是药学事业的简称，是指与药品的研制、生产、经营、使用、定价、宣传、监督、检验等活动有关的事项。由于药品的特殊性，其直接关系人体健康、生命安全，药学事业必须以提供合格的药品、合理用药为目标，以人体健康为宗旨。因此，所有药事活动的重点和关键是药品质量。

我国药品管理体制改革坚持以人为本，将维护人民健康权益放在第一位。药学事业不能仅仅考虑药品的生产营利，而应坚持公益性原则，促进药学事业的发展。

二、药事管理

（一）药事管理的内涵

药事管理是运用管理科学的基本原理和方法，通过法律、国家行政及各社会组织的活动，使药学事业实现提高公众的健康水平、维护和保障公众生命健康权益这一目的的综合管理。

（二）药事管理的宗旨

保障人民用药安全、有效、合理、经济、方便、及时，不断提高人民的健康水平，其核心在于对药事活动进行依法管理，目的是通过科学化、规范化、法制化管理药学事业中各分支系统活动过程，保证药品质量，保障人体用药安全、有效，维护人民身体健康和用药的合法权益，促进药学事业的发展。

药事管理分为两个层面，即宏观药事管理和微观药事管理。宏观药事管理是指政府和国家的药事管理，包括药品监督管理、基本药物管理、药品储备管理、药品价格管理、医疗保险用药和定点药店管理等；微观药事管理是指药事组织内部的药事管理，包括药品研发质量管理、药品生产质量管理、药品经营质量管理、药学服务质量管理和药品临床试验质量管理。宏观药事管理为药事组织的微观管理提供法律依据、标准和程序。

（三）药事管理的特点

1. 特殊性 药事管理的特殊性源于药品的特殊性。药品是人类对抗疾病，用于预防、诊断、治疗人的疾病及调节人的生理机能不可缺少的物质。药品质量要求严格，其疗效必须经科学验证，并经药品监督管理部门批准生产经营后，才可以作为商品流通，这种区别于一般商品的特殊性决定了药事管理的特殊性。

2. 专业性 药事管理的对象是药。要做好药事管理工作，除须具备管理学、法学、经济学等知识，还应掌握药学的基础理论和专业知识。

3. 政策性 药品作为特殊商品，其研制、生产、经营、使用、定价和宣传等环节都必须遵循国家的法律法规和行政规章。生产者不能随意开办药厂，经营者不能未经批准开设药店。凡从事药品生产业务的，必须依照法定程序取得药品生产许可证。从事药品批发和零售业务的，必须依照法定程序取得药品经营许可证。未依法取得许可证而擅自从事药品生产、经营活动的，有关部门将依法追究其法律责任。

三、药事管理学

（一）药事管理学的概念

药事管理学是运用现代管理科学的基本原理，以及社会学、法学、经济学、行为科学等理论方法，对药学事业各环节的活动展开研究，总结药事管理活动的基本规律，丰富药事管理内容，实现药事活动依法管理，引导药学事业健康、合理发展的学科。药事管理学从社会角度探讨药品和药学事业发展规律，以人为核心、以药品为物质对象，开展全面的药学服务。

（二）药事管理学研究的主要内容

药事管理学研究涵盖药事管理体系、药事体制与药事组织、药品监督管理、药品质量管理、药品生产与经营（企业）管理、药房管理、药品市场、中药管理、药品知识产权保护与药品贸易、社会与行为药学、药学情报评价和药学信息管理等领域。

综上所述，药事管理学是研究药事管理活动的基本规律和一般方法的学科。它以保障人民群众用药安全有效、维护人民身体健康和用药的合法权益为宗旨，综合运用卫生学、社会学、经济学、法学、心理学、管理学及药学等理论和方法，探索药品研制、生产、经营、使用、定价、宣传、监督、检验等活动的客观规律；同时研究政治、经济、法律、卫生等因素与药事管理的内在联系及其对药事管理的影响，促进医药事业健康发展。

课堂互动

（1）药事管理的特点是什么？

（2）药事管理学的研究内容是什么？

现行主要相关法律法规

《中华人民共和国药品管理法》（2019 年修订），中华人民共和国主席令第 31 号。

任务二　药事组织认知

一、药事组织的概念

一般来说，药事组织的概念有狭义和广义之分。

1. 狭义的药事组织　为了实现药学的社会任务所提出的目标，经由人为的分工形成的各种形式的药事组织机构的总称。

2. 广义的药事组织　以实现药学社会任务为共同目标而建立的人员集合体。它既是药学人员相互影响的社会心理系统，也是运用药学知识和技术的技术系统，还是人们以特定的结构关系共同工作的系统。

德润心田

药学的社会功能主要涵盖专业技术和商业供应两个方面。药学的主要作用是为人类健康提供全面的药学服务，具体体现为研制新药，生产与供应药品，保障合理用药，培养药师及医药领域专业人才（包括科学家、企业家），以及统筹药学行业资源。

二、药事组织的类型

（一）药品生产、经营组织

药品生产、经营组织是典型的药事组织结构类型，在我国通常被称作“药品生产企业”

(药厂、制药公司)及"药品经营企业"(药品批发或零售企业、药店)。

（二）医院药房组织

医院药房组织是指医疗机构内以服务患者为目的,以临床药学为基础,促进临床科学、合理用药的药学技术服务和从事药品管理工作的药学部门,常被称作"药剂科",现普遍将其称为"药学部"。

课堂互动

请大家谈一谈医院药房组织的主要职责。

（三）药学教育和科研组织

药学教育组织的主要功能是教育,为维持和发展药学事业培养药师、药学家、药学工程师和药事管理的专门技术人才。

药学科研组织的主要功能是研究开发新药、改进现有药品,以及围绕药品和药学的发展进行基础研究,致力于提高创新能力,发展药学事业。

（四）药品管理行政组织

药品管理行政组织是指政府机构中管理药品和药学企业事业组织的国家行政机构。其功能是代表国家对药品和药学事业组织进行监督管理,制定宏观政策,引导药事组织合规运营,以保证国家意志的执行。这类行政组织又分为药品监督管理行政组织和药品行业监督管理行政组织。

（五）药学行业协会、学术组织

在药事组织兴起和形成过程中,药学行业协会、学术组织发挥着统一行为规范、监督管理、联系与协调的积极作用,推动着药学事业的发展。

拓展阅读

南北朝时期(420—589年),医药管理已有明确的分工。据我国古代史书《册府元龟》记载:"北齐门下省尚药局,有典御药二人,侍御药二人,尚药监四人,总御药之事。"

中共中央、国务院1997年1月15日在《关于卫生改革与发展的决定》中明确规定,要建立医师、药师等专业技术人员执业资格制度。不断完善城乡卫生技术职称评定和职务聘任工作。

任务三 药品监督管理机构认知

一、我国药品监督管理的历史沿革

中华人民共和国成立后,药品监督管理工作开始起步。1950年,卫生部成立了第一届中国药典编纂委员会,1953年,组织编印了第一部《中华人民共和国药典》。

1963年,我国颁布了综合性药政管理行政法规《关于药政管理的若干规定》,对药厂进行了第一次全国范围的大整顿。改革开放以后,医药购销政策放开,生产流通体制逐步完善，外资进入医药领域，医药产业迅猛发展。与此同时，我国政府的职能也不断转变，先后进行了三次行政管理体制改革，组建了国家医药管理局等专业管理部门，出台了《药品管理法》等法律法规，逐步规范药品管理。

1998 年，我国进行了第四次行政管理体制改革，将原卫生部下属的药政管理局和原国家经贸委管理的医药管理局合并，组建国家药品监督管理局，作为国务院直属机构，负责药品（含医疗器械）研究、生产、流通、使用全过程的监督管理，药品集中统一监管体制正式建立。

2000 年，国务院批转药品监督管理体制改革方案，明确省级以下药品监督管理机构实行垂直管理。省、自治区、直辖市药品监督管理局领导省级以下药品监督管理机构，履行法定的药品监督管理职能。省级和省级以下药品监督管理机构所属技术机构的设置，按照区域设置、重组联合的原则，统筹规划、合理布局。

2003 年，围绕转变政府职能，我国进行了第五次行政管理体制改革。此次改革的重点之一是加强食品安全监管体制建设，在国家药品监督管理局的基础上组建国家食品药品监督管理局，作为国务院直属机构，继续行使药品监督管理职能，并负责对食品、保健食品、化妆品安全管理的综合监督和组织协调，依法组织查处重大事故。

2008 年，第十一届全国人民代表大会第一次会议审议通过的《关于国务院机构改革方案的说明》指出，食品药品直接关系人民群众的身体健康和生命安全。为进一步落实食品安全综合监督责任，理顺医疗管理和药品管理的关系，强化食品药品安全监管，这次改革明确由卫生部承担食品安全综合协调、组织查处食品安全重大事故的责任，同时将国家食品药品监督管理局改由卫生部管理，并相应对食品安全监管队伍进行整合。同年 11 月，国务院办公厅印发了《关于调整省级以下食品药品监督管理体制有关问题的通知》（国办发〔2008〕123 号），将食品药品监督管理机构省级以下垂直管理改为由地方政府分级管理，业务接受上级主管部门和同级卫生部门的指导和监督。

2013 年，根据第十二届全国人民代表大会第一次会议审议通过的《国务院机构改革和职能转变方案》，国务院发布《国务院关于机构设置的通知》（国发〔2013〕14 号），设立国家食品药品监督管理总局，作为国务院直属机构。同年 11 月《中共中央关于全面深化改革若干重大问题的决定》提出，完善统一权威的食品药品安全监管机构，建立最严格的、覆盖全过程的监管制度。各省（区、市）参照中央政府机构改革和设置要求，结合各地实际，先后对省以下食品药品监管部门的职责和管理体制进行了调整。

2018 年，《国务院关于机构设置的通知》（国发〔2018〕6 号）将国家工商行政管理总局、国家质量监督检验检疫总局、国家食品药品监督管理总局的职责，以及国家发展和改革委员会价格监督检查与反垄断执法的职责，商务部的经营者集中反垄断执法的职责、国务院反垄断委员会办公室服务与协调的职责等整合，组建国家市场监督管理总局，作为国务院直属机构。同时，考虑到药品监管的特殊性，组建国家药品监督管理局（National Medical Products Administration，NMPA），由国家市场监督管理总局管理。

拓展阅读

药品监督管理的体制改革

国务院药品监督管理部门主管全国药品监督管理工作。省、自治区、直辖市人民政府药品监督管理部门负责本行政区域内的药品监督管理工作。设区的市级、县级人民政府承担药品监督管理职责的部门负责本行政区域内的药品监督管理工作。同时规定，县级以上地方人民政府对本行政区域内的药品监督管理工作负责，统一领导、组织、协调本行政区域内的药品监督管理工作及药品安全突发事件应对工作。党的十九届三中全会考虑到药品监管的特殊性，单独组建国家药品监督管理局，由国家市场监督管理总局管理。

二、药品监督管理机构设置

目前，我国药品监督管理体系主要由药品监督管理行政机构和药品监督管理技术机构组成。

（一）药品监督管理行政机构

1. 国家药品监督管理局 国家药品监督管理局是由国家市场监督管理总局管理的国家药品监督管理部门，主管全国药品监督管理工作，监管药品的研制、生产、经营、使用和药品安全等。

2. 省级药品监督管理部门 省级药品监督管理部门是省市场监督管理局的部门管理机构，负责本行政区域内的药品监督管理工作。

3. 市级药品监督管理机构 市级药品监督管理机构是设区的市、自治州、盟根据工作需要设置的药品监督管理机构。

4. 县级药品监督管理机构 县级药品监督管理机构是县、自治县、不设区的市、市辖区根据工作需要设置的药品监督管理机构；部分地区根据工作需要，在县级药品监督管理机构加挂药品检验机构的牌子。

（二）药品监督管理技术机构

药品监督管理技术机构是药品监督管理体系的重要组成部分，为药品行政监管工作提供技术支持与保障。在国家药品监督管理部门的架构下，与执业药师执业工作相关的药品监督管理技术支撑机构主要包括中国食品药品检定研究院、国家药典委员会、药品审评中心、食品药品审核查验中心、药品评价中心、行政事项受理服务和投诉举报中心、执业药师资格认证中心等。

三、药品监督管理行政机构及其主要职责

（一）国家药品监督管理局的主要职责

根据《国家药品监督管理局职能配置、内设机构和人员编制规定》第三条，国家药品监督管理局的主要职责如下。

（1）负责药品（含中药、民族药，下同）、医疗器械和化妆品安全监督管理。拟订监督管理政策规划，组织起草法律法规草案，拟订部门规章，并监督实施。研究拟订鼓励药品、医疗器械和化妆品新技术新产品的管理与服务政策。

（2）负责药品、医疗器械和化妆品标准管理。组织制定、公布国家药典等药品、医疗器械标准，组织拟订化妆品标准、制定分类管理制度，并监督实施。参与制定国家基本药物目录，配合实施国家基本药物制度。

（3）负责药品、医疗器械和化妆品注册管理。制定注册管理制度，严格上市审评审批，完善审评审批服务便利化措施，并组织实施。

（4）负责药品、医疗器械和化妆品质量管理。制定研制质量管理规范并监督实施。制定生产质量管理规范并依职责监督实施。制定经营、使用质量管理规范并指导实施。

（5）负责药品、医疗器械和化妆品上市后风险管理。组织开展药品不良反应、医疗器械不良事件和化妆品不良反应的监测、评价和处置工作。依法承担药品、医疗器械和化妆品安全应急管理工作。

（6）负责执业药师资格准入管理。制定执业药师资格准入制度，指导监督执业药师注册工作。

（7）负责组织指导药品、医疗器械和化妆品监督检查。制定检查制度，依法查处药品、医疗器械和化妆品注册环节的违法行为，依职责组织指导查处生产环节的违法行为。

（8）负责药品、医疗器械和化妆品监督管理领域对外交流与合作，参与相关国际监管规则和标准的制定。

（9）负责指导省、自治区、直辖市药品监督管理部门工作。

（二）国家药品监督管理局负责药品管理内设机构的主要职责

国家药品监督管理局负责药品管理的内设机构主要有药品注册管理司（中药民族药监督管理司）、药品监督管理司、医疗器械注册管理司、医疗器械监督管理局、化妆品监督管理司等（表1－1）。

表1－1　国家药品监督管理局负责药品管理的内设机构的主要职责

机构名称	主要职责
药品注册管理司（中药民族药监督管理司）	组织拟订并监督实施国家药典等药品标准、技术指导原则，拟订并实施药品注册管理制度。监督实施药物非临床研究和临床试验质量管理规范、中药饮片炮制规范，实施中药品种保护制度。承担组织实施分类管理制度、检查研制现场、查处相关违法行为工作。参与制定国家基本药物目录，配合实施国家基本药物制度
药品监督管理司	组织拟订并依职责监督实施药品生产质量管理规范，组织拟订并指导实施经营、使用质量管理规范。承担组织指导生产现场检查、查处重大违法行为。组织质量抽查检验，定期发布质量公告。组织开展药品不良反应监测并依法处置。承担放射性药品、麻醉药品、毒性药品及精神药品、药品类易制毒化学品监督管理工作。指导督促生物制品批签发管理工作
医疗器械注册管理司	组织拟订并监督实施医疗器械标准、分类规则、命名规则和编码规则。拟订并实施医疗器械注册管理制度。承担相关医疗器械注册、临床试验审批工作。拟订并监督实施医疗器械临床试验质量管理规范、技术指导原则。承担组织检查研制现场、查处违法行为工作
医疗器械监督管理司	组织拟订并依职责监督实施医疗器械生产质量管理规范，组织拟订并指导实施医疗器械经营、使用质量管理规范。承担组织指导生产现场检查、查处重大违法行为工作。组织质量抽查检验，定期发布质量公告。组织开展不良事件监测并依法处置
化妆品监督管理司	组织实施化妆品注册备案工作。拟订并组织实施化妆品注册备案和新原料分类管理制度。组织拟订并监督实施化妆品标准、分类规则、技术指导原则。承担拟订化妆品检查制度、检查研制现场、依职责组织指导生产现场检查、查处重大违法行为工作。组织质量抽查检验，定期发布质量公告。组织开展不良反应监测并依法处置
科技和国际合作司（港澳台办公室）	组织研究实施药品、医疗器械和化妆品审评、检查、检验的科学工具和方法。研究拟订鼓励新技术新产品的管理与服务政策。拟订并监督实施实验室建设标准和管理规范、检验检测机构资质认定条件和检验规范。组织实施重大科技项目。组织开展国际交流与合作，以及与港澳台地区的交流与合作。协调参与国际监管规则和标准的制定

（三）省级药品监督管理部门有关药品管理的主要职责

(1) 贯彻执行国家和省级有关药品的方针政策和法律法规，起草相关地方性法规、规章草案，拟订药品安全监督管理政策、规划并监督实施。

(2) 负责对药品的行政监督和技术监督。贯彻执行国家药典等药品和医疗器械标准、分类管理制度，以及药品研制、生产、经营、使用质量管理规范。负责药品注册管理。建立药品不良反应、医疗器械不良事件监测体系，并开展监测和处置工作。贯彻执行国家执业药师资格准入制度，指导监督执业药师注册工作。推行国家基本药物目录，配合实施国家基本药物制度。

(3) 组织实施药品监督管理的稽查制度，组织开展相关产品质量抽检并发布质量公告；监督实施问题产品召回和处置制度；审查药品广告内容，组织查处重大违法行为；规范行政执法行为。

(4) 负责药品安全事故应急体系建设，组织和指导药品安全事故应急处置和调查处理工作，监管事故查处落实情况。

(5) 负责制定全省药品安全科技发展政策措施并组织实施，推动药品检验检测体系、电子监管追溯体系和信息化建设。

(6) 负责开展药品安全宣传、教育培训、对外交流与合作，推进诚信体系建设。

(7) 指导市、县药品监督管理工作，规范行政执法行为，完善行政执法与刑事司法衔接机制。

（四）药品监督管理技术机构及其主要职责

1. 中国食品药品检定研究院（国家药品监督管理局医疗器械标准管理中心、中国药品检验总所）有关药品管理的主要职责 中国食品药品检定研究院是国家药品监督管理局直属事业单位，是法定的国家药品、生物制品质量检验机构和最高技术仲裁机构。其有关药品管理的主要职责包括以下几方面。

(1) 承担食品、药品、医疗器械、化妆品及有关药用辅料、包装材料与容器（以下统称为食品药品）的检验检测工作。组织开展药品、医疗器械、化妆品抽验和质量分析工作。负责相关复验、技术仲裁。组织开展进口药品注册检验及上市后有关数据收集分析等工作。

(2) 承担药品、医疗器械、化妆品质量标准、技术规范、技术要求、检验检测方法的制修订及技术复核工作。组织开展检验检测新技术新方法新标准研究。承担相关产品严重不良反应、严重不良事件原因的实验研究工作。

(3) 负责医疗器械标准管理相关工作。

(4) 承担生物制品批签发相关工作

(5) 承担化妆品安全技术评价工作。

(6) 组织开展有关国家标准物质的规划、计划、研究、制备、标定、分发和管理工作。

(7) 负责生产用菌毒种、细胞株的检定工作。承担医用标准菌毒种、细胞株的收集、鉴定、保存、分发和管理工作。

(8) 承担实验动物饲育、保种、供应和实验动物及相关产品的质量检测工作。

(9) 承担食品药品检验检测机构实验室间比对，以及能力验证、考核与评价等技术工作。

(10) 负责研究生教育培养工作。组织开展对食品药品相关单位质量检验检测工作的培训和技术指导。

(11) 开展食品药品检验检测国际(地区)交流与合作。

2. 国家药典委员会的主要职责

(1) 组织编制、修订和编译《中华人民共和国药典》(以下简称《中国药典》)及配套标准。

(2) 组织制定修订国家药品标准。参与拟订有关药品标准管理制度和工作机制。

(3) 组织《中国药典》收载品种的医学和药学遴选工作。负责药品通用名称命名。

(4) 组织评估《中国药典》和国家药品标准执行情况。

(5) 开展药品标准发展战略、管理政策和技术法规研究。承担药品标准信息化建设工作。

(6) 开展药品标准国际(地区)协调和技术交流,参与国际(地区)间药品标准适用性认证合作工作。

(7) 组织开展《中国药典》和国家药品标准宣传培训与技术咨询,负责《中国药品标准》等刊物编辑出版工作。

(8) 负责药典委员会各专业委员会的组织协调及服务保障工作。

3. 国家药品监督管理局药品审评中心的主要职责

(1) 负责药物临床试验、药品上市许可申请的受理和技术审评。

(2) 负责仿制药质量和疗效一致性评价的技术审评。

(3) 承担再生医学与组织工程等新兴医疗产品涉及药品的技术审评。

(4) 参与拟订药品注册管理相关法律法规和规范性文件,组织拟订药品审评规范和技术指导原则并组织实施。

(5) 协调药品审评相关检查、检验等工作。

(6) 开展药品审评相关理论、技术、发展趋势及法律问题研究。

(7) 组织开展相关业务咨询服务及学术交流,开展药品审评相关的国际(地区)交流与合作。

(8) 承担国家局国际人用药品注册技术协调会议相关技术工作。

4. 国家药品监督管理局食品药品审核查验中心(国家疫苗检查中心)有关药品管理的主要职责

(1) 组织制定修订药品、医疗器械、化妆品检查制度规范和技术文件。

(2) 承担药物临床试验、非临床研究机构资格认定(认证)和研制现场检查。承担药品注册现场检查。承担药品生产环节的有因检查。承担药品境外检查。

(3) 承担医疗器械临床试验监督抽查和生产环节的有因检查。承担医疗器械境外检查。

(4) 承担化妆品研制、生产环节的有因检查。承担化妆品境外检查。

(5) 承担国家级检查员考核、使用等管理工作。

(6) 开展检查理论、技术和发展趋势研究、学术交流及技术咨询。

(7) 承担药品、医疗器械、化妆品检查的国际(地区)交流与合作。

(8) 承担市场监管总局委托的食品检查工作。

5. 国家药品监督管理局药品评价中心(国家药品不良反应监测中心)有关药品管理的主要职责

(1) 组织制定修订药品不良反应、医疗器械不良事件、化妆品不良反应监测与上市后安全性评价及药物滥用监测的技术标准和规范。

(2) 组织开展药品不良反应、医疗器械不良事件、化妆品不良反应、药物滥用监测工作。

(3) 开展药品、医疗器械、化妆品的上市后安全性评价工作。

(4) 指导地方相关监测与上市后安全性评价工作。组织开展相关监测与上市后安全性评价的方法研究、技术咨询和国际(地区)交流合作。

(5) 参与拟订、调整国家基本药物目录。

(6) 参与拟订、调整非处方药目录。

(五) 其他药品管理部门及其主要职责

根据现行法律法规和国务院办公厅印发的相关部委"三定"规定(主要职责、内设机构和人员编制规定),药品管理工作由多部门协同履职。除药品监督管理部门外,还涉及其他行政管理部门(表 1-2)。

表 1-2 其他药品管理协同履职部门及其主要职责

相关部门	主要职责
市场监督管理部门	国家、省(区、市)市场监督管理机构管理同级药品监督管理机构
卫生健康部门	负责组织拟订国民健康政策,拟订卫生健康事业发展法律法规草案、政策、规划,制定部门规章和标准并组织实施。协调推进深化医药卫生体制改革,研究提出深化医药卫生体制改革重大方针、政策、措施的建议。组织深化公立医院综合改革,推进管办分离,健全现代医院管理制度,制定并组织实施推动卫生健康公共服务提供主体多元化、提供方式多样化的政策措施,提出医疗服务和药品价格政策的建议。组织制定国家药物政策和国家基本药物制度,开展药品使用监测、临床综合评价和短缺药品预警,提出国家基本药物价格政策的建议,参与制定国家药典。制定医疗机构、医疗服务行业管理办法并监督实施,建立医疗服务评价和监督管理体系
中医药管理部门	负责拟订中医药和民族医药事业发展的战略、规划、政策和相关标准,起草有关法律法规和部门规章草案,参与国家重大中医药项目的规划和组织实施。承担中医医疗、预防、保健、康复及临床用药等的监督管理责任。负责监督和协调医疗、研究机构的中西医结合工作,拟订有关管理规范和技术标准。负责指导民族医药的理论、医术、药物的发掘、整理、总结和提高工作,拟订民族医疗机构管理规范和技术标准并监督执行。组织开展中药资源普查,促进中药资源的保护、开发和合理利用,参与制定中药产业发展规划、产业政策和中医药的扶持政策,参与国家基本药物制度建设。组织拟订中医药人才发展规划,会同有关部门拟订中医药专业技术人员资格标准并组织实施。会同有关部门组织开展中医药师承教育、毕业后教育、继续教育和相关人才培训工作,参与指导中医药教育教学改革,参与拟订各级各类中医药教育发展规划。承担保护濒临消亡的中医诊疗技术和中药生产加工技术的责任,推动中医药防病治病知识普及
发展和改革宏观调控部门	负责监测和管理药品宏观经济;负责药品价格行为的监督管理工作

续表

相关部门	主要职责
人力资源和社会保障部门	统筹建立覆盖城乡的社会保障体系。负责统筹拟订医疗保险、生育保险政策、规划和标准;拟订医疗保险、生育保险基金管理办法;组织拟订定点医疗机构、药店的医疗保险服务和生育保险服务管理、结算办法及支付范围等工作,包括制定并发布《国家基本医疗保险、工伤保险和生育保险药品目录》
工业和信息化管理部门	负责拟订和实施生物医药产业的规划、政策和标准;承担医药行业管理工作;承担中药材生产扶持项目管理和国家药品储备管理工作。同时,负责配合有关部门依法处置发布药品虚假违法广告
商务管理部门	负责研究制定药品流通行业发展规划、行业标准和有关政策,配合实施国家基本药物制度,提高行业组织化程度和现代化水平,逐步建立药品流通行业统计制度,推进行业信用体系建设,指导行业协会实行行业自律,开展行业培训,加强国际合作与交流
海关	负责药品进出口口岸的设置;药品进口与出口的监管、统计与分析
新闻宣传部门	负责加强药品安全新闻宣传和舆论引导工作
公安部门	负责组织指导食品药品犯罪案件侦查工作。与国家药品监督管理局建立行政执法和刑事司法工作衔接机制
监察部门	负责调查处理药品监督管理人员违反行政纪律的行为;依法加强监督,对拒不执行国家法律法规、违法违规审批,以及制售假劣药品和医疗器械问题严重的地区和部门,严肃追究有关领导和人员的责任

四、其他药品监管及公共卫生管理机构

(一) 世界卫生组织

世界卫生组织(World Health Organization,WHO)是联合国系统内的专门机构,总部设于瑞士日内瓦,其成员为主权国家,是目前国际上最大的政府间卫生组织。该组织以推动全世界人民实现尽可能高的健康水平为宗旨,主要职能包括:推动流行病和地方病的防治;优化公共卫生体系,提升疾病医疗水平,并完善相关教学与培训工作;确定生物制品的国际标准。

(二) 美国食品药品监督管理局

美国食品药品监督管理局(Food and Drug Administration,FDA) 是经美国国会授权的联邦政府食品药品领域的最高执法机构,也是由医生、律师、微生物学家、化学家和统计学家等专业人士组成的政府卫生监管机构,其核心使命在于保障、促进和提升美国国民健康水平。

(三) 日本药品监督管理部门

日本的药品行政事务由厚生劳动省管理(兽药监管职能归属农林水产省)。其中,医药生活卫生局负有新药临床试验管理、审批审查、上市后督察等职责;面向企业的研发推广支持、生产流通监管及药品定价等事务,则由医政局具体执行。

实训一　调研国家药品监督管理局及其内设机构的设置和职责

【实训目的】

（1）在实训中熟悉国家药品监督管理局的主要职责。

（2）在实训中了解国家药品监督管理局内设机构名称及主要职责。

【实训准备】

（1）电脑网络机房。

（2）国家药品监督管理局网站网址。

【实训步骤】

一、分组

将学生分成8组，每组5～6名学生，并选出1位组长，由组长将任务分派给每位组员，教师实施监督、指导。

二、具体实施

（一）实训内容

（1）登录国家药品监督管理局网站（www.nmpa.gov.cn），了解网站栏目及主要内容。

（2）通过查询，获知国家药品监督管理局主要职责、内设机构，并了解其机构职责。

（3）通过查询，获知国家药品监督管理局主要直属单位的名称及主要职责，特别是中国食品药品检定研究院、国家药典委员会、国家药品监督管理局药品审评中心、国家药品监督管理局食品药品审核查验中心、国家药品监督管理局药品评价中心的主要职责。

（二）注意事项

注意区别药品监督管理机构与药品监督管理技术机构。

【实训思考】

（1）绘制国家药品监督管理局组织机构图，并总结各内设机构的主要工作职责。

（2）列出国家药品监督管理局主要直属单位的名称及主要职责。

目标检测

一、名词解释

1. 药事

2. 药事管理

3. 药事组织

二、选择题

（一）A 型题（最佳选择题）

1. “药事”是指与药品的研制、生产、经营、使用及________。 （ ）
   A. 定价、合理用药、宣传、信息等活动有关的事
   B. 宣传、信息、监督、合理用药等活动有关的事
   C. 定价、宣传、监督、检验等活动有关的事
   D. 信息、宣传、销售、监督等活动有关的事
   E. 宣传、定价、检验、管理等活动有关的事
2. 药事管理学科是________。 （ ）
   A. 社会科学的分支学科　B. 药学科学的分支学科
   C. 公共管理的分支学科　D. 管理学的分支学科
   E. 卫生管理的分支学科
3. 药事管理是指________。 （ ）
   A. 药事行政管理　B. 药事公共行政管理
   C. 药事公共管理　D. 药事经营管理
   E. 药事的综合管理
4. 国家药品监督管理局的职能不包括________。 （ ）
   A. 参与起草药事法律法规草案
   B. 负责上市后再评价、不良反应监测、药品淘汰等
   C. 对药品质量进行全国性监督
   D. 负责宏观医药经济管理、监督管理药品广告及医疗机构实施药品不良反应报告制度的管理
   E. 负责药品标准的拟定
5. 下列不属于药品监督管理行政机构管辖的是________。 （ ）
   A. 药品使用管理　B. 药品质量管理　C. 药品注册管理
   D. 药品储备管理　E. 药品流通管理

（二）B 型题（配伍选择题）

（6～8 题共用备选答案）

A. 中国食品药品检定研究院
B. 国家药品监督管理局食品药品审核查验中心
C. 国家药品监督管理局药品评价中心
D. 国家药品监督管理局药品审评中心
E. 国家药典委员会

6. 负责相关产品严重不良反应，严重不良事件原因的实验研究工作的机构是________。 （ ）
7. 开展药品不良反应、医疗器械不良事件监测工作的机构是________。 （ ）
8. 组织制定修订药品、医疗器械、化妆品检查制度规范和技术文件的机构是________。 （ ）

（9～11 题共用备选答案）

A. FDA	B. NMPA	C. WHO	D. NHS	E. Pharm. D

9. 国家药品监督管理局的英文缩写是________。 （ ）

10. 世界卫生组织的英文缩写是________。 （ ）

11. 美国食品药品监督管理局的英文缩写是________。 （ ）

（三）X 型题（多项选择题）

12. 药事管理的特点是________。 （ ）

A. 特殊性
B. 专业性
C. 时效性
D. 政策性
E. 实用性

13. 药品监督管理技术的机构有________。 （ ）

A. 国家药品监督管理局
B. 中国食品药品检定研究院
C. 国家药典委员会
D. 国家药品监督管理局药品审评中心
E. 国家卫生健康委员会

三、简答题

1. 简述我国药事组织的类型。

2. 简述我国药品监督管理机构的设置。

项目二 药品管理法律体系

项目目标

1. 知识目标

(1) 掌握药品管理立法的概念及我国的药品管理法律体系。

(2) 熟悉法的基础知识及药品监督管理行政法律制度。

(3) 了解行政执法的相关规范要求。

2. 能力目标

熟练掌握药品管理法律体系知识，能区分法律、行政法规、地方性法规、部门规章，并制定其法律效力位阶。

3. 素养目标

树立遵法守法、依法履职的职业精神。

项目导入

某省药品监督管理局对某医药公司现场检查发现，该公司存在虚开药品采购发票和药品销售发票等违法行为，公司负责人未能履行相关管理职责，质量负责人兼职并挂靠执业药师注册证。该公司违反了《药品管理法》和《药品经营质量管理规范》规定，该省药品监督管理局依据《药品管理法》第一百二十六条规定，对该公司处以责令停业整顿一个月、罚款五十万元的行政处罚，对法定代表人甲和责任人员乙处以十年禁止从事药品生产经营等活动；依据《执业药师注册管理办法》第三十四条规定，作出撤销该公司质量负责人丙执业药师注册证、三年内不予注册的处罚。

药品管理法律法规的颁布实施，对规范药品生产经营活动、药品监督管理，促进药品产业健康发展，维护公众健康权益，发挥了极其重要的意义。

问题：

(1) 什么是药品管理立法？

(2) 我国的药品管理法律体系是怎样的？

任务一 药品管理立法认知

药品管理立法是指特定的国家机关，依据法定的权限和程序，制定、认可、修订、补充和废止药品管理法律规范的活动。

药品管理的法律法规是国家关于药品管理的法律、法规、规章等文件的总称，是从事药品研制、生产、经营、使用、检验、进出口和监督管理的单位、个人都必须严格遵守的行为规范，是各级药品监督管理部门实施监管的法定依据。

一、法的基础知识

（一）法的概念

法是由国家制定或认可，以权利义务为主要内容，由国家强制力保证实施的社会行为规范及其规范性文件的总称。

在我国，广义的法律包括宪法、全国人民代表大会及其常务委员会制定的法律、国务院制定的行政法规，以及地方国家机关制定的地方性法规、自治条例、单行条例和规章等。狭义的法律仅指全国人民代表大会及其常务委员会制定的法律。

（二）法的特征

1. 规范性 法是调整社会关系的行为规范，规定了权利义务的标准和行为模式。

2. 国家意志性 法由国家制定或认可，体现国家意志。制定法（成文法）通过立法程序创制，习惯法、判例法通过国家认可形成。

3. 国家强制性 法以国家强制力（如法院、检察院、监狱、军队、警察）为最终保障，区别于其他社会规范。

4. 普遍性 法在国家管辖范围内普遍有效，对全体社会成员具有约束力。

5. 程序性 立法、执法、司法均须遵循法定程序，程序是实现公正的重要保障。

（三）法的效力

法的效力指法律规范的生效范围，包括对于对象、空间、时间的效力。

1. 对象效力 属地主义，即以地域为标准，凡在本国管辖范围内的人和组织均受约束；属人主义，即以国籍为标准，本国人无论是否在国外均受本国法约束；保护主义，即以维护本国利益为标准，侵害本国利益者受本国法约束。

2. 空间效力 中央国家机关制定的法律、行政法规等，除特殊规定外，在全国范围内有效；地方性法规、规章仅在本行政区域内有效。

3. 时间效力 时间效力是指法自何时开始生效，至何时效力终止。

法的生效时间主要有自公布之日起生效、规定具体生效时间或附条件生效。法终止生效的情况一般是新法取代旧法、法定期限届满与新法抵触自动失效。一般不溯及既往，法律另有规定除外。

（四）法的效力冲突

1. 层级冲突原则 宪法是国家的根本大法，具有最高法律效力，其他法律不得同宪法相抵触。不同位阶的法之间发生冲突，遵循上位法优于下位法的原则。宪法的效力高于法律；法律的效力高于行政法规；行政法规的效力高于地方性法规和部门规章；地方性法规和部门规章的效力高于地方性政府规章。

2. 横向冲突原则 同一国家机关制定的新旧法产生冲突时，遵循新法优于旧法的原则。对特定主体事项的规定优于一般规定。

3. 特殊裁决机制 法律之间冲突时，由全国人民代表大会常务委员会裁决；行政法规之间冲突时，由国务院裁决；同一机关制定的法规、规章冲突时，由制定机关裁决。

（五）法的实施

1. 执法 执法又称法的执行，是指国家行政机关依法行使职权、履行职责、贯彻法律的活动。

2. 司法　司法又称法的适用，是指国家司法机关依法处理案件的专门活动。

3. 守法　守法又称法的遵守，是指一切国家机关、社会组织和公民自觉遵守法律，确保法律实施。

（六）法律责任

法律责任是指公民、法人或其他组织因实施违法行为而受到的相应法律制裁。根据违法行为所违反法律的性质，法律责任可以分为民事责任、刑事责任和行政责任。

1. 民事责任　民事责任是平等主体之间违反民事法律应当承担的法律责任。承担民事责任的方式主要有停止侵害、排除妨碍、返还财产、赔偿损失、消除影响、恢复名誉等。

2. 刑事责任　刑事责任是违反刑事法律应当承担的法律责任，有主刑和附加刑两大类。主刑包括管制、拘役、有期徒刑、无期徒刑、死刑；附加刑包括罚金、剥夺政治权利、没收财产。

3. 行政责任　行政责任是行政法律关系主体由于违反行政法律法规或不履行行政治义务而应当承担的法律后果，承担方式包括行政处分、行政处罚、行政赔偿等。

二、药品管理法律体系

法律体系是指一个国家全部现行法律规范分类组合为不同的法律部门而形成的有机联系的统一整体。药品管理法律体系按照法律效力等级依次为法律、法规（包括行政法规和地方性法规）、部门规章、地方政府规章、其他规范性文件。

1. 法律　法律是由全国人民代表大会和全国人民代表大会常务委员会依照宪法、立法法制定的规范性文件。目前，我国与药品监督管理职责密切相关的法律主要有 5 部，包括《中华人民共和国药品管理法》《中华人民共和国疫苗管理法》《中华人民共和国中医药法》《中华人民共和国基本医疗卫生与健康促进法》《中华人民共和国禁毒法》。与药品管理有关的法律有《中华人民共和国刑法》《中华人民共和国广告法》《中华人民共和国消费者权益保护法》《中华人民共和国专利法》等。

2. 行政法规　行政法规是由国家最高行政机关即国务院所制定的规范性文件。国务院制定、发布的药品管理行政法规主要有《中华人民共和国药品管理法实施条例》《中药品种保护条例》《医疗用毒性药品管理办法》《麻醉药品和精神药品管理条例》《野生药材资源保护管理条例》《放射性药品管理办法》《易制毒化学品管理条例》等。

3. 地方性法规　地方性法规是由地方人民代表大会及其常委会就地方性事务及根据本地区实际情况执行法律、行政法规的需要所制定的规范性文件。各省、市已出台的药品管理地方性法规有《江苏省药品监督管理条例》《吉林省药品管理条例》《云南省药品管理条例》《山东省药品使用条例》等。

4. 部门规章　部门规章是由国务院各部、各委员会或具有行政管理职能的直属机构制定的规范性文件。药品管理现行有效的主要规章有 20 多部，包括《药物非临床研究质量管理规范》《药品经营质量管理规范》《药品生产质量管理规范》《药品生产监督管理办法》《药品经营和使用质量监督管理办法》《药品网络销售监督管理办法》《药品注册管理办法》《处方药与非处方药分类管理办法（试行）》《生物制品批签发管理办法》《进口药材管理办法》等。

5. 地方政府规章 地方政府规章是由省、自治区、直辖市人民政府和经国务院批准的较大的市的人民政府依照法定程序制定的规范性文件。已出台的与药品管理相关的地方政府规章有《江苏省产品质量监督办法》《浙江省医疗机构药品和医疗器械使用监督管理办法》等。

6. 其他规范性文件 其他规范性文件是指除法律、行政法规、地方性法规、部门规章和地方政府规章外，由药品监督管理部门及其他相关行政机关（如国家卫生健康委员会）依据法定职权和程序制定并发布的，具有普遍约束力且能够反复适用的规范性文件，如《药品经营质量管理规范现场检查指导原则》。

课堂互动

（1）《中华人民共和国药品管理法》和《中华人民共和国产品质量法》对药品的监督管理规定不一致时，应优先适用哪一部法律？为什么？

（2）《中华人民共和国药品管理法》和《中华人民共和国广告法》对药品广告的管理规定不一致时，应优先适用哪一部法律？为什么？

三、药品管理法律关系

药品管理法律关系是指国家机关、企事业单位、社会团体、公民个人在药事活动、药学服务和药品监督管理过程中，依据药品管理法律规范所形成的权利与义务关系。

（一）药品管理法律关系主体

1. 国家机关 政府药品监督管理部门依法与其管辖范围内的相对方，形成的行政法律关系及政府药品监督管理部门内部的领导与被领导、管理与被管理的关系。

2. 机构或组织 以药品监督管理相对人的身份，同药品监督管理部门形成的行政法律关系；以提供药品和药学服务的身份，同需求药品和药学服务的机关、机构和组织、公民个人形成的医药卫生服务关系；与内部职工形成的管理关系。

3. 公民个人 药学技术人员与药品监督管理部门形成的行政法律关系；药学服务人员同所在单位形成的内部管理关系，并同患者形成的医患关系；所有的公民因需求药品和药学服务而与提供药品和药学服务的企事业单位形成的医药卫生服务关系。

（二）药品管理法律关系客体

1. 药品 药品是药品管理法律关系主体之间的权利义务所指向的主要客体。

2. 人身 人身是人的物质形态，也是人的精神利益的体现，在一定范围内成为法律关系的客体。药品管理法的主要目的是保障人体用药安全，维护人民身体健康。因用药造成伤害人体健康的后果，由提供药品的主体依法承担法律责任。

3. 精神产品 新药、新产品的技术资料，药品标准等都属于这一范畴客体。

（三）药品管理法律关系的内容

药品管理法律关系的内容，是主体之间的法律权利和义务，是法律规范的行为模式在实际社会生活中的具体落实，是法律规范在社会关系中实现的一种状态。例如，《药品管理法》规定生产、经营药品，必须经药品监督管理部门批准，并规定申请、审批程序以及违反者应承担的法律责任。

（四）药品管理法的法律事实

法律事实是法律规范所规定的，能够引起法律关系产生、变更和消灭的客观情况或现象，可分为事件和行为两类。例如，制售假药的行为可能产生行政法律关系，也可能产生刑事法律关系，还可能引起某些民事法律关系（损害赔偿）的发生。

任务二　药品监督管理行政行为

药品监督管理行政行为是指药品监督管理部门等行政主体依据行政法律规范所实施的行政管理活动，体现为具有法律效力的具体行政行为。其法律依据主要包括《中华人民共和国行政许可法》（以下简称《行政许可法》）、《中华人民共和国行政处罚法》（以下简称《行政处罚法》）、《中华人民共和国行政复议法》（以下简称《行政复议法》）、《中华人民共和国行政诉讼法》（以下简称《行政诉讼法》）等。

一、行政许可

行政许可是指行政机关依据公民、法人或者其他组织的申请，经依法审查，准予其从事特定活动的行为。在药品监督管理方面，主要有药品上市许可、药品生产许可、药品经营许可等。

（一）设定和实施行政许可的原则

1. 法定原则　设定和实施行政许可，应当依照法定的权限、范围、条件和程序。

2. 公开、公平、公正原则　设定和实施行政许可，应当公开、公平、公正，维护行政相对人的合法权益。

3. 便民和效率原则　实施行政许可，应当便民，提高办事效率，提供优质服务。

4. 信赖保护原则　公民、法人或者其他组织依法取得的行政许可受法律保护，行政机关不得擅自改变已经生效的行政许可。

（二）行政许可的实施程序

1. 申请与受理　公民、法人或者其他组织从事特定活动，依法需要取得行政许可的，应当向行政机关提出申请。申请书需要采用格式文本的，行政机关应当向申请人提供行政许可申请书格式文本，且格式文本中不得包含与申请行政许可事项无直接关联的内容。行政机关受理或者不予受理行政许可申请，应当出具加盖本行政机关专用印章并注明日期的书面凭证。

申请人申请行政许可，应当如实提交有关材料、反映真实情况，并对其申请材料实质内容的真实性负责。行政机关不得要求申请人提交与申请事项无关的技术资料和其他材料。

2. 审查与决定　行政机关应当对申请人提交的申请材料进行审查。申请人的申请符合法定条件、标准的，行政机关应当依法作出准予行政许可的书面决定；作出不予行政许可的书面决定的，应当说明理由，并告知申请人享有依法申请行政复议或者提起行政诉讼的权利。行政机关作出准予行政许可的决定，需要颁发行政许可证件的，应当向申请人颁发加盖本行政机关印章的下列行政许可证件：许可证、执照或者其他许可证书；资格证、资质证或者其他合格证书；行政机关的批准文件或者证明文件；法律、法规规定的其他行政许可证件。

3. 期限 除可以当场作出行政许可决定的外，行政机关应当自受理行政许可申请之日起二十日内作出行政许可决定。二十日内不能作出决定的，经本行政机关负责人批准，可以延长十日，并应当将延长期限的理由告知申请人。法律、法规另有规定的，依照其规定。行政机关作出准予行政许可的决定，应当自作出决定之日起十日内向申请人颁发、送达行政许可证件，或者加贴标签，加盖检验、检测、检疫印章。

4. 听证 法律、法规、规章规定实施行政许可应当听证的事项，或者行政机关认为需要听证的其他涉及公共利益的重大行政许可事项，行政机关应当向社会公告，并举行听证。行政机关应当根据听证笔录，作出行政许可决定。

5. 变更与延续 被许可人要求变更行政许可事项的，应当向作出行政许可决定的行政机关提出申请；符合法定条件、标准的，行政机关应当依法办理变更手续。被许可人需要延续行政许可有效期的，应当在该行政许可有效期届满三十日前向作出决定的行政机关提出申请。法律、法规、规章另有规定的，依照其规定。行政机关应当根据申请，在该行政许可有效期届满前作出是否准予延续的决定；逾期未作决定的，视为准予延续。

（三）药品行政许可事项

与药品有关的行政许可事项包括：药品生产许可，表现形式为颁发药品生产许可证和医疗机构制剂许可证；药品经营许可，表现形式为颁发药品经营许可证；药品上市许可，表现形式为颁发药品注册证、进口药品注册证和医药产品注册证等；执业药师执业许可，表现形式为颁发执业药师注册证。

（四）撤销行政许可的情形

按照《行政许可法》规定，作出行政许可决定的行政机关或者其上级行政机关，根据利害关系人的请求或者依据职权，可以撤销行政许可：

（1）行政机关工作人员滥用职权、玩忽职守作出准予行政许可决定的；

（2）超越法定职权作出准予行政许可决定的；

（3）违反法定程序作出准予行政许可决定的；

（4）对不具备申请资格或者不符合法定条件的申请人准予行政许可的；

（5）依法可以撤销行政许可的其他情形。

被许可人以欺骗、贿赂等不正当手段取得行政许可的，应当予以撤销。同时，《行政许可法》规定，若撤销行政许可，可能对公共利益造成重大损害的，不予撤销。

二、行政监督检查

行政监督检查是指行政机关依法定职权，对相对人遵守法律、法规、规章的情况进行了解、监督、检查的行政行为。药品行政监督检查是指药品监督管理部门对药品的生产、经营和使用的企事业单位的药事活动进行了解和监督管理的行政行为。

拓展阅读

药品、医疗器械领域专项检查

市场监管综合行政执法大队组织执法人员在辖区范围内开展药品、医疗器械领域假冒伪劣专项检查，着力规范药品、医疗器械经营使用行为，保障人民群众用药用械安全，营造良好的消费环境。

检查以辖区内药品经营场所为重点。

一是严查证照是否齐全。对药品经营场所的营业执照、药品经营许可证、医疗器械经营许可证等进行现场检查。

二是严查药品、医疗器械产品质量安全。对是否存在销售、使用过期失效及假冒伪劣药品、医疗器械的行为进行排查，要求各药品经营场所严格对近效期药品、特殊药品进行管理。

三是严查药品、医疗器械购进渠道。检查是否严格落实索证索票制度、进销货台账制度，是否存在非法渠道购进等违法行为。

四是严查药品、医疗器械储存情况。对是否由专人管理药房、是否按储存条件储藏药品及医疗器械分类存放等进行检查，要求各药品经营场所严格对药品采购、储存、使用等相关信息进行记录和管理。

三、行政强制

行政强制包括行政强制措施和行政强制执行。行政强制措施，是指行政机关在行政管理过程中，为制止违法行为、防止证据损毁、避免危害发生、控制危险扩大等情形，依法对公民的人身自由实施暂时性限制，或者对公民、法人或者其他组织的财物实施暂时性控制的行为。行政强制执行，是指行政机关或者行政机关申请人民法院，对不履行行政决定的公民、法人或者其他组织，依法强制履行义务的行为。

（一）行政强制措施的种类

行政强制措施的种类包括：限制公民人身自由；查封场所、设施或者财物；扣押财物；冻结存款、汇款；其他行政强制措施。

（二）行政强制执行的方式

行政强制执行的方式包括：加处罚款或者滞纳金；划拨存款、汇款；拍卖或者依法处理查封、扣押的场所、设施或者财物；排除妨碍、恢复原状；代履行；其他强制执行方式。

（三）药品相关的行政强制行为

药品相关的行政强制行为是行政执法主体依据药品管理的有关法律规范，依法对行政相对人的人身或财产采取强制性措施的行为。《药品管理法》第一百条第二款规定，对有证据证明可能危害人体健康的药品及其有关材料，药品监督管理部门可以查封、扣押，并在七日内作出行政处理决定；药品需要检验的，应当自检验报告书发出之日起十五日内作出行政处理决定。

四、行政处罚

行政处罚是指行政机关依法对违反行政管理秩序的公民、法人或者其他组织，以减损权益或者增加义务的方式予以惩戒的行为。

（一）行政处罚的原则

1. 处罚法定原则　公民、法人或者其他组织违反行政管理秩序的行为，应当给予行政处罚的，依照法律、法规、规章规定，并由行政机关依照规定的程序实施。行政处罚没有依据或者实施主体不具有行政主体资格的，行政处罚无效。违反法定程序构成重大且明显违法的，行政处罚无效。

2. 处罚公正、公开的原则 处罚公正原则要求行政主体及其工作人员平等对待不同身份、民族、性别和宗教信仰的人。行政处罚中，要公平地处罚违法者。处罚公开原则要求行政处罚的依据及处罚的有关内容必须公开。

3. 处罚与违法行为相适应的原则 实施的行政处罚，必须与违法行为的事实、性质、情节及社会危害程度相适应。

4. 处罚与教育相结合的原则 行政主体在行政处罚的适用过程中，对违法者应当坚持处罚与教育相结合，对于情节显著轻微，主动承认错误并能及时改正的，可以从轻或免予处罚。

5. 不免除民事责任、不取代刑事责任原则 公民、法人或者其他组织因违法行为受到行政处罚，其违法行为对他人造成损害的，应当依法承担民事责任。违法行为构成犯罪，应当依法追究刑事责任的，不得以行政处罚代替刑事处罚。

（二）行政处罚的种类

行政处罚的种类包括：警告、通报批评；罚款、没收违法所得、没收非法财物；暂扣许可证、降低资质等级、吊销许可证件；限制开展生产经营活动、责令停产停业、责令关闭、限制从业；行政拘留；法律、行政法规规定的其他行政处罚。

（三）行政处罚的程序

1. 简易程序 违法事实确凿并有法定依据，对公民处以二百元以下、对法人或者其他组织处以三千元以下罚款或者警告的行政处罚的，可以当场作出行政处罚决定。法律另有规定的，从其规定。

简易程序包括：① 表明身份（执法人员向当事人出示执法证件）；② 告知当事人作出行政处罚决定的事实、理由和依据；③ 听取当事人的陈述和申辩；④ 制作行政处罚决定书，并交付当事人；⑤ 备案。

2. 普通程序 普通程序包括：① 立案；② 调查取证；③ 审查；④ 说明理由并告知权利；⑤ 听取当事人陈述、申辩或者举行听证会；⑥ 作出行政决定，制作行政处罚决定书；⑦ 送达行政处罚决定书。

3. 听证程序 行政机关作出以下行政处罚决定之前，应当告知当事人有要求举行听证的权利：① 较大数额罚款；② 没收较大数额违法所得、没收较大价值非法财物；③ 降低资质等级、吊销许可证件；④ 责令停产停业、责令关闭、限制从业；⑤ 其他较重的行政处罚；⑥ 法律、法规、规章规定的其他情形。当事人要求听证的，行政机关应当组织听证。

听证程序包括：① 当事人要求听证的，应当在行政机关告知后五日内提出。② 行政机关应当在举行听证的七日前，通知当事人及有关人员听证的时间、地点。③ 除涉及国家秘密、商业秘密或者个人隐私依法予以保密外，听证公开举行。④ 听证由行政机关指定的非本案调查人员主持；当事人认为主持人与本案有直接利害关系的，有权申请回避。⑤ 当事人可以亲自参加听证，也可以委托一至二人代理。⑥ 当事人及其代理人无正当理由拒不出席听证或者未经许可中途退出听证的，视为放弃听证权利，行政机关终止听证。⑦ 举行听证时，调查人员提出当事人违法的事实、证据和行政处罚建议，当事人进行申辩和质证。

⑧ 听证应当制作笔录。笔录应当交当事人或者其代理人核对无误后签字或者盖章。当事人或者其代理人拒绝签字或者盖章的，由听证主持人在笔录中注明。

（四）药品管理相关的行政处罚措施

1. 声誉罚　声誉罚是指行政机关对违法相对方的名誉、荣誉、信誉等精神利益施加损害以示警戒的行政处罚，包括警告、通报批评。如《药品管理法》第一百一十七条第二款规定，生产、销售的中药饮片不符合药品标准，尚不影响安全性、有效性的，责令限期改正，给予警告。

2. 财产罚　财产罚是指行政主体依法剥夺违法行为人财产权的处罚形式，包括罚款、没收违法所得、没收非法财物。如《药品管理法》第一百一十五条规定，未取得药品生产许可证、药品经营许可证或者医疗机构制剂许可证生产、销售药品的，责令关闭，没收违法生产、销售的药品和违法所得，并处违法生产、销售的药品（包括已售出和未售出的药品，下同）货值金额十五倍以上三十倍以下的罚款；货值金额不足十万元的，按十万元计算。

3. 资格罚　资格罚是指限制或剥夺违法行为人特定行为资格的处罚措施，包括暂扣许可证件、降低资质等级、吊销许可证件。如《药品管理法》第一百一十六条规定，生产、销售假药的，吊销药品批准证明文件；情节严重的，吊销药品生产许可证、药品经营许可证或者医疗机构制剂许可证。

4. 行为罚　行为罚是指行政主体对违法相对人所采取的限制或剥夺其特定行为能力的处罚措施，包括限制开展生产经营活动、责令停产停业、责令关闭、限制从业等。《药品管理法》第一百一十八条规定，生产、销售假药，或者生产、销售劣药且情节严重的，对法定代表人、主要负责人、直接负责的主管人员和其他责任人员，终身禁止从事药品生产经营活动。

5. 人身罚　人身罚是指行政机关作出的限制或剥夺违法行政相对人人身自由的一种行政处罚，是行政处罚中最严厉的处罚类型，仅由法律设定并由公安机关执行，表现为行政拘留。《药品管理法》第一百一十八条规定，生产、销售假药，或者生产、销售劣药且情节严重的，对法定代表人、主要负责人、直接负责的主管人员和其他责任人员，可以由公安机关处五日以上十五日以下的拘留。

案例分析

仔细阅读本项目导入案例，讨论并回答：

（1）药品监督管理相关的行政处罚有哪些？

（2）该案例中，行政处罚依据的法律法规有哪些？

（3）该案例中，作出了哪些行政处罚措施？

五、行政复议

行政复议是指公民、法人或者其他组织认为行政机关的行政行为侵犯其合法权益，依法向行政复议机关提出行政复议申请，行政复议机关依照法定程序对被申请的行政行为的合法性、适当性进行审查，并作出决定的一种法律制度。行政复议作为行政管理相对人行使救济权的一项重要法律制度，目的是纠正行政主体作出的违法或者不当的行政行为，以保护行政管理相对人的合法权益。

（一）行政复议的范围

根据《行政复议法》第十一条，公民、法人或者其他组织认为行政机关作出的行政行为属于下列情形之一的，可申请行政复议：

（1）对行政机关作出的行政处罚决定不服；

（2）对行政机关作出的行政强制措施、行政强制执行决定不服；

（3）申请行政许可，行政机关拒绝或者在法定期限内不予答复，或者对行政机关作出的有关行政许可的其他决定不服；

（4）对行政机关作出的确认自然资源的所有权或者使用权的决定不服；

（5）对行政机关作出的征收征用决定及其补偿决定不服；

（6）对行政机关作出的赔偿决定或者不予赔偿决定不服；

（7）对行政机关作出的不予受理工伤认定申请的决定或者工伤认定结论不服；

（8）认为行政机关侵犯其经营自主权或者农村土地承包经营权、农村土地经营权；

（9）认为行政机关滥用行政权力排除或者限制竞争；

（10）认为行政机关违法集资、摊派费用或者违法要求履行其他义务；

（11）申请行政机关履行保护人身权利、财产权利、受教育权利等合法权益的法定职责，行政机关拒绝履行、未依法履行或者不予答复；

（12）申请行政机关依法给付抚恤金、社会保险待遇或者最低生活保障等社会保障，行政机关没有依法给付；

（13）认为行政机关不依法订立、不依法履行、未按照约定履行或者违法变更、解除政府特许经营协议、土地房屋征收补偿协议等行政协议；

（14）认为行政机关在政府信息公开工作中侵犯其合法权益；

（15）认为行政机关的其他行政行为侵犯其合法权益。

根据《行政复议法》第十二条，下列事项不属于行政复议范围：

（1）国防、外交等国家行为；

（2）行政法规、规章或者行政机关制定、发布的具有普遍约束力的决定、命令等规范性文件；

（3）行政机关对行政机关工作人员的奖惩、任免等决定；

（4）行政机关对民事纠纷作出的调解。

（二）行政复议程序

1. 申请　公民、法人或者其他组织认为行政行为侵犯其合法权益的，可以自知道或者应当知道该行政行为之日起六十日内提出行政复议申请；但是法律规定的申请期限超过六十日的除外。因不可抗力或者其他正当理由耽误法定申请期限的，申请期限自障碍消除之日起继续计算。申请人申请行政复议，可以书面申请；书面申请有困难的，也可以口头申请。

2. 受理　行政复议机关收到行政复议申请后，应当在五日内进行审查。对不符合规定的行政复议申请，行政复议机关应当在审查期限内决定不予受理并说明理由；不属于本机关管辖的，还应当在不予受理决定中告知申请人有管辖权的行政复议机关。行政复议申请的审查期限届满，行政复议机关未作出不予受理决定的，审查期限届满之日视为受理。

3. 审理　行政复议机关受理行政复议申请后，依照《行政复议法》适用普通程序或者简易程序进行审理。行政复议机构应当指定行政复议人员负责办理行政复议案件。行政复议人员对办理行政复议案件过程中知悉的国家秘密、商业秘密和个人隐私,应当予以保密。

4. 决定　行政复议机关依法审理行政复议案件,由行政复议机构对行政行为进行审查,提出意见,经行政复议机关的负责人同意或者集体讨论通过后,以行政复议机关的名义作出行政复议决定。适用普通程序审理的行政复议案件,行政复议机关应当自受理申请之日起六十日内作出行政复议决定。适用简易程序审理的行政复议案件,行政复议机关应当自受理申请之日起三十日内作出行政复议决定。行政复议机关作出行政复议决定,应当制作行政复议决定书,并加盖行政复议机关印章。行政复议决定书一经送达,即发生法律效力。

行政复议决定的类型包括:维持决定;责令履行法定职责;撤销、确认决定;变更决定;责令赔偿或者补偿决定;驳回复议请求决定。

六、行政诉讼

行政诉讼是指公民、法人或者其他组织认为行政机关和行政机关工作人员的行政行为侵犯其合法权益,依法定程序向人民法院提起诉讼,人民法院对该行政行为合法性进行审查并作出裁决的活动。

(一)行政诉讼的受案范围

根据《行政诉讼法》第十二条,人民法院受理公民、法人或者其他组织提起的下列诉讼:

(1) 对行政拘留、暂扣或者吊销许可证和执照、责令停产停业、没收违法所得、没收非法财物、罚款、警告等行政处罚不服的;

(2) 对限制人身自由或者对财产的查封、扣押、冻结等行政强制措施和行政强制执行不服的;

(3) 申请行政许可,行政机关拒绝或者在法定期限内不予答复,或者对行政机关作出的有关行政许可的其他决定不服的;

(4) 对行政机关作出的关于确认土地、矿藏、水流、森林、山岭、草原、荒地、滩涂、海域等自然资源的所有权或者使用权的决定不服的;

(5) 对征收、征用决定及其补偿决定不服的;

(6) 申请行政机关履行保护人身权、财产权等合法权益的法定职责,行政机关拒绝履行或者不予答复的;

(7) 认为行政机关侵犯其经营自主权或者农村土地承包经营权、农村土地经营权的;

(8) 认为行政机关滥用行政权力排除或者限制竞争的;

(9) 认为行政机关违法集资、摊派费用或者违法要求履行其他义务的;

(10) 认为行政机关没有依法支付抚恤金、最低生活保障待遇或者社会保险待遇的;

(11) 认为行政机关不依法履行、未按照约定履行或者违法变更、解除政府特许经营协议、土地房屋征收补偿协议等协议的;

(12) 认为行政机关侵犯其他人身权、财产权等合法权益的。

根据《行政诉讼法》第十三条,人民法院不受理公民、法人或者其他组织对下列事项提起的诉讼:

(1) 国防、外交等国家行为;

(2) 行政法规、规章或者行政机关制定、发布的具有普遍约束力的决定、命令；

(3) 行政机关对行政机关工作人员的奖惩、任免等决定；

(4) 法律规定由行政机关最终裁决的行政行为。

课堂互动

行政复议和行政诉讼的受理机关有什么不同？

（二）行政诉讼的程序

1. 起诉和受理 起诉是指公民、法人或者其他组织认为自己的合法权益受到行政机关行政行为的侵害，而向人民法院提出诉讼请求，要求人民法院通过行使审判权，依法保护自己合法权益的诉讼行为。向人民法院提起诉讼应当符合下列条件：① 原告是符合《行政诉讼法》第二十五条规定的公民、法人或者其他组织；② 有明确的被告；③ 有具体的诉讼请求和事实根据；④ 属于人民法院受案范围和受诉人民法院管辖。人民法院对公民、法人或者其他组织的起诉进行审查，对符合起诉条件的案件，应当登记立案。

2. 审理与判决 人民法院公开审理行政案件，但涉及国家秘密、个人隐私和法律另有规定的除外。人民法院应当在立案之日起五日内，将起诉状副本发送被告。人民法院应当在立案之日起六个月内作出第一审判决。适用简易程序审理的行政案件，由审判员一人独任审理，并应当在立案之日起四十五日内审结。当事人不服人民法院第一审判决的，有权在判决书送达之日起十五日内向上一级人民法院提起上诉。人民法院对上诉案件，应当组成合议庭，开庭审理。人民法院审理上诉案件，应当对原审人民法院的判决、裁定和被诉行政行为进行全面审查。人民法院审理上诉案件，应当在收到上诉状之日起三个月内作出终审判决。

3. 执行 当事人必须履行人民法院已经发生法律效力的判决、裁定、调解书。公民、法人或者其他组织拒绝履行判决、裁定、调解书的，行政机关或者第三人可以向第一审人民法院申请强制执行，或者由行政机关依法强制执行。

现行主要相关法律法规

1.《中华人民共和国行政许可法》，中华人民共和国主席令第 29 号。

2.《中华人民共和国行政强制法》，中华人民共和国主席令第 49 号。

3.《中华人民共和国行政处罚法》，中华人民共和国主席令第 70 号。

4.《中华人民共和国行政复议法》，中华人民共和国主席令第 9 号。

5.《中华人民共和国行政诉讼法》，中华人民共和国主席令第 71 号。

实训二　调研药品法规文件及行政执法情况

【实训目的】

(1) 会使用国家药品监督管理局网站查询药事相关的法规文件、监管动态和药品的相关信息。

(2) 阅读国家药品监督管理局网站公布的典型案例，了解药品监督管理行政执法的过程和行政处罚的程序。

【实训准备】

（1）电脑网络机房。

（2）国家药品监督管理局网站网址、各省药品监督管理局网站网址。

【实训步骤】

一、分组

将学生分成8组，每组5～6名学生，并选出1位组长，由组长将任务分派给每位组员，教师实施监督、指导。

二、具体实施

（一）实训内容

（1）了解最新的法规文件、监管动态、公告通告等，知道如何查看药品质量公告等。

（2）登录所在省、自治区、直辖市的药品监督管理局网站，了解药品监督管理行政执法的过程和行政处罚的程序。

（二）注意事项

教师可以指导学生选择合适的具有典型性的案例，帮助学生理解行政执法的过程和行政处罚的程序。

【实训思考】

（1）收集一则最新的抽验不符合规定的药品质量公告，总结对不符合规定的药品采取的措施。

（2）整理一份近两年公布施行的药品相关的法律法规及规章。

（3）对某药品违法典型案例进行分析，说明如何适用有关法律法规对其定性和处理。

目标检测

一、名词解释

1. 法
2. 行政强制
3. 行政许可
4. 行政处罚

二、选择题

（一）A 型题（最佳选择题）

1. 下列规范性文件中，具有最高法律效力的是________。（　　）

A.《药品生产质量管理规范》　　B.《中华人民共和国药品管理法》

C.《药品注册管理办法》　　D.《中药品种保护条例》

E.《药品生产监督管理办法》

2. 现行药品管理法律和行政法规确定的行政许可项目不包括________。（ ）

A. 药品检验人员执业许可
B. 药品生产许可
C. 进口药品上市许可
D. 执业药师执业许可
E. 药品经营许可

3. 对违反药品法律法规但尚未构成犯罪的，药品监督管理部门应依法给予行政处罚，根据《中华人民共和国行政处罚法》，下列属于行政处罚种类的是________。（ ）

A. 管制
B. 没收违法所得
C. 撤职
D. 罚金
E. 记过

4. 药品管理法律体系按照法律效力位阶由高到低排序，正确的是________。（ ）

A. 法律、法规、部门规章、其他规范性文件
B. 法律、部门规章、法规、其他规范性文件
C. 部门规章、法规、其他规范性文件、法律
D. 其他规范性文件、部门规章、法规、法律
E. 法规、法律、部门规章、其他规范性文件

（二）B 型题（配伍选择题）

（5～8 题共用备选答案）

A. 法律	B. 行政法规	C. 地方政府规章	D. 部门规章	E. 地方性法规

5. 国务院常务会议通过的《中华人民共和国药品管理法实施条例》是________。（ ）

6. 全国人民代表大会常务委员会通过的《中华人民共和国食品安全法》是________。（ ）

7. 原卫生部部务会议通过的《药品生产质量管理规范》是________。（ ）

8. 福建省人民政府常务会议通过的《福建省药品和医疗器械流通监督管理办法》是________。（ ）

（9～12 题共用备选答案）

A. 刑事责任	B. 行政处分	C. 民事责任	D. 行政处罚	E. 法律责任

9. 药品监督管理部门发现药品经营企业销售假药，吊销药品经营许可证，属于________。（ ）

10. 药品经营企业在购销活动中履行活动不当，承担违约责任，属于________。（ ）

11. 个体医生用假药造成患者健康受损，判处有期徒刑和罚金，属于________。（ ）

12. 药品监督人员玩忽职守被撤职、降级别和工资，属于________。（ ）

（13～14 题共用备选答案）

A. 公开、公平、公正原则	B. 便民和效率原则	C. 信赖保护原则
D. 法定原则	E. 处罚与教育相结合原则	

13. 维护行政相对人的合法权益体现了设定和实施行政许可的________。（ ）

14. 行政机关不擅自改变已经生效的行政许可体现了设定和实施行政许可的________。（ ）

（三）X 型题（多项选择题）

15. 我国现行药事管理相关法律法规确定的行政许可有________。（　　）

A. 药品生产许可　　B. 药物临床试验许可

C. 药品上市许可　　D. 执业药师执业许可

E. 药品经营许可

16. 下列有关法律效力位阶的说法，正确的有________。（　　）

A. 在同一位阶的法之间，特别规定优于一般规定

B. 上位法的效力高于下位法

C. 下位法违反上位法规定的，由有关机关依法予以改变或者撤销

D. 在同一位阶的法之间，旧的规定优于新的规定

E. 在同一位阶的法之间，一般规定优于特别规定

17. 《中华人民共和国行政处罚法》规定，行政机关作出行政处罚决定之前，应当告知当事人有要求举行听证的权利的情形有________。（　　）

A. 警告　　B. 责令停产停业

C. 降低资质等级　　D. 吊销许可证件

E. 较大数额罚款

18. 下列法律规范中，属于行政法规的是________。（　　）

A.《易制毒化学品管理条例》　　B.《放射性药品管理办法》

C.《中药品种保护条例》　　D.《医疗用毒性药品管理办法》

E.《麻醉药品和精神药品管理条例》

三、问答题

1. 法律的效力有哪几种？

2. 请列举几部常见的药品管理相关法律、法规和规章。

3. 请举例说明药品监督管理行政处罚的种类有哪些？

项目三　药学技术人员管理

项目目标

1. 知识目标

(1) 掌握药学技术人员的概念及分类;《药品经营质量管理规范》对药品经营企业的执业药师的配备要求;药师的概念及药学职称的分类;我国执业药师的概念;执业药师职业资格考试、注册、继续教育管理;执业药师的职责、职业道德标准及服务规范。

(2) 熟悉《药品生产质量管理规范》对生产管理负责人、质量管理负责人及质量受权人的要求;《药品经营质量管理规范》对药品批发企业负责人、质量负责人及质量管理部门负责人的要求;药学职称的取得方式、考试科目、报考流程;我国执业药师资格制度;执业药师管理部门的职责及分工;执业药师考试科目、报考流程。

(3) 了解《药品经营质量管理规范》对药品零售企业各岗位药学技术人员的要求;我国执业药师制度的建立与发展;执业药师执业活动的监督管理内容。

2. 能力目标

掌握药学职称考试和执业药师考试网上报名流程。

3. 素养目标

树立依法执业、质量第一的职业精神。

项目导入

2024年3月以来,甘肃、安徽、河南、山东、贵州、重庆、海南、辽宁等地均陆续开展零售药店执业药师"挂证"、处方审核等专项检查工作。其中,甘肃在开展执业药师"挂证"专项整治工作期间,向社会公布"挂证"行为问题线索举报渠道,持续加大打击整治力度。贵州、辽宁等地已查处多起执业药师"挂证"行为,依据相关规定,注销涉事药师的执业药师注册证,三年内不予执业注册,并将不良行为录入全国执业药师注册管理信息系统。

问题:

(1) 执业药师是药学技术人员吗?

(2) 为什么要严查执业药师"挂证"问题?

任务一　药学技术人员配备

一、药学技术人员的定义

药学技术人员是指取得药学类专业学历,通过国家相关考试合格,依法取得专业技术职务任职资格或执业药师职业资格,遵守药事管理法律法规和职业道德规范,在药品研制、生产、经营、使用、检验和管理等相关领域从事实践活动的技术人员。药学技术人员包括药师、执业药师、临床药师等。

二、药学技术人员配备依据

（一）药品生产企业配备药学技术人员的依据

（1）《药品管理法》第四十二条规定，从事药品生产活动，应当有依法经过资格认定的药学技术人员、工程技术人员及相应的技术工人。

（2）《药品生产质量管理规范》第二十二条规定，生产管理负责人应当至少具有药学或相关专业本科学历（或中级专业技术职称或执业药师资格），具有至少三年从事药品生产和质量管理的实践经验，其中至少有一年的药品生产管理经验，接受过与所生产产品相关的专业知识培训。

第二十三条规定，质量管理负责人应当至少具有药学或相关专业本科学历（或中级专业技术职称或执业药师资格），具有至少五年从事药品生产和质量管理的实践经验，其中至少一年的药品质量管理经验，接受过与所生产产品相关的专业知识培训。

第二十五条规定，质量受权人应当至少具有药学或相关专业本科学历（或中级专业技术职称或执业药师资格），具有至少五年从事药品生产和质量管理的实践经验，从事过药品生产过程控制和质量检验工作。质量受权人应当具有必要的专业理论知识，并经过与产品放行有关的培训，方能独立履行其职责。

（3）《药品生产监督管理办法》第六条规定，从事药品生产，应当有依法经过资格认定的药学技术人员、工程技术人员及相应的技术工人、法定代表人、企业负责人、生产管理负责人、质量管理负责人、质量受权人及其他相关人员符合《药品管理法》、《中华人民共和国疫苗管理法》（以下简称《疫苗管理法》）规定的条件。

（二）药品经营企业配备药学技术人员的依据

（1）《中华人民共和国药品管理法》第五十二条规定，从事药品经营活动，应当有依法经过资格认定的药师或者其他药学技术人员。第五十八条规定，依法经过资格认定的药师或者其他药学技术人员负责药品经营企业的药品管理、处方审核和调配、合理用药指导等工作。

（2）《中华人民共和国药品管理法实施条例》第十五条规定，经营处方药、甲类非处方药的药品零售企业，应当配备执业药师或者其他依法经资格认定的药学技术人员。

（3）《药品经营质量管理规范》第十九条规定，企业负责人应当具有大学专科以上学历或者中级以上专业技术职称，经过基本的药学专业知识培训，熟悉有关药品管理的法律法规及本规范。

第二十条规定，企业质量负责人应当具有大学本科以上学历、执业药师资格和 3 年以上药品经营质量管理工作经历，在质量管理工作中具备正确判断和保障实施的能力。

第二十一条规定，企业质量管理部门负责人应当具有执业药师资格和 3 年以上药品经营质量管理工作经历，能独立解决经营过程中的质量问题。

第二十二条规定，企业应当配备符合以下资格要求的质量管理、验收及养护等岗位人员：① 从事质量管理工作的，应当具有药学中专或者医学、生物、化学等相关专业大学专科以上学历或者具有药学初级以上专业技术职称；② 从事验收、养护工作的，应当具有药学或者医学、生物、化学等相关专业中专以上学历或者具有药学初级以上专业技术职称；③ 从事中药材、中药饮片验收工作的，应当具有中药学专业中专以上学历或者具有中药学中级以上专业技术职称；从事中药材、中药饮片养护工作的，应当具有中药学专业中专以上学历或者具有中药学初级以上专业技术职称；直接收购地产中药材的，验收人员应当具有中药学中级以上专业技术职称。

从事疫苗配送的，还应当配备2名以上专业技术人员专门负责疫苗质量管理和验收工作。专业技术人员应当具有预防医学、药学、微生物学或者医学等专业本科以上学历及中级以上专业技术职称，并有3年以上从事疫苗管理或者技术工作经历。

第二十四条规定，从事采购工作的人员应当具有药学或者医学、生物、化学等相关专业中专以上学历，从事销售、储存等工作的人员应当具有高中以上文化程度。

第一百二十五条规定，企业法定代表人或者企业负责人应当具备执业药师资格。企业应当按照国家有关规定配备执业药师，负责处方审核，指导合理用药。

第一百二十六条规定，企业质量管理、验收、采购人员应当具有药学或者医学、生物、化学等相关专业学历或者具有药学专业技术职称。从事中药饮片质量管理、验收、采购人员应当具有中药学中专以上学历或者具有中药学专业初级以上专业技术职称。

营业员应当具有高中以上文化程度或者符合省级食品药品监督管理部门规定的条件。中药饮片调剂人员应当具有中药学中专以上学历或者具备中药调剂员资格。

(4)《零售药店医疗保障定点管理暂行办法》第五条第二项规定，取得药品经营许可证，至少有1名取得执业药师资格证书或具有药学、临床药学、中药学专业技术资格证书的药师，且注册地在该零售药店所在地，药师须签订1年以上劳动合同且在合同期内，且满足其他法定条件的零售药店可以申请医疗保障定点资格。

(5)《药品经营和使用质量监督管理办法》第八条第二项规定，从事药品批发活动的，应当具有依法经过资格认定的药师或者其他药学技术人员。第十条第一项规定，经营处方药、甲类非处方药的，应当按规定配备与经营范围和品种相适应的依法经过资格认定的药师或者其他药学技术人员。只经营乙类非处方药的，可以配备经设区的市级药品监督管理部门组织考核合格的药品销售业务人员。

（三）医疗机构配备药学技术人员的依据

(1)《中华人民共和国药品管理法》第六十九条规定，医疗机构应当配备依法经过资格认定的药师或者其他药学技术人员，负责本单位的药品管理、处方审核、合理用药指导等工作。非药学技术人员不得直接从事药剂技术工作。

(2)《中华人民共和国药品管理法实施条例》第二十五条规定，医疗机构审核和调配处方的药剂人员必须是依法经资格认定的药学技术人员。

(3)《处方管理办法》第二十九条规定，取得药学专业技术职务任职资格的人员方可从事处方调剂工作。第三十一条规定，具有药师以上专业技术职务任职资格的人员负责处方审核、评估、核对、发药以及安全用药指导；药士从事处方调配工作。

(4)《医疗机构药事管理规定》第十四条规定，二级以上医院药学部门负责人应当具有高等学校药学专业或者临床药学专业本科以上学历，及本专业高级技术职务任职资格；除诊所、卫生所、医务室、卫生保健所、卫生站以外的其他医疗机构药学部门负责人应当具有高等学校药学专业专科以上或者中等学校药学专业毕业学历，及药师以上专业技术职务任职资格。

(5)《医疗机构处方审核规范》第五条第一项规定，从事处方审核的药学专业技术人员(以下简称药师)应当取得药师及以上药学专业技术职务任职资格。

现行主要相关法律法规

1.《中华人民共和国药品管理法》，中华人民共和国主席令第31号。

2.《中华人民共和国药品管理法实施条例》，中华人民共和国国务院令第797号。

3.《药品生产质量管理规范》，卫生部令第79号。

4.《药品生产监督管理办法》，国家市场监督管理总局令第28号。

5.《药品经营质量管理规范》，国家食品药品监督管理总局令第28号。

6.《零售药店医疗保障定点管理暂行办法》，国家医疗保障局令第3号。

7.《药品经营和使用质量监督管理办法》，国家市场监督管理总局令第84号。

8.《处方管理办法》，卫生部令第53号。

9.《医疗机构药事管理规定》，卫医政法〔2011〕11号。

10.《医疗机构处方审核规范》，国卫办医发〔2018〕14号。

任务二　药学职称考试认知

职称制度是我国专业技术人才管理的基本制度，也是评价专业技术人才学术技术水平和职业素质能力的主要制度。

一、药师的概念

《辞海》将药师定义为“受过高等药学专业教育，在医疗预防机构、药事机构和制药企业中，从事药物调剂、制备、检定和生产等工作并经卫生部门审查合格的卫生技术人员”。广义的药师泛指受过高等药学专业教育，通过国家有关部门的考核并依法获得相应资格，从事药学专业技术工作的人。

二、药学职称类别

卫生专业技术人员是我国专业技术人才队伍的重要组成部分，是新时代实施健康中国战略的中坚力量。卫生专业技术人员职称设初级、中级、高级，初级分设士级和师级，高级分设副高级和正高级。卫生专业技术人员职称划分为医、药、护、技四个专业类别。药学类各级别职称名称由低到高分别为(中)药士、(中)药师、主管(中)药师、副主任(中)药师、主任(中)药师。

三、药学职称取得

(一)考试管理

人力资源社会保障部门会同卫生健康部门负责卫生专业职称政策制定、组织实施和监督检查等工作。人力资源社会保障部、国家卫生健康委员会负责调整中、初级卫生专业技术资格考试专业。省级人力资源社会保障部门、卫生健康部门可根据实际情况调整高级职称评审专业。

卫生系列医、药、护、技各专业中的中、初级职称继续实行以考代评，考试实行全国统一组织、统一考试时间、统一考试大纲、统一考试命题、统一合格标准的考试制度，原则上每年进行一次。副高级职称原则上采取考试与评审相结合的方式，正高级职称可采取考试与评审相结合的方式，或采取答辩与评审相结合的方式，建立完善以同行专家评议为基础的业内评价机制，具体办法由省级人力资源社会保障部门会同卫生健康部门确定。

中、初级卫生专业技术资格考试和高级职称评审结果纳入医疗机构、医师、护士电子化注册信息系统。

（二）报名条件

报名参加初级药士、药师、主管药师资格考试的人员，要遵守国家宪法和法律，贯彻新时代卫生与健康工作方针，自觉践行“敬佑生命、救死扶伤、甘于奉献、大爱无疆”的职业精神，具备良好的政治素质、协作精神、敬业精神和医德医风，同时具备下列相应条件。

1. 参加药士资格考试条件 具备相应专业中专、大专学历，可参加药士资格考试。

2. 参加药师资格考试条件

（1）取得药学（中药学）中专学历，受聘担任药士职务满 5 年；

（2）取得药学（中药学）专科学历，从事本专业技术工作满 3 年；

（3）取得药学（中药学）本科学历或学士学位，从事本专业技术工作满 1 年；

（4）取得药学（中药学）硕士学位。

3. 参加中级资格考试

（1）取得药学（中药学）中专学历，受聘担任药师职务满 7 年；

（2）取得药学（中药学）专科学历，受聘担任药师职务满 6 年；

（3）取得药学（中药学）本科学历或学士学位，受聘担任药师职务满 4 年；

（4）取得药学（中药学）硕士学位，受聘担任药师职务满 2 年；

（5）取得药学（中药学）博士学位。

课堂互动

（1）小李同学 2025 年药学专业大专毕业，他最早能在哪年参加药士资格考试？哪年参加药师资格考试？哪年考参加中级资格考试？

（2）如果小李同学毕业后继续进行学历提升，并于 2027 年本科毕业，他最早能在哪年参加药师资格考试？哪年考加中级资格考试？

（3）请大家思考一下：自己什么时候能够参加药师资格考试？哪年考加中级资格考试？

（三）报名方式

符合报名条件的考生登录国家卫生健康委人才交流服务中心官网或者登录官方小程序进行网上预报名。根据各地报名要求，进行现场确认或线上确认。考点、考区考试管理机构负责报名资格的审核，资格审核状态和结果可登录考生管理平台查询。

拓展阅读

网上报名具体步骤

考生通过“考生入口”，点击“网上报名”进入报名页面。报名的具体步骤如下：用户注册、登录→基本信息维护（包括上传基本照片，学历学位信息维护，微信绑定与关注）→进入网上报名→选择考试项目→选择省份→填写/修改报考信息→确认报名照片→上传材料（仅限天津、上海、新疆兵团考区，其他考区无须上传）→提交信息→生成报名申请表。

（四）考试科目

初、中级卫生专业技术资格考试设置“基础知识”“相关专业知识”“专业知识”“专业实践能力”4个科目，初、中级药学（中药学）专业技术资格考试科目具体内容详见表3－1。

表3－1　初、中级药学（中药学）专业技术资格考试科目

<table>
<tr><th colspan="2">类别</th><th>基础知识</th><th>相关专业知识</th><th>专业知识</th><th>专业实践能力</th></tr>
<tr><td rowspan="2">药学类</td><td>药士</td><td>生理学、生物化学、病原生物学与免疫学基础、天然药物化学、药物化学、药物分析、医疗机构从业人员行为规范与医学伦理学</td><td rowspan="2">药剂学、医院药事管理</td><td rowspan="2">药理学、生物药剂学与药动学</td><td>岗位技能、临床药物治疗学</td></tr>
<tr><td>药师、主管药师</td><td>生理学、生物化学、病理生理学、微生物学、天然药物化学、药物化学、药物分析、医疗机构从业人员行为规范与医学伦理学</td><td>岗位技能专业进展、临床药物治疗学专业进展</td></tr>
<tr><td rowspan="3">中药学类</td><td>中药士</td><td rowspan="2">中药学、方剂学</td><td>中医学基础、药事管理</td><td rowspan="3">中药炮制学、中药鉴定学</td><td rowspan="3">中药药剂学、中药调剂学</td></tr>
<tr><td>中药师</td><td rowspan="2">中医学基础、中药药理学、药事管理</td></tr>
<tr><td>主管中药师</td><td>中药学、中药化学、方剂学</td></tr>
</table>

（五）考试周期和成绩管理

考试成绩实行两年为一个周期的滚动管理办法，在连续两个考试年度内通过同一专业4个科目的考试，可取得该专业资格证书。

2022年人力资源社会保障部办公厅发布《关于33项专业技术人员职业资格考试实行相对固定合格标准有关事项的通告》，自2022年度起，卫生（初、中级）专业技术人员职业资格考试，各科目合格标准为试卷满分的60％。

现行主要相关法律法规

1.《中华人民共和国药品管理法》，中华人民共和国主席令第31号。

2.《中华人民共和国药品管理法实施条例》，中华人民共和国国务院令第797号。

3.《人力资源社会保障部 国家卫生健康委 国家中医药局关于深化卫生专业技术人员职称制度改革的指导意见》，人社部发〔2021〕51号。

任务三 执业药师管理

一、执业药师职业资格制度

（一）执业药师职业资格制度的建立与发展

为了加强对药学技术人员的职业准入控制，科学、公正、客观地评价和选拔人才，全面提高药学技术人员的素质，以确保药品质量、保障人民用药的安全有效，我国于 1994 年、1995 年分别开始实施执业药师、执业中药师资格制度。1998 年，国务院机构改革，明确中药、西药领域的执业药师资格认证、注册和监管工作统一由国家药品监督管理局管理。

1999 年 4 月，原人事部与原国家药品监督管理局修订印发《执业药师资格制度暂行规定》和《执业药师资格考试实施办法》，将执业药师与执业中药师合并统称为执业药师。

为进一步加强对药学技术人员的职业准入管理，更好地发挥执业药师社会服务职能，促进执业药师队伍建设和发展，国家药品监督管理局、人力资源和社会保障部于 2019 年 3 月 5 日修订并印发《执业药师职业资格制度规定》和《执业药师职业资格考试实施办法》，国家药品监督管理局于 2021 年 6 月 24 日修订并印发《执业药师注册管理办法》，国家药品监督管理局、人力资源社会保障部于 2024 年 1 月 8 日印发《执业药师继续教育暂行规定》，对执业药师职业资格考试、注册、职责、继续教育、监督管理等进行新的调整。

（二）执业药师管理制度

按照《执业药师职业资格制度规定》，执业药师是指经全国统一考试合格，取得中华人民共和国执业药师职业资格证书（以下简称执业药师职业资格证书）并经注册，在药品生产、经营、使用和其他需要提供药学服务的单位中执业的药学技术人员。

根据国家相关药品管理法律法规和规范性文件的要求，从事药品生产、经营、使用和其他需要提供药学服务的单位，应当按规定配备相应的执业药师。执业药师队伍不断壮大，药事服务能力和水平逐步提升，在保证药品质量安全、指导公众合理用药、促进公众健康权益等方面发挥了不可替代的重要作用。

（三）执业药师管理部门

国家药品监督管理局与人力资源和社会保障部共同负责全国执业药师职业资格制度的政策制定，并按照职责分工对该制度的实施进行指导、监督和检查。

在执业药师职业资格考试职责分工方面，国家药品监督管理局主要负责组织拟定考试科目和考试大纲、建立试题库、组织命审题工作，提出考试合格标准建议。人力资源和社会保障部负责组织审定考试科目、考试大纲，会同国家药品监督管理局对考试工作进行监督，指导并确定合格标准。

二、执业药师职业资格考试

（一）考试管理

执业药师职业资格考试工作由国家药品监督管理局与人力资源和社会保障部共同负

责，日常管理工作委托国家药品监督管理局执业药师资格认证中心负责，考务工作委托人力资源和社会保障部人事考试中心负责。各省级人力资源和社会保障行政主管部门会同药品监督管理部门负责本地区的考试工作。

考试实行全国统一大纲、统一命题、统一组织。报名时间为每年的 6—8 月，考试时间一般为每年 10 月。从 2025 年起，执业药师职业资格考试每科试卷题量调整为 100 题，满分为 100 分。

（二）报名条件

凡中华人民共和国公民和获准在我国境内就业的外籍人员，具备以下条件之一者，均可申请参加执业药师职业资格考试：

(1) 取得药学类、中药学类专业大专学历，在药学或中药学岗位工作满 4 年；

(2) 取得药学类、中药学类专业大学本科学历或学士学位，在药学或中药学岗位工作满 2 年；

(3) 取得药学类、中药学类专业第二学士学位、研究生班毕业或硕士学位，在药学或中药学岗位工作满 1 年；

(4) 取得药学类、中药学类专业博士学位；

(5) 取得药学类、中药学类相关专业相应学历或学位的人员，在药学或中药学岗位工作的年限相应增加 1 年。

拓展阅读

报考条件中的“药学类、中药学类专业”如何界定？

报考条件中要求的“药学类、中药学类专业”，按照国务院学位委员会、教育部印发的《学位授予和人才培养学科目录设置与管理办法》《普通高等学校高等职业教育(专科)专业设置管理办法》和《学位授予和人才培养学科目录》《普通高等学校本科专业目录(2012 年)》《普通高等学校高等职业教育(专科)专业目录(2015 年)》等规定，对照学科目录来界定。

在本科及以上学历层次，“药学类专业”包括药学、药物制剂、临床药学、药事管理、药物分析、药物化学、海洋药学；“中药学类专业”包括中药学、中药资源与开发、藏药学、蒙药学、中药制药、中草药栽培与鉴定。

在大专层次，“药学类、中药学类专业”包括药学、现代中药技术、中药(或中药学)、蒙药学、维药学、藏药学。

在中专层次，“药学、中药学专业”包括药剂和中药。

（三）报名流程

登录中国人事考试网，通过“网上报名”进入报名页面，按照报名流程完成报名并缴纳考试费用。

（四）考试科目

国家执业药师职业资格考试分为药学类和中药学类两类，每一类别都包括四个考试科目。其中，药事管理与法规为药学类、中药学类的公共考试科目。执业药师职业资格考试科目见表 3-2。

表3-2 执业药师职业资格考试科目

类别	科目一	科目二	科目三	科目四
药学类	药学专业知识(一)	药学专业知识(二)	药事管理与法规	药学综合知识与技能
中药学类	中药学专业知识(一)	中药学专业知识(二)		中药学综合知识与技能

按照国家有关规定，取得药学或医学专业高级职称并在药学岗位工作的，可免试药学专业知识(一)、药学专业知识(二)，只参加药事管理与法规、药学综合知识与技能两个科目的考试；取得中药学或中医学专业高级职称并在中药学岗位工作的，可免试中药学专业知识(一)、中药学专业知识(二)，只参加药事管理与法规、中药学综合知识与技能两个科目的考试。

拓展 阅读

符合免试部分科目的报考人员，取得高级职称与在药学、中药学岗位工作两个条件须同时具备。高级职称的类别为从事药学或中药学岗位工作获得的药学、医学或医药学专业高级职称。从事医疗、预防、保健、医技、护理工作的主任(副主任)医师、主任(副主任)技师、主任(副主任)护师，从事高等院校教学、科研、管理工作的教授(副教授)等不符合免考两科的条件。高级职称应于报考截止日之前取得。

(五) 考试周期和成绩管理

考试成绩管理以四年为一个周期，参加全部科目考试的人员须在连续四年内通过全部科目的考试，才能获得执业药师职业资格。免试部分科目的人员须在连续两个考试年度内通过应试科目。考试各科目合格标准为试卷满分的60%，考试成绩全国有效。

《关于单独划定部分专业技术人员职业资格考试合格标准有关事项的通知》(人社厅发〔2022〕25号)指出，在国家乡村振兴重点帮扶县等地区单独划定包括执业药师在内的部分专业技术人员职业资格考试合格标准。单独划线的合格标准，在执业药师职业资格考试结束后，由人力资源社会保障部会同有关部门研究确定，在中国人事考试网向社会公布。执业药师单独划线职业资格证书或成绩合格证明，在相应省(区、市)的单独划线地区有效。

(六) 职业资格证书管理

执业药师职业资格考试合格者，由各省级人力资源和社会保障部门颁发《执业药师职业资格证书》。该证书由人力资源和社会保障部统一印制，国家药品监督管理局与人力资源和社会保障部用印，在全国范围内有效。自2021年12月17日起，推行执业药师职业资格电子证书，与纸质证书具有同等法律效力。

三、执业药师注册管理

我国执业药师实行注册制度。持有执业药师职业资格证书的人员，应当通过全国执业药师注册管理信息系统向执业所在地注册管理机构申请注册，经注册取得中华人民共和国执业药师注册证(以下简称执业药师注册证)后，方可以执业药师身份执业。未经注册者，不得以执业药师身份执业。

（一）注册管理部门

国家药品监督管理局负责执业药师注册的政策制定和组织实施，指导监督全国执业药师注册管理工作。国家药品监督管理局执业药师资格认证中心承担全国执业药师注册管理工作。各省级药品监督管理部门负责本行政区域内的执业药师注册及其相关监督管理工作。

国家药品监督管理局建立完善全国执业药师注册管理信息系统，国家药品监督管理局执业药师资格认证中心承担全国执业药师注册管理信息系统的建设、管理和维护工作，收集报告相关信息。

（二）注册条件和内容

1. 注册条件　申请注册的执业药师，必须具备以下条件：① 取得执业药师职业资格证书；② 遵纪守法，遵守执业药师职业道德；③ 身体健康，能坚持在执业药师岗位工作；④ 经执业单位同意；⑤ 按规定参加继续教育学习。

有下列情形之一的申请注册人员，不予注册：① 不具备完全民事行为能力的；② 甲、乙类传染病传染期，精神疾病发病期等健康状况不适宜或者不能胜任执业药师业务工作的；③ 受刑事处罚，自刑罚执行完毕之日到申请注册之日不满三年的；④ 未按规定完成继续教育学习的；⑤ 近三年有新增不良信息记录的；⑥ 国家规定不宜从事执业药师业务的其他情形。

2. 注册内容　执业药师注册内容包括执业地区、执业类别、执业范围、执业单位。执业地区为省、自治区、直辖市；执业类别为药学类、中药学类、药学与中药学类；执业范围为药品生产、药品经营、药品使用；执业单位为药品生产、经营、使用及其他需要提供药学服务的单位。

药品监督管理部门根据申请人执业药师职业资格证书中注明的专业确定执业类别进行注册。执业药师只能在一个执业单位按照注册的执业类别、执业范围执业。

（三）注册程序

1. 首次注册与延续注册　申请人通过全国执业药师注册管理信息系统向执业所在地省、自治区、直辖市药品监督管理部门申请注册。首次注册需要提交执业药师首次注册申请表、执业药师职业资格证书、身份证明、执业单位开业证明、继续教育学分证明。

执业药师注册有效期为五年。需要延续注册的，应当在注册有效期满之日三十日前，向执业所在地省、自治区、直辖市药品监督管理部门提出延续注册申请。药品监督管理部门准予延续注册的，注册有效期从期满之日次日起重新计算五年。

2. 变更注册与注销注册　执业药师变更执业地区、执业类别、执业范围、执业单位的，应当向拟申请执业所在地的省、自治区、直辖市药品监督管理部门申请办理变更注册手续。药品监督管理部门应当自受理变更注册申请之日起七个工作日内作出准予变更注册的决定。

有下列情形之一的，执业药师注册证由药品监督管理部门注销，并予以公告：① 注册有效期满未延续的；② 执业药师注册证被依法撤销或者吊销的；③ 法律法规规定的应当注销注册的其他情形。

有下列情形之一的，执业药师本人或者其执业单位，应当自知晓或者应当知晓之日起三十个工作日内向药品监督管理部门申请办理注销注册，并填写执业药师注销注册申请表。药品监督管理部门经核实后依法注销注册：① 本人主动申请注销注册的；② 执业药师身体健康状况不适宜继续执业的；③ 执业药师无正当理由不在执业单位执业，超过一个月的；④ 执业药师死亡或者被宣告失踪的；⑤ 执业药师丧失完全民事行为能力的；⑥ 执业药师受刑事处罚的。

四、继续教育

执业药师(包括取得执业药师职业资格证书的人员)应当按照国家专业技术人员继续教育的有关规定接受继续教育，更新专业知识，提高业务水平。执业药师享有参加继续教育的权利和接受继续教育的义务，执业药师必须按规定积极参加继续教育，完善知识结构、增强创新能力、提高专业水平。执业药师参加继续教育情况，作为执业药师注册执业的必要条件。

(一) 继续教育的内容

执业药师继续教育内容包括公需科目和专业科目。公需科目包括执业药师应当普遍掌握的政治理论、法律法规、职业道德、技术信息等基本知识。专业科目包括从事药品质量管理和药学服务工作应当掌握的行业政策法规，药品管理、处方审核调配、合理用药指导等专业知识和专业技能，以及行业发展需要的新理论、新知识、新技术、新方法等。

(二) 学时管理

执业药师参加继续教育实行学时登记管理。执业药师应当自取得执业药师职业资格证书的次年起开始参加继续教育，每年参加的继续教育不少于 90 学时。其中，专业科目学时一般不少于总学时的三分之二。执业药师参加继续教育取得的学时在当年度有效，原则上不得结转或者顺延至以后年度。

记入全国专业技术人员继续教育管理信息系统或者记入全国执业药师注册管理信息系统的执业药师继续教育学时，在全国范围内有效。

拓展阅读

执业药师继续教育的学时和学分计算标准

执业药师参加各种规定的继续教育方式，其学时计算标准如下：

(1) 参加省级以上药品监管部门、人力资源社会保障部门以及执业药师继续教育机构组织的脱产培训，每天最多按 8 学时计算。

(2) 参加省级以上药品监管部门、人力资源社会保障部门以及执业药师继续教育机构组织的网络培训，按实际学时计算。

(3) 参加国家教育行政主管部门承认的药学类、中药学类以及相关专业大学专科以上学历(学位)教育，获得学历(学位)当年度最多折算为 90 学时。

(4) 独立承担药品监管部门、人力资源社会保障部门或者相关行业协会学会的执业药师类研究课题，或者独立承担相关科研基金项目，课题项目结项的，当年度每项最多折算为 40 学时；与他人合作完成的，主持人每项最多折算为 30 学时，参与人每人每项最多折算为 10 学时。

(5) 独立公开发表执业药师类学术论文,每篇最多折算为 10 学时;与他人合作发表的,每人每篇折算最多为 5 学时。每人每年最多折算为 60 学时。

(6) 独立公开出版执业药师类学术著作、译著等,每本最多折算为 30 学时;与他人合作出版的,第一作者每本最多折算为 20 学时,其他作者每人每本最多折算为 10 学时。每人每年最多折算为 60 学时。

(7) 担任药品监管部门、人力资源社会保障部门或者相关行业协会学会组织举办的与执业药师工作相关的宣讲、巡讲,以及培训班、学术会议、专题讲座等活动授课(报告)人,最多按实际授课(报告)时间的 6 倍计算学时。

(8) 参加药品监管部门、人力资源社会保障部门或者相关行业协会学会组织的与执业药师工作相关的评比、竞赛类活动等,获得三等奖或者相当等次以上,当年度每项最多折算为 30 学时,同一活动不累计计算。省级以上药品监管部门、人力资源社会保障部门认可的其他继续教育活动的学时计(折)算标准,由省级以上药品监管部门会同人力资源社会保障部门确定。

五、执业药师业务规范与职业道德准则

(一) 执业药师业务规范

执业药师业务规范是指执业药师在运用药学等相关专业知识和技能从事业务活动时,应当遵守的行为准则。根据《执业药师业务规范》直接面向公众提供药学服务的执业药师的业务活动,包括处方调剂、用药指导、药物治疗管理、药物不良反应监测、健康宣教等。

执业药师在执行业务活动中,应当以遵纪守法、爱岗敬业、遵从伦理、服务健康、自觉学习、提升能力为基本要求。执业药师应佩戴执业药师徽章上岗,以示身份;执业药师应当掌握获取医药卫生信息资源的技能,通过各种方式与工具收集、整理、归纳分析各类有价值的信息,用于开展各项业务活动;执业药师应加强自律,树立良好的专业形象,以诚信的职业素养服务公众;执业药师应规划自己的职业发展,树立终身学习的观念,不断完善专业知识和技能,提高执业能力,满足开展用药指导、健康服务等执业工作的需要。

(二) 执业药师的职业道德准则

2006 年 10 月 18 日,原中国执业药师协会发布了《中国执业药师职业道德准则》(简称《职业道德准则》),2009 年 6 月 5 日又对《职业道德准则》进行了修订。

同时,为了指导全国广大执业药师更好地贯彻、实施《职业道德准则》,规范执业药师的执业行为,原中国执业药师协会又在《职业道德准则》的基础上,于 2007 年 3 月 13 日发布了《中国执业药师职业道德准则适用指导》,并在 2009 年 6 月 5 日进行了修订。

《职业道德准则》包含五条职业道德准则,适用于中国境内的执业药师,包括依法履行执业药师职责的其他药学技术人员。执业药师在执业过程中应当接受各级药品监督管理部门、执业药师协会和社会公众的监督。具体内容如下:

1. 救死扶伤,不辱使命　执业药师应当将患者及公众的身体健康和生命安全放在首位,以专业知识、技能和良知,尽心、尽职、尽责为患者及公众提供药品和药学服务。

2. 尊重患者,平等相待　执业药师应当尊重患者或消费者的价值观、知情权、自主权、

隐私权，对待患者或消费者应不分年龄、性别、民族、信仰、职业、地位、贫富，一视同仁。

3. 依法执业，质量第一 执业药师应当遵守药品管理法律、法规，恪守职业道德，依法独立执业，确保药品质量和药学服务质量，科学指导用药，保证公众用药安全、有效、经济、适当。

4. 进德修业，珍视声誉 执业药师应当不断学习新知识、新技术，加强道德修养，提高专业水平和执业能力；知荣明耻，正直清廉，自觉抵制不道德行为和违法行为，努力维护职业声誉。

5. 尊重同仁，密切协作 执业药师应当与同仁和医护人员相互理解，相互信任，以诚相待，密切配合，建立和谐的工作关系，共同为药学事业的发展和人类的健康奉献力量。

德润心田

第六届寻找"身边最美药师"评选活动

执业药师是加强药品质量管理和提供药学服务的专业技术力量，执业药师制度是"人民药监为人民"理念的体现。2024年3月，由中国健康传媒集团、国家药品监督管理局执业药师资格认证中心主办的第六届寻找"身边最美药师"评选活动拉开帷幕，来自全国药品生产企业、经营企业及使用单位的30名执业药师将当选"身边最美药师"。寻找"身边最美药师"活动已经连续举办六届，全国共有130名优秀执业药师获得"身边最美药师"荣誉称号。寻找"身边最美药师"活动是树立执业药师形象，展现执业药师风采，持续推进执业药师工作发展的重要举措。"身边最美药师"发挥榜样示范引领作用，激励广大执业药师爱岗敬业，切实为人民群众用药提供更好服务。

六、执业药师执业活动的监督管理

国家药品监督管理局与人力资源和社会保障部按照职责分工对执业药师职业资格制度实施和执业药师执业行为进行监督和检查。药品监督管理部门按照有关规定对执业药师配备情况及其执业活动实施监督检查，监督检查时应当查验执业药师注册证、处方审核记录、执业药师挂牌明示、执业药师在岗服务等事项。执业单位和执业药师应当对负责药品监督管理的部门的监督检查予以协助、配合，不得拒绝、阻挠。

执业药师有下列情形之一的，县级以上人力资源和社会保障部门与负责药品监督管理的部门按规定对其给予表彰和奖励：① 在执业活动中，职业道德高尚，事迹突出的；② 对药学工作作出显著贡献的；③ 向患者提供药学服务表现突出的；④ 长期在边远贫困地区基层单位工作且表现突出的。

同时将建立执业药师个人诚信记录，对其执业活动实行信用管理。执业药师的违法违规行为、接受表彰奖励及处分等，作为个人诚信信息由药品监督管理部门及时记入全国执业药师注册管理信息系统。

对以不正当手段取得执业药师职业资格证书的，按照国家专业技术人员资格考试违纪违规行为处理规定处理；构成犯罪的，依法追究刑事责任。以欺骗、贿赂等不正当手段取得执业药师注册证的，由发证部门撤销执业药师注册证，三年内不予执业药师注册；构成犯罪的，依法追究刑事责任。严禁执业药师注册证挂靠，持证人注册单位与实际工作单位不符的，由发证部门撤销执业药师注册证，并作为个人不良信息由负责药品监督管理的部门记入全国执业药师注册管理信息系统。买卖、租借执业药师注册证的单位，按照相关法律法规给予处罚。

现行主要相关法律法规

1.《中华人民共和国药品管理法》，中华人民共和国主席令第31号。

2.《中华人民共和国药品管理法实施条例》，中华人民共和国国务院令第797号。

3.《执业药师注册管理办法》，国药监人〔2021〕36号。

4.《执业药师继续教育暂行规定》，国药监人〔2024〕3号。

5.《关于单独划定部分专业技术人员职业资格考试合格标准有关事项的通知》，人社厅发〔2022〕25号。

6.《专业技术人员继续教育规定》，人力资源社会保障部令第25号。

7.《执业药师业务规范》，食药监执〔2016〕31号。

实训三　药学职称考试与执业药师职业资格考试网上报名

【实训目的】

（1）熟悉药学职称考试、执业药师职业资格考试报名官方网站和小程序。

（2）学会运用相关官方网站和小程序进行药学职称考试、执业药师职业资格考试报名。

【实训准备】

电脑机房或手机。

【实训步骤】

一、分组

将学生分成8组，每组4～5名学生，并选出1位组长，由组长将任务分派给每位组员，教师实施监督、指导。

二、药学职称考试网上报名

（1）用电脑登录国家卫生健康委人才交流服务中心官方网站或者用手机登录国家卫生健康委人才交流服务中心官方小程序。

（2）点击“全国卫生专业技术资格考试”专区，点击“通知公告”，查看“人机对话考试系统演示视频”。

（3）点击“全国卫生专业技术资格考试”专区，点击“考试大纲”，查看“卫生专业技术资格考试各专业考试大纲”。

（4）点击“全国卫生专业技术资格考试”专区，点击“报考指南”，查看“卫生专业技术资格考试考生报名操作指导”（网页版及小程序版）。

（5）点击“全国卫生专业技术资格考试”专区，进入“考生入口”，点击“网上报名”进入“考生管理平台”，在报名通道开通的情况下，完成网上报名。

三、执业药师职业资格考试网上报名

(1) 登录中国考试人才网，点击“网上报名”进入报名页面。点击“友情提示”，查看“报考指南”“网上报名流程”“报名视频讲解”。

(2) 下载“照片处理工具”，审核报考照片。

(3) 在报名通道开通的情况下，完成网上报名。

【实训思考】

(1) 药学职称考试报名流程。

(2) 执业药师职业资格考试报名流程。

(3) 将实训查询的内容制作成 PPT，并整理成报告。

目标检测

一、名词解释

1. 药学技术人员
2. 药师
3. 药学职称

二、选择题

(一) A 型题(最佳选择题)

1. 申请执业药师注册的条件不包括________。 (　　)
   A. 取得执业药师职业资格证书
   B. 经所在单位考核同意
   C. 从事药品调剂工作
   D. 身体健康，能坚持在执业药师岗位工作
   E. 遵纪守法，遵守执业药师职业道德
2. 执业药师注册有效期为________。 (　　)
   A. 1 年　B. 2 年　C. 3 年
   D. 4 年　E. 5 年
3. 执业药师资格注册机构为________。 (　　)
   A. 国家药品监督管理部门　B. 国家人力资源和社会保障部门
   C. 省级药品监督管理部门　D. 省级人力资源和社会保障部门
   E. 中国药学会
4. 小周考试合格取得执业药师职业资格证书后，可以________。 (　　)
   A. 直接在跨省、市的药品零售企业以执业药师身份执业
   B. 直接在所在省、市的药品零售企业以执业药师身份执业
   C. 直接在所在省、市的药品生产企业以执业药师身份执业
   D. 经注册后，在注册所在省、市以执业药师身份执业
   E. 经注册后，同时在多个单位以执业药师身份执业

5. 执业药师继续教育实行________。（　　）

A. 备案制度　　B. 考试制度　　C. 注册制度

D. 登记制度　　E. 核准制度

（二）B 型题（配伍选择题）

（6～9 题共用备选答案）

A. 具有大学专科以上学历或者中级以上专业技术职称
B. 具有大学本科以上学历、执业药师资格和 3 年以上药品经营质量管理工作经历
C. 具有执业药师资格和 3 年以上药品经营质量管理工作经历
D. 具有药学中专或者医学、生物、化学等相关专业大学专科以上学历或者具有药学初级以上专业技术职称
E. 具有高中以上文化程度

6. 药品批发企业负责人应当________。（　　）

7. 药品批发企业质量管理部门负责人应当________。（　　）

8. 药品批发企业质量负责人应当________。（　　）

9. 药品批发企业从事质量管理工作的人员应当________。（　　）

（三）X 型题（多项选择题）

10. 药学高级职称指的是________。（　　）

A. 主任药师　　B. 副主任药师　　C. 主管药师

D. 药师　　E. 药士

11. 执业药师不得________。（　　）

A. 同时在两个或者两个以上执业地区执业
B. 在药品零售企业只挂名而不现场执业
C. 无故拒绝为患者调配处方、提供药品
D. 在执业场所以外从事经营性药品零售业务
E. 坚持效益原则，维护公众健康

12. 有关执业药师管理的说法，正确的有________。（　　）

A. 执业药师职业资格证书在全国范围内有效
B. 执业药师变更执业地区应办理变更注册手续
C. 执业药师被吊销执业药师职业资格证书的，应办理注销注册手续
D. 执业药师继续教育实行复核制度
E. 执业药师职业资格证书有效期是 3 年

三、简答题

1. 申请注册的执业药师，必须具备哪些条件？

2. 执业药师的职业道德准则是什么？

项目四 药品管理认知

项目目标

1. 知识目标

(1) 掌握药品的概念、分类及特殊性；假劣药品的概念；处方药与非处方药的定义；药品不良反应的定义。

(2) 熟悉药品的质量特性；处方药和非处方药的相关规定；药品不良反应的分类及报告流程；药品召回制度的相关规定。

(3) 了解药品分类管理的依据和意义；国家基本药物制度、国家基本医疗保险制度的相关规定。

2. 能力目标

能够正确辨别合格药品与假劣药品；能够区别处方药和非处方药、甲类非处方药和乙类非处方药。

3. 素养目标

树立“以人为本，质量第一”的理念，自觉维护人民生命健康与用药合法权益。

项目导入

2021 年，甲市市场监督管理局与乙市市场监督管理局联合对乙市辖区内的甲市某医药连锁有限公司某门店进行检查并抽样检验，发现该店销售的标称为“特效筋骨痛”“痛除根”等产品中含有双氯芬酸钠等成分，经认定为假药，乙市市场监督管理局将该案件移送乙市公安局立案侦查。2022 年 6 月，乙市人民法院判决该店负责人犯销售假药罪，判处拘役并处罚金。2022 年 10 月，甲市市场监督管理局依据《药品管理法》第一百一十六条、第一百一十八条等规定，对该门店处以吊销药品经营许可证的行政处罚，对该门店负责人处以终身禁止从事药品生产经营活动的行政处罚。

药品作为治病救人的特殊商品，其质量安全直接关系公众身体健康和生命安全，必须严防、严管、严控药品安全风险，坚决防范杜绝假劣药品对人民群众生命健康造成损害。

问题：

(1) 什么是假药？

(2) 如何辨别假药或者劣药？

任务一 药品认知

一、药品定义和分类

《药品管理法》规定，药品是指用于预防、治疗、诊断人的疾病，有目的地调节人的生理机能并规定有适应证或者功能主治、用法和用量的物质,包括中药、化学药和生物制品等。

《药品管理法》规定的药品具有特定的内涵和外延。药品特指人用药品,不包括兽药和农药。药品的使用目的是预防、治疗、诊断人的疾病,有目的地调节人的生理机能;使用方法要求必须遵循规定的适应证或者功能主治、用法和用量。根据药品的界定,药品可分为中药、化学药和生物制品三类。药品还可分为现代药与传统药、处方药与非处方药、实行一般管理的药品与实行特殊管理的药品。

课堂互动

药品和食品、保健品有什么本质区别呢?

二、药品的特殊性

(一)专属性

药品的专属性表现在对症治疗,患什么病用什么药,不像一般商品可以互相替代。药品是直接关系到公众身体健康和生命安全的特殊商品,它与医学家紧密结合,相辅相成。处方药品只能通过医师的检查诊断,凭医师处方销售、购买和使用。非处方药品必须根据病情,按照药品说明书、标签的说明使用或在药师指导下购买和使用。

(二)两重性

药品的两重性是指药品既可以防病治病,也可能会发生不良反应。药品管理有方,使用得当,可以达到治病救人的目的;反之,则会危害人体健康甚至生命安全。例如,链霉素使用得当可以抗菌治病,使用不当可能会导致永久性耳聋。

药品使用强调安全有效,安全是前提,有效是期望。因此,对药品宣传应实事求是,既要介绍该药品的功效,也要强调使用过程中可能会出现的不良反应及注意事项。所以,药品必须规定其安全剂量。

(三)质量的重要性

由于药品与人们的生命有直接关系,确保药品质量尤为重要。法定的国家药品标准是保证药品质量和划分药品合格与不合格的唯一依据。国家在药品的研制、生产、流通、使用过程中,实施严格的质量管理规范,确保药品质量。药品只有符合法定质量标准,才能保证疗效,允许销售,否则不得销售。

(四)时限性

人们只有在防病治病时才需要用药,但药品生产、经营企业应当始终保持适当数量的药品生产和储备,只能药等病,不能病等药。另外,药品均有有效期,一旦超过有效期,就应报废销毁。有些有效期很短且用量少的药品,也要保证生产供应和适当储备,以防急用。

三、药品的质量特性

药品的质量特性是指药品满足预防、治疗、诊断疾病,有目的地调节人的生理功能的要求有关的固有特性,具体表现为有效性、安全性、稳定性和均一性。

(一)有效性

药品的有效性是指在规定的适应证、用法和用量的条件下,能够达到预防、治疗、诊断人的疾病，有目的地调节人的生理机能的目的。有效性是药品的固有特性。通常，有效性必须在一定前提条件下产生，即有一定适应证、用法和用量。我国对药品有效性的描述，按在人体达到所规定的效应程度分为“痊愈”“显效”“有效”。国际上有的采用“完全缓解”“部分缓解”“稳定”来区别。

（二）安全性

药品的安全性是指按规定的适应证和用法、用量使用药品后，人体产生毒副反应的程度。大多数药品均有不同程度的毒副反应，只有在衡量有效性大于毒副反应或可解除、缓解毒副作用的情况下才能使用该种药品。

（三）稳定性

药品的稳定性是指在规定的条件下保持其有效性和安全性的能力。所谓规定的条件是指在规定的有效期内，以及生产、贮存、运输和使用的条件。例如，某些物质虽然具有预防、治疗、诊断疾病的有效性和安全性，但极易变质、不稳定、不便于运输和贮存，也不能作为药品进入医药市场。

（四）均一性

药品的均一性是指药物制剂的每一单位产品都符合有效性、安全性的规定要求。由于人们用药剂量与药品的单位产品（一片药、一支注射剂、一包冲剂、一瓶糖浆剂等）有密切关系，特别是有效成分在单位产品中含量很少的药品，若含量不均一，就可能造成患者用量不足或用量过大而中毒，甚至死亡。所以，均一性是在制剂过程中形成的固有特性。

四、假劣药品的识别

（一）假劣药品的界定

1. 假药　有下列情形之一的，为假药：① 药品所含成分与国家药品标准规定的成分不符；② 以非药品冒充药品或者以他种药品冒充此种药品；③ 变质的药品；④ 药品所标明的适应证或者功能主治超出规定范围。

课堂互动

根据新修订的《药品管理法》中对假劣药品的界定，未经批准进口的境外合法药品是不是假药？代购此类药品该不该处罚？如何处罚？

2. 劣药　有下列情形之一的，为劣药：① 药品成分的含量不符合国家药品标准；② 被污染的药品；③ 未标明或者更改有效期的药品；④ 未注明或者更改产品批号的药品；⑤ 超过有效期的药品；⑥ 擅自添加防腐剂、辅料的药品；⑦ 其他不符合药品标准的药品。

拓展阅读

新修订的《药品管理法》对于假药和劣药的具体界定作出了哪些调整？

按照建立科学严格的药品监管制度的要求，全国人大常委会法工委、国家药品监督管理局多次组织专家进行专门的论证，同时也深入监管一线进行调研，广泛听取国际、国内各方的意见，经过认真研究，反复论证，决定作出调整，这种调整主要是按照药品功效重新界定假药的范围。具体来讲，主要有以下四个方面。

第一，将假药、劣药、按假药论处、按劣药论处两类四种违法行为，调整为假药、劣药两种违法行为，不再保留按假药论处和按劣药论处的概念。

第二，精准界定假药。现行的《药品管理法》假药有两种定义，还有六种按假药论处，将八种情形调整为四种情形，那就是：药品所含成分与国家药品标准规定的成分不符，以非药品冒充药品或者以他种药品冒充此种药品，变质的药品，药品所标明的适应证或者功能主治超出规定范围。

第三，科学界定劣药。调整后的劣药包括药品成分的含量不符合国家药品标准、被污染的药品、未标明或者更改有效期的药品、未注明或者更改产品批号的药品、超过有效期的药品、擅自添加防腐剂和辅料的药品、其他不符合药品标准规定的七种情形。

第四，对原按假药论处、按劣药论处当中的部分内容，单独作出规定，明确禁止生产、禁止销售使用这些药品。而且对其处罚也不低于假药，这种情形主要有以下五个方面：国务院药品监管部门禁止使用的药品；必须批准而未经批准生产进口的药品；必须检验而未经检验即销售的药品；使用必须批准而未经批准的原料药生产的药品；使用未经批准的直接接触药品的包装材料和容器生产的药品。

（二）药品与假劣药品的辨识

1. 外观质量辨别　药品标签或者说明书上必须注明药品的通用名称、成分、性状、适应证或者功能主治、规格、用法用量、生产企业、批准文号、产品批号、生产日期、有效期、不良反应和注意事项。如以非药品冒充药品或者以他种药品冒充此种药品的，则为假药；没有标明或者更改有效期的，则为劣药。从性状来看，合格药品片剂颜色均匀，表面光滑，片上所压字体深浅一致、清晰，无花斑、裂片、潮解等问题。假药片剂多颜色不均匀，有花斑，糖衣褪色露底、开裂等。假注射剂、水剂易出现沉淀、结晶、变色，有絮状物等。颗粒剂黏结成块，不易溶解。膏剂失水、发霉或有油败气味等。出现上述情况，还须按药品标准检验后方可确定是否为假药、劣药。

2. 信息查询　登录国家药品监督管理局官网，查询核对该药品的信息，如与数据库中关于药品信息不符则为假药或劣药。

3. 内在质量甄别　通过肉眼，很难观察药品所含成分是否符合国家标准，需要由企业质检部门或药品检验部门进行检验，以判定是否为假药或劣药。

根据《药品管理法》，对假药、劣药的处罚决定中应当依法载明药品检验机构的质量检验结论。

（三）生产、销售假药、劣药的相关处罚规定

《药品管理法》第一百一十六条规定，生产、销售假药的，没收违法生产、销售的药品和违法所得，责令停产停业整顿，吊销药品批准证明文件，并处违法生产、销售的药品货值金额十五倍以上三十倍以下的罚款；货值金额不足十万元的，按十万元计算；情节严重的，吊销药品生产许可证、药品经营许可证或者医疗机构制剂许可证，十年内不受理其相应申请；药品上市许可持有人为境外企业的，十年内禁止其药品进口。

第一百一十七条规定，生产、销售劣药的，没收违法生产、销售的药品和违法所得，并处违法生产、销售的药品货值金额十倍以上二十倍以下的罚款；违法生产、批发的药品货值金

额不足十万元的，按十万元计算，违法零售的药品货值金额不足一万元的，按一万元计算；情节严重的，责令停产停业整顿直至吊销药品批准证明性文件、药品生产许可证、药品经营许可证或者医疗机构制剂许可证。

生产、销售的中药饮片不符合药品标准，尚不影响安全性、有效性的，责令限期改正，给予警告；可以处十万元以上五十万元以下的罚款。

第一百一十八条规定，生产、销售假药，或者生产、销售劣药且情节严重的，对法定代表人、主要负责人、直接负责的主管人员和其他责任人员，没收违法行为发生期间自本单位所获收入，并处所获收入百分之三十以上三倍以下的罚款，终身禁止从事药品生产经营活动，并可以由公安机关处五日以上十五日以下的拘留。

对生产者专门用于生产假药、劣药的原料、辅料、包装材料、生产设备予以没收。

第一百一十九条规定，药品使用单位使用假药、劣药的，按照销售假药、劣药的规定处罚；情节严重的，法定代表人、主要负责人、直接负责的主管人员和其他责任人员有医疗卫生人员执业证书的，还应吊销执业证书。

第一百二十条规定，知道或者应当知道属于假药、劣药或者本法第一百二十四条第一款第一项至第五项规定的药品，而为其提供储存、运输等便利条件的，没收全部储存、运输收入，并处违法收入一倍以上五倍以下的罚款；情节严重的，并处违法收入五倍以上十五倍以下的罚款；违法收入不足五万元的，按五万元计算。

第一百三十七条，有下列行为之一的，在本法规定的处罚幅度内从重处罚：以麻醉药品、精神药品、医疗用毒性药品、放射性药品、药品类易制毒化学品冒充其他药品，或者以其他药品冒充上述药品；生产、销售以孕产妇、儿童为主要使用对象的假药、劣药；生产、销售的生物制品属于假药、劣药；生产、销售假药、劣药，造成人身伤害后果；生产、销售假药、劣药，经处理后再犯；拒绝、逃避监督检查，伪造、销毁、隐匿有关证据材料，或者擅自动用封查、扣押物品。

课堂互动

2020 年 7 月，药品监管局监测发现，某市某生物药业有限公司生产的口服药小败毒膏出现聚集性不良反应信号。某市药监局立即对涉案批次药品采取风险控制措施，并深入开展调查。经查，该公司在生产小败毒膏的过程中，误将生产外用药的原料颠茄流浸膏用于该批次小败毒膏生产，导致所含成分与国家药品标准规定不符。

本案中如何界定涉案批次的小败毒膏？应如何处罚？

现行主要相关法律法规

1.《中华人民共和国药品管理法》，中华人民共和国主席令第 31 号。

2.《中华人民共和国药品管理法实施条例》，中华人民共和国国务院令第 797 号。

任务二 处方药与非处方药分类管理

一、处方药与非处方药的定义

处方药是指必须凭执业医师或执业助理医师处方才可购买、调配和使用的药品。

非处方药是指由国家药品监督管理局公布的，不需要执业医师或执业助理医师处方即可自行判断、购买和使用的药品。国外常称之为“可在柜台上买到的药物”（Over The Counter，OTC），OTC也是国际上对非处方药的习惯称谓。

处方药与非处方药是依照药品安全性和使用便利性进行的划分，是管理上的界定。《药品管理法》第五十四条规定，国家对药品实行处方药与非处方药分类管理制度。处方药与非处方药分类管理具体办法由国家药品监督管理局会同国务院卫生健康主管部门制定。

二、药品分类管理的目的

实施药品分类管理，加强处方药的监管，规范非处方药的监管，符合我国现阶段社会和经济发展的实际需要，也是保障人民用药安全有效的监管措施之一。制定相应的法律法规，逐步遏制用药不规范行为，引导广大消费者正确合理使用药品，使人民群众正确认识这项制度的重要性和必要性，充分体现了党中央、国务院对人民群众健康保护和提高人民群众自我保健水平的正确决策。

三、处方药与非处方药分类管理的要点

（一）实行处方药与非处方药分类管理制度的规范依据

2000年1月1日开始实施的《处方药与非处方药分类管理办法（试行）》是我国实行处方药与非处方药分类管理制度的标志性文件。2001年修订的《药品管理法》第三十七条明确规定，国家对药品实行处方药与非处方药分类管理制度。自此，处方药与非处方药分类管理制度以法律的形式被确定下来。

（二）处方药与非处方药的分类依据

《处方药与非处方药分类管理办法》第二条规定，根据药品品种、规格、适应证、剂量及给药途径不同，对药品分别按处方药与非处方药进行管理。《药品管理法实施条例》第十五条规定，国家根据非处方药品的安全性，将非处方药分为甲类非处方药和乙类非处方药。

拓展阅读

与甲类非处方药相比，乙类非处方药安全性更好，消费者自行使用的风险更低。以下药品不应作为乙类非处方药：① 儿童用药（有儿童用法用量的均包括在内，维生素、矿物质类除外）；② 化学药品含抗菌药物、激素等成分的；③ 中成药含毒性药材（包括大毒和有毒）和重金属的口服制剂、含大毒药材的外用制剂；④ 严重不良反应发生率达万分之一以上；⑤ 中成药组方中包括无国家或省级药品标准药材的（药食同源的除外）；⑥ 中西药复方制剂；⑦ 辅助用药。

（三）非处方药的遴选

为了配合药品分类制度的推行，我国于1999年开始根据“应用安全、疗效确切、质量稳定、使用方便”的原则对非处方药进行遴选并公布非处方药目录，由国家药品监督管理局负责非处方药目录的遴选、审批、发布和调整工作。从2004年起，我国实施处方药与非处方药转换评价工作，并对非处方药目录的遴选实行动态管理。

拓展阅读

《药品管理法》于2019年12月1日修订并实施以来，国家药品监督管理部门2020年完成40个药品由处方药转换为非处方药，2021年完成25个药品由处方药转换为非处方药，2022年完成11个药品由处方药转换为非处方药，2023年完成22个药品由处方药转换为非处方药。2024年3月，经国家药品监督管理部门论证和审核，清喉咽颗粒、固肾合剂、清热解毒片、阿胶当归胶囊和芪参补气胶囊等药品由处方药转换为非处方药。

（四）非处方药的标签、说明书、包装、警示语管理

非处方药的标签和说明书须符合规定，用语应当科学、易懂，便于消费者自行判断、选择和使用。非处方药的标签和说明书必须经国家药品监督管理部门批准。非处方药的包装必须印有国家指定的非处方药专有标识，必须符合质量要求，方便储存、运输和使用。

药品上市许可持有人应在处方药与非处方药的包装或说明书上醒目地印刷相应的警示语或忠告语。

处方药："凭医师处方销售、购买和使用！"

非处方药："请仔细阅读药品使用说明书并按说明使用或在药师指导下购买和使用！"

（五）非处方药专有标识的管理

非处方药专有标识是用于已列入《国家非处方药目录》，并通过药品监督管理部门审核登记的非处方药药品标签、使用说明书、内包装、外包装的专有标识，也可用作经营非处方药企业的指南性标志。

经营非处方药的企业使用非处方药专有标识时，须按国家药品监督管理部门公布的坐标比例和色标要求印刷使用。

非处方药专有标识图案分为红色和绿色，红色专有标识用于甲类非处方药，绿色专有标识用于乙类非处方药，并用作指南性标志。

使用非处方药专有标识时，药品的使用说明书和大包装可以单色印刷，标签和其他包装必须按照国家药品监督管理局公布的色标要求印刷。单色印刷时，非处方药专有标识下方必须标示"甲类"或"乙类"字样。

非处方药专有标识应与药品标签、使用说明书、内包装、外包装一体化印刷，其大小可根据实际需要设定，但必须醒目、清晰，并按照国家药品监督管理局公布的坐标比例使用。

非处方药标签、使用说明书和每个销售基本单元包装印有中文药品通用名称（商品名称）的一面（侧），其右上角是非处方药专有标识的固定位置。

（六）处方药与非处方药零售的管理规定

（1）销售处方药、甲类非处方药的零售企业必须取得药品经营企业许可证。在药品零售网点数量不足、布局不合理的地区，普通商业企业可以销售乙类非处方药，但必须具有当地地市级以上药品监督管理部门颁发的乙类非处方药准销标志。具体实施办法由省级药品监督管理部门制定。

（2）销售处方药和甲类非处方药的药品零售药店必须配备驻店执业药师或者药师以上药学技术人员。普通商业企业的乙类非处方药销售人员及有关管理人员必须经过当地地市级以上药品监督管理部门适当的药品管理法律、法规和专业知识培训、考核并持证

上岗。

药品零售企业营业时间内，依法经过资格认定的药师或者其他药学技术人员不在岗时，应当挂牌告知。未依法经过资格认定的药师或者其他药学技术人员审核，不得销售处方药。

(3) 处方药、非处方药应分区陈列、分柜摆放，并标明处方药、非处方药专有标识。

(4) 处方药必须凭执业医师或执业助理医师处方销售、购买和使用。执业药师或者药师必须对医师处方进行审核、签字后依据处方正确调配、销售药品。对处方不得擅自更改或代用。对有配伍禁忌或超剂量的处方，应当拒绝调配、销售，必要时，经处方医师更正或重新签字，方可调配、销售。

零售药店的处方必须留存 2 年以上备查。

(5) 处方药、非处方药不得采用有奖销售、附赠药品或礼品等方式销售。

(6) 处方药不得开架销售。

(7) 零售药店必须从具有药品经营企业许可证、药品生产企业许可证的药品批发企业、药品生产企业采购处方药和非处方药，并按有关药品监督管理规定保存采购记录备查。

(七) 处方药与非处方药广告的规定

处方药只能在国务院卫生行政部门和国家药品监督管理部门共同指定的医学、药学专业刊物上发布广告，非处方药经审批可以在大众传播媒介上发布广告。

现行主要相关法律法规

1.《中华人民共和国药品管理法》，中华人民共和国主席令第 31 号。

2.《中华人民共和国药品管理法实施条例》，中华人民共和国国务院令第 797 号。

3.《处方药与非处方药分类管理办法(试行)》，中华人民共和国国家药品监督管理局令第 10 号。

4.《非处方药专有标识管理规定(暂行)》，国药管安〔1999〕399 号。

5.《处方药与非处方药流通管理暂行规定》，国药管市〔1999〕454 号。

6.《药品经营和使用质量监督管理办法》，国家市场监督管理总局令第 84 号。

任务三　国家基本药物制度和基本医疗保险药品管理

一、国家基本药物制度

(一) 国家基本药物的界定

1975 年，世界卫生组织首次提出基本药物的概念，基本药物是指最重要的、基本的、不可缺少的、满足人民所必需的药品。

根据《中华人民共和国基本医疗卫生与健康促进法》(以下简称《基本医疗卫生与健康促进法》)，基本药物是指满足疾病防治基本用药需求，适应现阶段基本国情和保障能力，剂型适宜，价格合理，能够保障供应，可公平获得的药品。

(二) 国家基本药物制度的发展及其目标

国家基本药物制度是对基本药物的遴选、生产、流通、使用、定价、报销、监测评价等环节实施有效管理的制度。2018年《国务院办公厅关于完善国家基本药物制度的意见》(国办发〔2018〕88号)从动态调整优化目录、切实保障生产供应、全面配备优先使用、降低群众药费负担、提升质量安全水平和强化组织保障等方面提出了进一步完善国家基本药物制度的意见。2019年修订的《药品管理法》将基本药物制度落实到法律层面。

我国幅员辽阔,城乡、地区发展差异大,在全国范围内建立实施基本药物制度的目标主要包括:① 提高群众获得基本药物的可及性,保证群众基本用药需求;② 维护群众的基本医疗卫生权益,促进社会公平正义;③ 改变医疗机构"以药补医"的运行机制,体现基本医疗卫生的公益性;④ 规范药品生产流通使用行为,促进合理用药,减轻群众负担。

(三)国家基本药物管理部门及其职能

国家基本药物工作委员会负责协调解决制定和实施国家基本药物制度过程中各个环节的相关政策问题,确定国家基本药物制度框架,确定国家基本药物目录遴选和调整的原则、范围、程序和工作方案,审核国家基本药物目录,各有关部门在职责范围内做好国家基本药物遴选调整工作。

国家基本药物工作委员会由国家卫生健康委员会、国家发展和改革委员会、工业和信息化部、财政部、人力资源和社会保障部、商务部、国家药品监督管理局、国家中医药管理局等部门组成。办公室设在国家卫生健康委员会,承担国家基本药物工作委员会的日常工作。

(四)《国家基本药物目录》的制定和调整

1. 目录遴选原则 国家基本药物应当是《中国药典》收载的,国家卫生健康主管部门、国家药品监督管理局颁布药品标准的品种。国家基本药物遴选应当按照防治必需、安全有效、价格合理、使用方便、中西药并重、基本保障、临床首选和基层能够配备的原则,结合我国用药特点,参照国际经验,合理确定品种(剂型)和数量。

国家卫生健康委员会会同有关部门起草《国家基本药物目录》遴选工作方案和具体的遴选原则,经国家基本药物工作委员会审核后组织实施。

2. 目录的调整 《国家基本药物目录》坚持定期评估,动态管理,调整周期原则上不超过3年。

下列药品不纳入《国家基本药物目录》遴选范围:① 含有国家濒危野生动植物药材的;② 主要用于滋补保健作用,易滥用的;③ 非临床治疗首选的;④ 因严重不良反应,国家药品监督管理局明确规定暂停生产、销售或使用的;⑤ 违背国家法律、法规,或不符合伦理要求的;⑥ 国家基本药物工作委员会规定的其他情况。

属于下列情形之一的品种,应当从《国家基本药物目录》中调出:① 药品标准被取消的;② 国家药品监督管理局撤销其药品批准证明文件的;③ 发生严重不良反应,经评估不宜作为国家基本药物使用的;④ 根据药物经济学评价,可被风险效益比或成本效益比更优的品种所替代的;⑤ 国家基本药物工作委员会认为应当调出的其他情形。

3. 现行目录 现行的2018年版《国家基本药物目录》的药品分为化学药品和生物制品、中成药、中药饮片三个部分,总品种数量增加到685个,包括化学药品和生物制品417种、中成药268种,中药饮片不列具体品种。调整后的新版目录覆盖面更广,品种数量不仅能够满足常见病、慢性病、应急抢救等临床用药需求,而且为不同疾病患者提供多种用药选择，更能满足群众需要。

拓展阅读

2018年版《国家基本药物目录》优化了结构，突出满足常见病、慢性病，负担重、危害大的疾病治疗和公共卫生等方面的基本用药需求，注重儿童等特殊人群用药，新增品种包括肿瘤用药12种、临床急需儿童用药22种，还包括临床必需、疗效确切的丙肝治疗新药。

2018年版《国家基本药物目录》还进一步规范了药品剂型、规格，685种药品涉及剂型1 110余个、规格1 810余个，这对指导基本药物生产流通、招标采购、合理用药、支付报销、全程监管等将具有重要意义。

2018年版《国家基本药物目录》继续坚持中西药并重的原则，增加了功能主治范围，覆盖更多中医临床症候。此外，还强化了临床必需，在调整新增的药品品种中，有11个药品为非医保药品，主要是临床必需、疗效确切的药品。

（五）国家基本药物的配备使用

坚持基本药物主导地位，强化医疗机构基本药物使用管理，不断提高医疗机构基本药物使用量。公立医疗机构根据功能定位和诊疗范围，合理配备基本药物，保障临床基本用药需求。药品集中采购平台和医疗机构信息系统应对基本药物进行标注，提示医疗机构优先采购、医师优先使用。将基本药物使用情况作为处方点评的重点内容，对无正当理由不首选基本药物的予以通报。对医师、药师和管理人员加大基本药物制度和基本药物临床应用指南、处方集培训力度，提高基本药物合理使用和管理水平。鼓励其他医疗机构配备使用基本药物。

通过加强用药监管和考核、指导督促医疗机构优化用药目录和药品处方集等措施，促进基本药物优先配备使用，提升基本药物使用占比，并及时调整国家基本药物目录，逐步实现政府办基层医疗卫生机构、二级公立医院、三级公立医院基本药物配备品种数量占比原则上分别不低于90％、80％、60％，推动各级医疗机构形成以基本药物为主导的“1＋X”（“1”为国家基本药物目录、“X”为非基本药物，由各地根据实际确定）用药模式，优化和规范用药结构。

二、《基本医疗保险药品目录》管理

基本医疗保险用药范围通过制定《基本医疗保险药品目录》（以下简称《药品目录》）进行管理，符合《药品目录》的药品费用按照国家规定由基本医疗保险基金支付。2024年11月，国家医保局与人力资源社会保障部联合印发了《国家基本医疗保险、工伤保险和生育保险药品目录（2024年）》，2025年1月1日起实施。

（一）医保药品目录分类

国家《药品目录》中的西药和中成药分为甲类药品和乙类药品。甲类药品是临床治疗必需、使用广泛、疗效确切、同类药品中价格或治疗费用较低的药品。乙类药品是可供临床治疗选择使用，疗效确切、同类药品中比甲类药品价格或治疗费用略高的药品。协议期内谈判药品纳入乙类药品管理。

各省级医疗保障部门按国家规定纳入《药品目录》的民族药、医疗机构制剂纳入乙类药品管理。

《药品目录》共分为凡例、西药、中成药、协议期内谈判药品和中药饮片五部分。西药部分包括了化学药品和生物制品；中成药部分包含了中成药和民族药；协议期内谈判药品部分包括了尚处于谈判协议有效期内的药品。

（二）医保药品目录制定与调整

纳入国家《药品目录》的药品，应当是经国家药品监督管理局批准，取得药品注册证书的化学药、生物制品、中成药(民族药)，以及按国家标准炮制的中药饮片，并符合临床必需、安全有效、价格合理等基本条件。国务院医疗保障行政部门建立完善动态调整机制，原则上每年调整一次。

《2024 年药品目录》西药部分、中成药部分、协议期内谈判药品部分和中药饮片部分所列药品为基本医疗保险、工伤保险和生育保险基金准予支付费用的药品。其中西药部分 1 398 个，中成药部分 1 336 个(含民族药 95 个)，协议期内谈判药品部分 425 个(含西药 367 个、中成药 58 个)，共计 3 159 个。西药、中成药和协议期内谈判药品分甲乙类管理，西药甲类药品 393 个，中成药甲类药品 246 个，其余为乙类药品。协议期内谈判药品按照乙类支付。中药饮片部分除列出基本医疗保险、工伤保险和生育保险基金准予支付的品种 892 个外，同时列出了不得纳入基金支付的饮片范围。

德润心田

2024 年 6 月 28 日，国家医保局公布《2024 年国家基本医疗保险、工伤保险和生育保险药品目录调整工作方案》及申报指南等文件。2024 年国家医保药品目录调整工作于 7 月 1 日正式启动，同年 11 月完成谈判并公布结果。

自 2018 年国家医保局成立以来，累计有 835 种药品新增进入国家医保药品目录，包括通过谈判新增的 530 种、竞价新增的 38 种，新增药品覆盖了要优先考虑的国家基本药物、癌症及罕见病等重大疾病治疗用药、慢性病用药、儿童用药等，其中大部分为近年来新上市、临床价值高的药品，覆盖目录 31 个治疗领域。

2024 年新版医保药品目录共新增 91 种药品，总数达到 3 159 种，其中西药 1 765 种、中成药 1 394 种。慢性病、罕见病、儿童用药等领域的保障水平得到进一步提升。

（三）医保用药的支付

参保人使用甲类药品按基本医疗保险规定的支付标准及分担办法支付；使用乙类药品按基本医疗保险规定的支付标准，先由参保人自付一定比例后，再按基本医疗保险规定的分担办法支付。乙类药品个人先行自付的比例由省级或统筹地区医疗保障行政部门确定。

支付标准是基本医疗保险参保人员购买《药品目录》内药品时，基本医疗保险基金支付药品费用的标准。基本医疗保险基金依据药品的支付标准及医保支付规定向定点医疗机构和定点零售药店支付药品费用。

独家药品通过准入谈判的方式确定支付标准。非独家药品中，国家组织药品集中采购(以下简称集中采购)中选药品，按照集中采购有关规定确定支付标准；其他非独家药品根据准入竞价等方式确定支付标准。执行政府定价的麻醉药品和第一类精神药品，支付标准按照政府定价确定。

（四）《药品目录》的使用

在满足临床需要的前提下，医保定点医疗机构须优先配备和使用《药品目录》内药品。逐步建立《药品目录》与定点医疗机构药品配备联动机制，定点医疗机构根据《药品目录》调整结果及时对本医疗机构用药目录进行调整和优化。

现行主要相关法律法规

1.《中华人民共和国药品管理法》，中华人民共和国主席令第 31 号。

2.《中华人民共和国药品管理法实施条例》，中华人民共和国国务院令第 797 号。

3.《中华人民共和国基本医疗卫生与健康促进法》，中华人民共和国主席令第 38 号。

4.《关于印发国家基本药物目录管理办法的通知》，国卫药政发〔2015〕52 号。

5.《国家卫生健康委员会、国家中医药管理局关于印发国家基本药物目录（2018 年版）的通知》，国卫药政发〔2018〕31 号。

6.《国务院办公厅关于完善国家基本药物制度的意见》，国办发〔2018〕88 号。

7.《中共中央 国务院关于深化医疗保障制度改革的意见》，2020 年 2 月 25 日发布。

8.《基本医疗保险用药管理暂行办法》，国家医疗保障局令第 1 号。

9.《国家医保局人力资源社会保障部关于印发〈国家基本医疗保险、工伤保险和生育保险药品目录（2024 年）〉的通知》，医保发〔2024〕33 号。

10.《医疗机构医疗保障定点管理暂行办法》，国家医疗保障局令第 2 号。

11.《零售药店医疗保障定点管理暂行办法》，国家医疗保障局令第 3 号。

任务四　药品不良反应报告和监测管理

随着新药开发不断增多，以及世界范围内严重药害事件不断发生，人们对药物安全的重视程度日益提高。从 20 世纪 60 年代开始，一些发达国家已先后开展药品不良反应监测，采取各种手段和措施对上市后药品的安全性进行监测和再评价。我国较早开展了药品不良反应监测工作。现行的《药品不良反应报告和监测管理办法》（卫生部令第 81 号）于 2011 年 7 月 1 日实施，要求药品生产企业、药品经营企业和医疗机构必须经常考察本单位所生产、经营使用的药品质量、疗效和反应。发现可能与用药有关的严重不良反应，必须及时向当地省级药品监督管理部门和卫生健康主管部门报告。

2019 年《药品管理法》修订，正式建立药物警戒制度，规定“国家建立药物警戒制度，对药品不良反应及其他与用药有关的有害反应进行监测、识别、评估和控制”，拓展了药品不良反应监测和报告制度，进一步完善药品不良反应监测制度，落实药品上市许可持有人不良反应报告主体责任。

一、药品不良反应的界定和分类

（一）药品不良反应的界定

药品不良反应是指合格药品在正常用法用量下出现的与用药目的无关的有害反应。

严重药品不良反应是指因使用药品引起以下损害情形之一的反应：① 导致死亡；② 危及生命；③ 致癌、致畸、致出生缺陷；④ 导致显著的或者永久的人体伤残或者器官功能的损伤；⑤ 导致住院或者住院时间延长；⑥ 导致其他重要医学事件，如不进行治疗可能出现上述所列情况的。

新的药品不良反应是指药品说明书中未载明的不良反应。说明书中已有描述，但不良反应发生的性质、程度、后果或者频率与说明书描述不一致或者更严重的，按照新的药品不良反应处理。

药品群体不良事件是指同一药品在使用过程中，在相对集中的时间、区域内，对一定数量人群的身体健康或者生命安全造成损害或者威胁，需要予以紧急处置的事件。药品不良事件不同于药品不良反应，它通常指药品作用于机体，除发挥治疗功效外，有时还会产生某些与药品治疗目的无关的对人体有损害的反应，它不以"合格药品"为前提条件。

课堂互动

(1) 使用假劣药品产生的有害反应属于药品不良反应吗？

(2) 药品群体不良事件和药品不良反应有什么不同之处？

(二) 药品不良反应的分类

根据药品不良反应与药理作用的关系，药品不良反应可分为三类：A 型反应、B 型反应和 C 型反应。

A 型反应是由药物的药理作用增强所致，其特点是可以预测，常与剂量有关，停药或减量后症状很快减轻或消失，发生率高，但死亡率低。此型反应通常包括副作用、毒性作用、后遗效应、继发反应等。

B 型反应是与正常药理作用完全无关的一种异常反应，一般难以预测，常规毒理学筛选不能发现，发生率低，但死亡率高。此型反应包括特异性遗传素质反应、药物过敏反应等。

C 型反应是指 A 型和 B 型反应之外的异常反应，一般在长期用药后出现，潜伏期较长，没有明确的时间关系，难以预测。

二、药品不良反应的报告和处置

(一) 药品不良反应的监督主体、报告主体、报告范围

1. 监督主体 国家药品监督管理局主管全国药品不良反应报告和监测工作，地方各级药品监督管理部门主管本行政区域内的药品不良反应报告和监测工作，应当建立健全药品不良反应监测机构，负责本行政区域内药品不良反应报告和监测的技术工作。各级卫生健康主管部门负责本行政区域内医疗机构与实施药品不良反应报告制度有关的管理工作。

各级药品不良反应监测技术机构要按照相关规定，做好本行政区域内药品不良反应报告的收集、核实、评价、调查、反馈和上报。省级及以上药品不良反应监测技术机构应当对监测数据进行定期分析评估，组织对定期安全性更新报告和年度总结报告进行技术审核，开展不良事件聚集性信号的监测评价，开展不良反应报告的质量评估。

2. 报告主体 药品上市许可持有人是药品安全责任的主体，应当开展药品上市后不良反应监测，主动收集、跟踪分析疑似药品不良反应信息，对已识别风险的药品及时采取风险

控制措施。

药品上市许可持有人、药品生产企业、药品经营企业和医疗机构应当经常考察本单位所生产、经营、使用的药品质量、疗效和不良反应。发现疑似不良反应的，应当及时向药品监督管理部门和卫生健康主管部门报告。

3. 报告范围　药品上市许可持有人应当报告获知的所有不良反应，按照可疑即报原则，直接通过国家药品不良反应检测系统报告发现或获知的药品不良反应。报告范围包括患者使用药品出现的怀疑与药品存在相关性的有害反应，其中包括因药品质量问题引起的或可能与超适应证用药、超剂量用药等相关的有害反应。

（二）个例药品不良反应的报告和处置

个例药品不良反应的收集和报告是药品不良反应监测工作的基础，也是药品上市许可持有人应履行的基本法律责任。药品上市许可持有人应当建立并不断完善信息收集途径，主动、全面、有效地收集药品使用过程中的疑似药品不良反应信息，包括来源于医师、药师、患者等的自发报告，上市后相关研究和其他组织的数据收集项目，学术文献以及相关网站或论坛涉及的不良反应信息。

医疗机构及个人通过药品不良反应监测系统报告发现或获知的药品不良反应，也可向药品上市许可持有人直接报告。药品经营企业直接向药品上市许可持有人报告。药品上市许可持有人不得以任何理由或手段干涉报告者的自发报告行为。

个例药品不良反应报告应当按规定时限要求提交。严重不良反应尽快报告，不迟于获知信息后的 15 日，非严重不良反应不迟于获知信息后的 30 日。跟踪报告按照个例药品不良反应报告的时限提交。

对于药品上市许可持有人委托开展不良反应收集的，受托方获知即认为药品上市许可持有人获知；对于境外报告，应从境外药品上市许可持有人获知不良反应信息开始启动报告计时。

设区的市级、县级药品不良反应监测机构应当对收到的药品不良反应报告的真实性、完整性和准确性进行审核。严重药品不良反应报告的审核和评价应当自收到报告之日起 3 个工作日内完成，其他报告的审核和评价应当在 15 个工作日内完成。

省级药品不良反应监测机构应当在收到下一级药品不良反应监测机构提交的严重药品不良反应评价意见之日起 7 个工作日内完成评价工作。

（三）药品群体不良事件的报告和处置

药品上市许可持有人以及生产、经营企业和医疗机构获知或者发现药品群体不良事件后，应当立即通过电话或者传真等方式报所在地的县级药品监督管理部门、卫生健康主管部门和药品不良反应监测机构，必要时可以越级报告；同时填写药品群体不良事件基本信息表，对每一病例还应当及时填写药品不良反应/事件报告表，通过国家药品不良反应监测信息网络报告。

药品上市许可持有人、生产企业获知药品群体不良事件后应当立即开展调查，详细了解药品群体不良事件的发生、药品使用、患者诊治，以及药品生产、储存、流通、既往类似不良事件等情况，在 7 日内完成调查报告，报所在地省级药品监督管理部门和药品不良反应监测机构；同时迅速开展自查，分析事件发生的原因，必要时应当暂停生产、销售、使用和召回相关药品，并报所在地省级药品监督管理部门。

药品经营企业发现药品群体不良事件应当立即告知药品上市许可持有人、药品生产企业，同时迅速开展自查，必要时应当暂停药品的销售，并协助药品生产企业采取相关控制措施。

医疗机构发现药品群体不良事件后应当积极救治患者，迅速开展临床调查，分析事件发生的原因，必要时可采取暂停药品的使用等紧急措施。

设区的市级、县级药品监督管理部门获知药品群体不良事件后，应当立即与同级卫生健康主管部门联合组织开展现场调查，并及时将调查结果逐级报至省级药品监督管理部门和卫生健康主管部门。

省级药品监督管理部门与同级卫生健康主管部门联合对设区的市级、县级的调查进行督促、指导，对药品群体不良事件进行分析、评价，对本行政区域内发生的影响较大的药品群体不良事件，还应当组织现场调查，评价和调查结果应当及时报国家药品监督管理局和卫生健康主管部门。

国家药品监督管理局应当与卫生健康主管部门联合开展全国范围内影响较大并造成严重后果的药品群体不良事件的相关调查工作。

三、定期安全性更新报告

药品上市许可持有人、药品生产企业应当对本企业生产药品的不良反应报告和监测资料进行定期汇总分析，汇总国内外安全性信息，进行风险和效益评估，撰写定期安全性更新报告。国产药品的定期安全性更新报告向药品上市许可持有人、药品生产企业所在地省级药品不良反应监测机构提交。进口药品(包括进口分包装药品)的定期安全性更新报告向国家药品不良反应监测中心提交。

创新药和改良型新药应当自取得批准证明文件之日起每满 1 年提交一次定期安全性更新报告，直至首次再注册，之后每 5 年报告一次。其他类别的药品，一般应当自取得批准证明文件之日起每 5 年报告一次。药品监督管理部门或药品不良反应监测机构另有要求的，应当按照要求提交。

省级药品不良反应监测机构应当对收到的定期安全性更新报告进行汇总、分析和评价，于每年 4 月 1 日前将上一年度定期安全性更新报告统计情况和分析评价结果报省级药品监督管理部门和国家药品不良反应监测中心。

国家药品不良反应监测中心应当对收到的定期安全性更新报告进行汇总、分析和评价，于每年 7 月 1 日前将上一年度国产药品和进口药品的定期安全性更新报告统计情况和分析评价结果报国家药品监督管理局和卫生健康主管部门。

四、药品不良反应评价与控制

（一）药品上市许可持有人对药品不良反应的评价与控制

药品上市许可持有人应当及时对发现或者获知的个例药品不良反应进行评价，定期对药品不良反应监测数据、临床研究、文献等资料进行评价；发现新的且严重不良反应、报告数量异常增长或者出现批号聚集性趋势等，应当予以重点关注；定期全面评价药品的安全性，识别药品潜在风险，研究风险发生机制和原因，主动开展上市后研究，持续评估药品的风险与获益。药品上市许可持有人应当汇总年度情况，包括企业年度药品不良反应监测体系运行情况、不良反应报告情况、风险识别与控制情况、上市后研究情况等信息，并于每年 3 月 31 日前向省级药品不良反应监测机构提交上一年度总结报告。此外，药品上市许可持有人应当按规定要求做好药品定期安全性更新报告的撰写及上报工作。

药品上市许可持有人应当根据分析评价结果，判断风险程度，制定积极有效的风险控制措施。常规风险控制措施包括修订药品说明书、标签、包装，改变药品包装规格，改变药品管理状态等。特殊风险控制措施包括开展医务人员和患者的沟通和教育、药品使用环节的限制、患者登记等。需要紧急控制的，可采取暂停药品生产、销售及召回产品等措施。对评估认为风险大于获益的品种，应当主动申请注销药品批准证明文件。对提示药品可能存在质量安全问题的，药品上市许可持有人必须立即采取暂停生产、销售、使用或者召回等措施，并积极开展风险排查。对其中造成严重人身伤害或者死亡的严重不良反应，药品上市许可持有人必须立即采取措施妥善处理。药品上市许可持有人采取的风险控制措施应当向省级药品监督管理部门报告，并向省级药品不良反应监测技术机构报告不良反应详细情况以及风险评估情况。

对于药品上市许可持有人采取的修改说明书，以及暂停药品生产、销售、使用或者召回等风险控制措施，药品上市许可持有人应当主动向社会公布。

（二）药品不良反应监测机构对药品不良反应的评价与控制

省级药品不良反应监测机构应当每季度对收到的药品不良反应报告进行综合分析，提取需要关注的安全性信息，并进行评价，提出风险管理建议，及时报省级药品监督管理部门、卫生健康主管部门和国家药品不良反应监测中心。省级以上药品不良反应监测机构根据分析评价工作需要，可以要求药品上市许可持有人、药品生产、经营企业和医疗机构提供相关资料，相关单位应当积极配合。省级药品监督管理部门根据分析评价结果，可以采取暂停生产、销售、使用和召回药品等措施，并监督检查，同时将采取的措施通报同级卫生健康主管部门。

国家药品不良反应监测中心应当每季度对收到的严重药品不良反应报告进行综合分析，提取需要关注的安全性信息，并进行评价，提出风险管理建议，及时报国家药品监督管理局和卫生健康主管部门。国家药品监督管理局根据药品分析评价结果，可以要求企业开展药品安全性、有效性相关研究。必要时，应当采取责令修改药品说明书，暂停生产、销售、使用和召回药品等措施，对不良反应大的药品，应当撤销药品批准证明文件，并将有关措施及时通报卫生健康主管部门。

拓展阅读

《国家药品不良反应监测年度报告（2024 年）》发布

2024 年 4 月 7 日，国家药品不良反应监测中心发布《国家药品不良反应监测年度报告（2024 年）》（以下简称《报告》）。《报告》显示，2024 年全国药品不良反应监测网络收到药品不良反应/事件报告表 259.7 万份。其中，新的和严重药品不良反应/事件报告 90.9 万份，新的和严重药品不良反应/事件报告占同期报告总数的 35.0%；严重药品不良反应/事件报告45.4万份，严重药品不良反应/事件报告占同期报告总数的17.5%。2024年，我国每百万人口平均报告数为1 842份。全国98.7%的县级地区报告了药品不良反应/事件。从多项重要指标来看，我国药品不良反应监测工作水平不断提升。

通过数据分析，来自医疗机构的报告占91.2%、来自经营企业的报告占5.0%、来自持有人的报告占3.7%、来自其他报告者的报告占0.1%。2024年持有人报送药品不良反应/事件报告共计95 052份，同比增长11.5%。其中，新的和严重药品不良反应/事件报告占持有人报告总数的53.7%。2024年报告的药品不良反应/事件中，累及器官系统排名前3位依次为皮肤及皮下组织类疾病、胃肠系统疾病、血管与淋巴管类疾病。

国家基本药物目录是各级医疗卫生机构配备使用药品的依据，也是全国药品不良反应监测关注的重点之一。监测数据表明，2024年国家基本药物监测总体情况基本保持平稳。2024年全国药品不良反应监测网络共收到《国家基本药物目录（2018年版）》收载品种的不良反应/事件报告116.6万份，其中严重报告22.3万份，占19.1%。报告涉及化学药品和生物制品占87.9%，中成药占12.1%。

现行主要相关法律法规

1.《中华人民共和国药品管理法》，中华人民共和国主席令第31号。

2.《中华人民共和国药品管理法实施条例》，中华人民共和国国务院令第797号。

3.《药品不良反应报告和监测管理办法》，卫生部令第81号。

4.《国家药品监督管理局关于药品上市许可持有人直接报告不良反应事宜的公告》，2018年第66号。

5.《国家药监局个例药品不良反应收集和报告指导原则》，国家药品监督管理局2018年第131号。

6.《国家药监局关于发布〈药物警戒质量管理规范〉的公告》，国家药品监督管理局公告2021年第65号。

7.《国家药监局关于印发〈药物警戒检查指导原则〉的通知》，国药监药管〔2022〕17号。

任务五 药品召回

药品召回制度是药品上市后安全监管的一项风险管理措施，是针对存在质量问题或者其他安全隐患药品的一种风险管理措施，通过将市场上可能存在危及人体健康风险的药品进行召回或者采取矫正措施，将药品可能对公众造成的潜在不良影响最小化，避免质量问题或者安全隐患扩散而产生更大的危害。药品召回可以有效降低缺陷药品导致的风险，最大限度保障公众用药安全；还可以降低行政执法成本，减轻企业可能发生的赔偿损失。除企业实施召回外，为确保药品召回的效果，需要监管部门的指导和监督，也需要公众的参与。

为进一步加强药品质量监管，强化药品风险管理，保障公众用药安全，国家药品监督管理局组织修订了《药品召回管理办法》，于2022年10月24日发布，自2022年11月1日起施行。《药品召回管理办法》进一步规范药品召回相关工作，明确了药品上市许可持有人承担药品召回的主体责任，细化了药品召回范围，规定了召回药品的处理要求；强化了药品召回与药品追溯、信息公开等相关工作的衔接；对境外实施药品召回也作出相应规定。

一、药品召回的定义及分类、分级与监管职责分工

（一）药品召回

药品召回是指药品上市许可持有人按照规定的程序收回已上市的，存在质量问题或者其他安全隐患药品，并采取相应措施，及时控制风险、消除隐患的活动。

药品质量问题或者其他安全隐患，是指研制、生产、储运、标识等原因导致药品不符合法定要求，或者其他可能使药品具有的危及人体健康和生命安全的不合理危险。

（二）药品召回分类、分级与监管职责分工

1. 药品召回分类　药品召回分为主动召回与责令召回两类。

（1）主动召回：药品上市许可持有人主动收集、记录药品的质量问题、药品不良反应/事件、其他安全风险信息，对可能存在的质量问题或者其他安全隐患进行调查和评估，确定药品存在质量问题或者其他安全隐患的，由该持有人决定并实施的召回。

（2）责令召回：药品监督管理部门经过调查评估，认为药品上市许可持有人应当召回药品而未召回的，或者药品监督管理部门经对持有人主动召回结果审查，认为持有人召回药品不彻底的，责令持有人召回药品。

2. 药品召回分级　根据药品质量问题或者其他安全隐患的严重程度，药品召回分为三级。

（1）一级召回：使用该药品可能或者已经引起严重健康危害的。

（2）二级召回：使用该药品可能或者已经引起暂时或者可逆的健康危害的。

（3）三级召回：使用该药品一般不会引起健康危害，但由于其他原因需要召回的。

3. 监管职责分工　省级药品监督管理部门负责本行政区域内药品召回的监督管理工作。

市县级药品监督管理部门负责配合、协助做好药品召回的有关工作，负责行政区域内药品经营企业、药品使用单位协助召回情况的监督管理工作。

国家药品监督管理局负责指导全国药品召回的管理工作。

国家药品监督管理局和省级药品监督管理部门应当按照药品信息公开有关制度，采取有效途径向社会公布存在质量问题或者其他安全隐患的药品信息和召回信息，必要时向同级卫生健康主管部门通报相关信息。

二、药品召回的实施与监督管理

（一）药品上市许可持有人及相关主体药品召回的义务

1. 持有人的义务　药品上市许可持有人是控制风险和消除隐患的责任主体，应当建立并完善药品召回制度，收集药品质量和安全的相关信息，对可能存在的质量问题或者其他安全隐患进行调查、评估，及时召回存在质量问题或者其他安全隐患的药品。同时，应当制定药品召回信息公开制度，依法主动公布药品召回信息。

境外生产药品涉及在境内实施召回的，应当由境外药品上市许可持有人指定的在中国境内履行药品上市许可持有人义务的企业法人（以下称境内代理人）组织实施。境内药品上市许可持有人发现出口药品存在质量问题或者其他安全隐患的，应当及时通报进口国（地

区）药品监管机构和采购方，需要在境外实施召回的，应当按照进口国（地区）有关法律法规及采购合同的规定组织实施召回。

2. 生产、销售与使用单位的义务 药品生产企业、药品经营企业、药品使用单位应当积极协助对可能存在质量问题或者其他安全隐患的药品进行调查、评估，主动配合履行召回义务，按照召回计划及时传达、反馈药品召回信息，控制和收回存在质量问题或者其他安全隐患的药品。

药品生产企业、药品经营企业、药品使用单位发现其生产、销售或者使用的药品可能存在质量问题或者其他安全隐患的，应当及时通知药品上市许可持有人，必要时应当暂停生产、放行、销售、使用，并向所在地省级药品监督管理部门报告，通知和报告的信息应当真实。

药品上市许可持有人、药品生产企业、药品经营企业、药品使用单位均应当按规定建立并实施药品追溯制度，保存完整的购销记录，保证上市药品的可溯源。

（二）调查评估、主动召回和责令召回的实施要求

1. 调查评估 药品上市许可持有人对可能存在质量问题或者其他安全隐患的药品进行调查，根据实际情况确定调查内容并进行评估。药品上市许可持有人应当根据调查和评估结果以及药品召回等级，形成调查评估报告，科学制订召回计划。

2. 主动召回

（1）经调查评估后，确定药品存在质量问题或者其他安全隐患的，应当立即决定并实施召回。持有人作出药品召回决定的，一级召回在 1 日内，二级召回在 3 日内，三级召回在 7 日内，应当发出召回通知，通知到药品生产企业、药品经营企业、药品使用单位等，同时向所在地省级药品监督管理部门备案调查评估报告、召回计划和召回通知。

实施一级、二级召回的，持有人还应当申请在所在地省级药品监督管理部门网站依法发布召回信息。省级药品监督管理部门网站发布的药品召回信息应当与国家药品监督管理局网站链接。

（2）药品上市许可持有人在实施召回过程中，一级召回每日，二级召回每 3 日，三级召回每 7 日，向所在地省级药品监督管理部门报告药品召回进展情况；同时，应当及时评估召回效果，发现召回不彻底的，应当变更召回计划，扩大召回范围或者重新召回。变更召回计划的，应当及时向所在地省级药品监督管理部门备案。

境内代理人在境内实施药品召回的，应当按照《药品召回管理办法》规定组织实施召回，并向其所在地省级药品监督管理部门和卫生健康主管部门报告药品召回和处理情况。

境外持有人在境外实施药品召回，经综合评估认为属于下列情形的，其境内代理人应当于境外召回启动后 10 个工作日内，向所在地省级药品监督管理部门报告召回药品的名称、规格、批次、召回原因等信息：① 与境内上市药品为同一品种，但不涉及境内药品规格、批次或者剂型的；② 与境内上市药品共用生产线的；③ 其他需要向药品监督管理部门报告的。境外持有人应当综合研判境外实施召回情况，如需要在中国境内召回的，应当由境内代理人按照《药品召回管理办法》规定组织实施召回。

（3）药品上市许可持有人应当明确召回药品的标识及存放要求，召回药品的外包装标识、隔离存放措施等，应当与正常药品明显区别，防止差错、混淆。对需要特殊储存条件的，在其储存和转运过程中，应当保证储存条件符合规定。

召回药品需要销毁的，应当在持有人、药品生产企业或者储存召回药品所在地县级以上药品监督管理部门或者公证机构监督下销毁。

对通过更换标签、修改并完善说明书、重新外包装等方式能够消除隐患的，或者对不符合药品标准但尚不影响安全性、有效性的中药饮片，且能够通过返工等方式解决该问题的，可以适当处理后再上市。相关处理操作应当符合相应药品质量管理规范等要求，不得延长药品有效期或者保质期。

药品上市许可持有人对召回药品的处理应当有详细的记录，记录应当保存 5 年且不得少于药品有效期后 1 年。持有人应当按照《药品管理法》第八十二条规定，在召回完成后 10 个工作日内，将药品召回和处理情况向所在地省级药品监督管理部门和卫生健康主管部门报告。持有人应当在药品年度报告中说明报告期内药品召回情况。

3. 责令召回

(1) 省级药品监督管理部门作出责令召回决定，并送达药品上市许可持有人。同时，向社会公布责令召回药品信息，要求药品上市许可持有人、药品生产企业、药品经营企业和药品使用单位停止生产、放行、销售、使用。

(2) 药品上市许可持有人在收到责令召回通知书后，应当按照责令召回通知书要求实施召回，通知药品生产企业、药品经营企业和药品使用单位，制定、备案召回计划，并组织实施，且按时向所在地省级药品监督管理部门报告药品召回进展情况。

(3) 药品上市许可持有人应当按照规定和责令召回通知书要求做好后续处理和记录，并在完成召回和处理后 10 个工作日内向所在地省级药品监督管理部门和卫生健康主管部门提交药品召回的总结报告。

省级药品监督管理部门应当自收到总结报告之日起 10 个工作日内进行审查，并对召回效果进行评价，必要时组织专家进行审查和评价。认为召回尚未有效控制风险或者消除隐患的，应当书面要求持有人重新召回。

(4) 药品上市许可持有人违反《药品召回管理办法》规定，在其所在地省级药品监督管理部门责令其召回后而拒不召回的，药品生产企业、药品经营企业、药品使用单位不配合召回的，相应省级药品监督管理部门应当按照《药品管理法》第一百三十五条的规定进行查处。

现行主要相关法律法规

1.《中华人民共和国药品管理法》，中华人民共和国主席令第 31 号。

2.《中华人民共和国药品管理法实施条例》，中华人民共和国国务院令第 797 号。

3.《国家药监局关于发布〈药品召回管理办法〉的公告》，国家药品监督管理局公告 2022 年第 92 号。

实训四　药品与假劣药品辨识

【实训目的】

(1) 掌握假劣药的定义。

(2) 能够正确辨识合格药品与假劣药品。

【实训准备】

（1）电脑机房或者手机。
（2）相关药品。

【实训步骤】

一、分组

将学生分成8组，每组4～5名学生，并选出1位组长，由组长将任务分派给每位组员，教师实施监督、指导。

二、具体实施

药品与假劣药辨识分为两个步骤，即外观辨识和网上信息查询，其中，网上信息查询更为关键。

（一）外观辨识

回顾：
（1）合格药品标签和说明书上有哪些内容？
（2）药品有效期应如何标注？
（3）药品批准文号格式是什么？
实训方法：以小组为单位，对指定药品进行外观辨识。

（二）网上信息查询

回顾：国家药品监督管理局官网信息查询流程。
实训方法：
（1）以小组为单位，登录国家药品监督管理局官网，查询药品信息。
（2）将查询到的信息与药品实物信息比对。
（3）每组将外观辨识和网上信息查询的过程、结果总结归纳，整理上交。

【实训思考】

如何通过国家药品监督管理局官网数据库，验证药品生产企业、药品经营企业的信息？

实训五　处方药与非处方药分类管理

【实训目的】

（1）掌握处方药与非处方药的定义。
（2）掌握处方药与非处方药在零售管理方面的异同点。

【实训准备】

模拟药房。

【实训步骤】

一、分组

将学生分成8组，每组4～5名学生，并选出1位组长，由组长将任务分派给每位组员，教师实施监督、指导。

二、具体实施

（一）参观模拟药房

回顾：

(1) 识别处方药和非处方药的专有标识。

(2) 处方药和非处方药在药店里的陈列方式方面的异同。

实训方法：以小组为单位，参观模拟药店。

（二）模拟处方药和非处方药零售管理

回顾：处方药和非处方药在零售管理方面的异同。

实训方法：

(1) 角色扮演，四五个人一组，一人为药师，其余为顾客。

(2) 顾客购买处方药和非处方药，药师接待，考核相关知识。

(3) 每组将任务过程、结果总结归纳，整理上交。

【实训思考】

处方药和非处方药零售对执业药师的要求有什么不同？

目标检测

一、名词解释

1. 药品

2. 药品不良反应

3. 处方药

4. 国家基本药物

二、选择题

（一）A型题（最佳选择题）

1. 下列情形为劣药的是________。（　　）

A. 药品成分含量不符合国家药品标准

B. 以非药品冒充药品或者以其他药品冒充此种药品

C. 变质的药品

D. 药品所含成分与国家药品标准规定成分不符的

E. 药品所标明的适应证或者功能主治超出规定范围的

2. 国家基本药物遴选原则是________。（　　）

A. 安全、有效、经济

B. 保证品种和质量、引入竞争机制、合理控制成本、方便购药和便于管理

C. 临床必需、安全有效、价格合理、使用方便、市场能够保证供应

D. 防治必需、安全有效、价格合理、使用方便、中西药并重、基本保障、临床首选和基层能够配备

E. 防治必需、安全有效、价格合理、使用方便、中西药并重、基本保障、临床首选

3. 关于《国家基本医疗保险药品目录》药品，下列说法错误的是________。（　　）

A.《国家基本医疗保险药品目录》的药品由凡例、西药、中成药、协议期内谈判药品和中药饮片五部分组成

B. 药品目录调整分为准备、申报、专家评审、谈判和竞价、公布结果五个阶段

C. 甲类药品是临床治疗必需、使用广泛、疗效确切、同类药品中价格或治疗费用较低的药品

D. 乙类药品是可供临床治疗选择使用，疗效确切、同类药品中比甲类药品价格或治疗费用略高的药品

E. 协议期内谈判药品的甲乙分类由省级医疗保障行政部门确定

4. 药品不良反应主要是指________。（　　）

A. 合格药品使用后出现的与用药目的无关的有害反应

B. 合格药品在正常用法下出现的与用药目的无关的有害反应

C. 合格药品在正常用量下出现的与用药目的无关的有害反应

D. 合格药品在正常用法用量下出现的与用药目的无关的有害反应

E. 合格药品在正常用法用量下出现的有害反应

5. 药品质量特性不包括________。（　　）

A. 安全性　　B. 有效性　　C. 无毒性

D. 稳定性　　E. 均一性

（二）B 型题（配伍选择题）

（6～7 题共用备选答案）

A. 蓝字白字	B. 绿底白字	C. 黑字白底	D. 红底白字	E. 红黄相间

6. 甲类非处方药标签颜色是________。（　　）

7. 乙类非处方药标签颜色是________。（　　）

（8～9 题共用备选答案）

A. 价格	B. 安全性	C. 中药饮片	D. 中成药	E. 酒制剂

8. 非处方药划分为甲类和乙类是根据其________。（　　）

9. 不纳入《基本医疗保险药品目录》的药品是________。（　　）

（三）X 型题（多项选择题）

10. 应当报告所发现药品不良反应的主体包括________。（　　）

A. 医疗机构　　B. 药品经营企业

C. 药品生产企业　　　　D. 药品上市许可持有人

E. 药品研发机构

11. 处方药销售时，________。　（　　）

A. 处方药不得采用开架自选的方式陈列和销售

B. 药品生产企业、经营企业不得以搭售、购买药品赠药品、买商品赠药品等方式向公众赠送处方药或甲类非处方药

C. 药品生产、经营企业不得采用邮售、互联网交易等方式直接向公众销售处方药

D. 处方药必须凭执业医师或助理执业医师处方销售、购买和使用

E. 处方药只能在国务院卫生行政部门和国家药品监督管理部门共同指定的医学、药学专业刊物上发布广告

三、简答题

1. 处方药与非处方药在零售管理规定方面有哪些异同点？

2. 如何区分假药和劣药？

项目五 药品研制与注册管理

项目目标

1. 知识目标

（1）掌握新药及药品注册的概念、药品注册申请的类型。

（2）熟悉药品知识产权、药品专利内容。

（3）了解药品研发的过程、注册的流程和关键环节。

2. 能力目标

具备一定的药品注册风险管理与质量控制能力；能够确保药品研发、注册过程合规；能够对药品注册中的法律问题进行分析；养成关注药品注册领域的最新动态和趋势的习惯。

3. 素养目标

具备有效沟通协作和解决问题的能力，能够与研发、生产、质量、临床等多部门协作，确保注册工作顺利推进；明确知识产权保护的重要性，激发创新活力，防止侵权行为的发生。

项目导入

恶性肿瘤严重威胁着人类健康，传统治疗方法存在一定局限性。近年来，靶向治疗和免疫治疗等新型抗肿瘤药物不断涌现，给患者带来新的希望。国内某科研团队于2010年发现了一个新的抗肿瘤靶点，随即开展药物筛选工作。2012年，该团队成功筛选出一种具有抗肿瘤活性的候选化合物A。2014年，A获得国家药品监督管理局颁发的临床试验批件，正式启动Ⅰ期临床试验。2016年，A顺利完成Ⅰ期临床试验，结果显示其具备良好的安全性和耐受性。2017年，针对晚期非小细胞肺癌患者的Ⅱ期临床试验启动。2019年，A完成Ⅱ期临床试验，数据表明其显著延长了患者的无进展生存期。2020年，基于前期良好的临床试验结果，A获得国家药品监督管理局附条件批准上市，用于治疗晚期非小细胞肺癌。2021年，A启动Ⅲ期临床试验，进一步扩大适应证范围。

A药是国内自主研发的创新型抗肿瘤药物，其研发过程体现了从基础研究到临床应用的完整创新链。它的成功上市为晚期非小细胞肺癌患者提供了新的治疗选择。

问题：

（1）新药的研发过程是怎样的？

（2）药物的临床前研究和临床试验有哪些要求？

（3）药品的注册有哪些相关规定？

任务一 药品研制管理

《药品管理法》规定，国家鼓励研究和创制新药，保护公民、法人和其他组织研究、开发新药的合法权益。国家支持以临床价值为导向、对人的疾病具有明确或者特殊疗效的药物创新,鼓励具有新的治疗机理、治疗严重危及生命的疾病或者罕见病、对人体具有多靶向系统性调节干预功能等的新药研制,推动药品技术进步。国家鼓励运用现代科学技术和传统中药研究方法开展中药科学技术研究和药物开发,建立和完善符合中药特点的技术评价体系,促进中药传承创新。

从事药物研制和药品注册活动,应当遵守有关法律、法规、规章、标准和规范;参照相关技术指导原则,采用其他评价方法和技术的,应当证明其科学性、适用性;应当保证全过程信息真实、准确、完整和可追溯。

一、新药概述

2015 年,《国务院关于改革药品医疗器械审评审批制度的意见》将新药的定义调整为"未在中国境内外上市销售的药品"。根据物质基础的原创性和新颖性,新药分为创新药和改良型新药。

2016 年,《化学药品注册分类改革工作方案》对化学药品注册分类类别进行调整。其中,1 类为境内外均未上市的创新药,指含有新的结构明确的、具有药理作用的化合物,且具有临床价值的药品。2 类为境内外均未上市的改良型新药,指在已知活性成分的基础上,对其结构、剂型、处方工艺、给药途径、适应证等进行优化,且具有明显临床优势的药品。新注册分类为 1、2 类的药品,按照《药品注册管理办法》中新药的程序申报。

新药的研发涉及化学、药学、生物医学、生物技术、医学、伦理学等诸多领域,是一个高风险、高投入、长周期、高收益的过程。其研究过程包括:开展疾病流行趋势、市场需求、科学技术水平现状等调研;进行开发项目立项论证;开展包括筛选、合成、提取、发酵等研究;进行创新药理化性质及化学结构研究;活性筛选,发现候选化合物;开展药效学、药代动力学、毒理学研究,以及工艺与制剂研究等新药临床前试验;申请并开展包括Ⅰ、Ⅱ、Ⅲ、Ⅳ期临床试验;申请注册许可并获得批准后上市。

二、药物临床前研究

药物临床前研究是新药研发的关键阶段,直接影响后续临床试验的安全性和有效性。药物临床前研究管理涉及多个环节,包括研究设计与规划、资源管理、数据管理、风险管理、沟通与协作等。

1. 临床前研究的主要内容

(1) 药学研究:包括药物化学研究,设计与合成候选化合物,优化结构;制剂研究,开发适宜剂型,确定处方组成和制备工艺;质量研究,制定质量标准,进行稳定性试验。

(2) 药理学研究:包括主要药效学,评估药物的核心治疗效果;一般药理学,研究药物对主要生理系统的影响;药代动力学,研究药物在体内的吸收、分布、代谢和排泄过程。

(3) 毒理学研究:包括急性毒性试验、长期毒性试验、生殖毒性试验、遗传毒性试验、致癌性试验、局部毒性试验。

其他研究还有安全药理学、免疫毒性研究、生物活性研究、免疫原性研究、药物-药物相互作用、药物-食物相互作用、特殊毒理学研究、生物标志物研究等。这些研究为药物的安全性和有效性提供初步数据,支撑临床试验的开展。

2. 临床前研究的质量管理

《药品注册管理办法》第十条规定，药物非临床安全性评价研究应当在经过药物非临床研究质量管理规范认证的机构开展，并遵守药物非临床研究质量管理规范（Good Laboratory Practice，GLP）。非临床研究质量管理规范，指有关非临床安全性评价研究机构运行管理和非临床安全性评价研究项目试验方案设计、组织实施、执行、检查、记录、存档和报告等全过程的质量管理要求。

三、药物临床试验

药物临床试验是指以人体（患者或健康受试者）为对象的试验，意在发现或验证某种试验药物的临床医学、药理学，以及其他药效学作用、不良反应，或者试验药物的吸收、分布、代谢和排泄，以确定药物的疗效与安全性的系统性试验。药物临床试验的相关活动应当遵守药物临床试验质量管理规范（Good Clinical Practice，GCP）。GCP是药物临床试验全过程的质量标准，包括方案设计、组织实施、监察、稽查、记录、分析、总结和报告。

1. 药物临床试验的内容 药物临床试验分为Ⅰ期临床试验、Ⅱ期临床试验、Ⅲ期临床试验、Ⅳ期临床试验（表5－1）及生物等效性试验。根据药物特点和研究目的，研究内容包括临床药理学研究、探索性临床试验、确证性临床试验和上市后研究。药物临床试验应当在具备相应条件并按规定备案的药物临床试验机构开展。其中，疫苗临床试验应当由符合国家药品监督管理局和国家卫生健康委员会规定条件的三级医疗机构或者省级以上疾病预防控制机构实施或组织实施。

表5－1 药物临床试验的分期

设计	分期			
	Ⅰ期临床试验	Ⅱ期临床试验	Ⅲ期临床试验	Ⅳ期临床试验（上市后研究）
目标	初步评估药物的安全性、耐受性和药代动力学特性	初步评估药物的有效性，并进一步评估安全性	确证药物的有效性和安全性，为药物注册提供关键证据	进一步评估药物在广泛人群中的长期安全性、有效性及罕见不良反应
受试者	通常为健康志愿者（某些情况下为患者，如抗癌药物）	目标疾病患者	目标疾病患者	上市后使用的患者
样本量	较小，通常为20～100例	中等，通常为100～300例	较大，通常为300～3 000例	通常较大，大于2 000例
主要内容	确定最大耐受剂量；评估药物的吸收、分布、代谢和排泄；初步观察药物的不良反应	探索药物的剂量-效应关系；确定推荐剂量范围；初步评价药物的临床疗效	采用随机对照试验设计，比较新药与标准治疗或安慰剂的疗效和安全性；评估药物的风险-获益比；支持药物的上市申请	监测药物的长期安全性（如罕见不良反应）；评估药物在真实世界中的疗效；探索新的适应证或给药方案
时间跨度	几个月	数月至1年以上	2～5年	一般不超过4年

生物等效性试验，是指用生物利用度研究的方法，以药代动力学参数为指标，比较同一种药物的相同或者不同剂型的制剂，在相同的试验条件下，其活性成分吸收程度和速度有无统计学差异的人体试验。目的是通过测定血药浓度的方法，来比较不同的制剂对药物吸收的影响，即药物不同制剂之间的差异，以此来推测其临床治疗效果差异的可接受性，即不同制剂之间的可替换性。可用于化学药物仿制药的上市申请，也可用于已上市药物的变更（如新增规格、新增剂型、新的给药途径）申请。试验通常应在健康志愿者中进行，在一项生物等效性试验中，可评价的受试者数目不应少于 18 名。

2. 药物临床试验的质量管理　为保证药物临床试验过程规范，数据和结果科学、真实、可靠，保障受试者的合法权益，国家药品监督管理局会同国家卫生健康委员会组织修订并发布了《药物临床试验质量管理规范》，自 2020 年 7 月 1 日起施行。

拓展阅读

药物临床试验机构管理

根据《药品管理法》，药物临床试验机构实行备案管理。国家药品监督管理局会同国家卫生健康委员会制定《药物临床试验机构管理规定》。截至 2024 年年底，全国临床试验机构备案共计 1 498 个。

药物临床试验机构应当具备的基本条件包括：

（1）具有医疗机构执业许可证，具有二级甲等以上资质，试验场地应当符合所在区域卫生健康主管部门对院区（场地）管理规定。开展以患者为受试者的药物临床试验的专业应当与医疗机构执业许可的诊疗科目相一致。开展健康受试者的Ⅰ期药物临床试验、生物等效性试验应当为Ⅰ期临床试验研究室专业。

（2）具有与开展药物临床试验相适应的诊疗技术能力。

（3）具有与药物临床试验相适应的独立的工作场所、独立的临床试验用药房、独立的资料室，以及必要的设备设施。

（4）具有掌握药物临床试验技术与相关法规，能承担药物临床试验的研究人员；其中主要研究者应当具有高级职称并参加过 3 个以上药物临床试验。

（5）开展药物临床试验的专业具有与承担药物临床试验相适应的床位数、门急诊量。

（6）具有急危重病症抢救的设施设备、人员与处置能力。

（7）具有承担药物临床试验组织管理的专门部门。

（8）具有与开展药物临床试验相适应的医技科室，委托医学检测的承担机构应当具备相应资质。

（9）具有负责药物临床试验伦理审查的伦理委员会。

（10）具有药物临床试验管理制度和标准操作规程。

（11）具有防范和处理药物临床试验中突发事件的管理机制与措施。

（12）卫生健康主管部门规定的医务人员管理、财务管理等其他条件。

药物临床试验机构为疾病预防控制机构的，应当为省级以上疾病预防控制机构，不要求上述第 1 项、第 5 项、第 6 项条件。

现行主要相关法律法规

1.《药品注册管理办法》，国家市场监督管理总局令第 27 号。

2.《国家药监局、国家卫生健康委关于发布药物临床试验质量管理规范的公告》，国家药监局，国家卫生健康委公告 2020 年第 57 号。

任务二 药品注册管理

药品注册管理是对药品市场准入的前置性管理，旨在确保药品的安全性、有效性和质量可控性。《药品管理法》第二十四条规定，在中国境内上市的药品，应当经国务院药品监督管理部门批准，取得药品注册证书；但是，未实施审批管理的中药材和中药饮片除外。第二十条第一款规定，对申请注册的药品，国务院药品监督管理部门应当组织药学、医学和其他技术人员进行审评，对药品的安全性、有效性和质量可控性以及申请人的质量管理、风险防控和责任赔偿等能力进行审查；符合条件的，颁发药品注册证书。

《药品注册管理办法》是我国药品研发和注册管理的重要操作性规章。药品注册管理遵循公开、公平、公正原则，以临床价值为导向，鼓励研究和创制新药，积极推动仿制药发展。

一、药品注册的概念与分类

（一）药品注册的概念

药品注册，是指药品注册申请人（以下简称申请人）依照法定程序和相关要求提出药物临床试验、药品上市许可、再注册等申请及补充申请，药品监督管理部门基于法律法规和现有科学认知进行安全性、有效性和质量可控性等审查，决定是否同意其申请的活动。申请人取得药品注册证书后，为药品上市许可持有人（以下简称持有人）。

（二）药品注册的分类

药品注册按照中药、化学药和生物制品等进行分类管理。中药注册按照中药创新药、中药改良型新药、古代经典名方中药复方制剂、同名同方药等进行分类。化学药注册按照化学药创新药、化学药改良型新药、仿制药等进行分类。生物制品注册按照生物制品创新药、生物制品改良型新药、已上市生物制品（含生物类似药）等进行分类。

中药、化学药和生物制品等药品的细化分类和相应的申报资料要求，由国家药品监督管理局根据注册药品的产品特性、创新程度和审评管理需要组织制定，并向社会公布。境外生产药品的注册申请，按照药品的细化分类和相应的申报资料要求执行。

以化学药申报为例，申报资料要求如下：① 申请人提出药物临床试验、药品上市注册及化学原料药申请，应按照国家药品监管部门公布的相关技术指导原则的有关要求开展研究，并按照现行版《M4：人用药物注册申请通用技术文档》（以下简称 CTD）格式编号及项目顺序整理并提交申报资料。不适用的项目可合理缺项，但应标明不适用并说明理由。② 申请人在完成临床试验提出药品上市注册申请时，应在 CTD 的基础上提交电子临床试验数据库。数据库格式及相关文件等具体要求见临床试验数据递交相关指导原则。③ 国家药品监督管理局药品评审中心根据药品审评工作的需要，结合 ICH 技术指导原则修订情况，及时更新 CTD 文件并在中心网站发布。

拓展阅读

化学药品注册分类

化学药品注册分为以下5个类别。

1类:境内外均未上市的创新药。该类药品指含有新的结构明确的、具有药理作用的化合物,且具有临床价值的药品。

2类:境内外均未上市的改良型新药。该类药品指在已知活性成分的基础上,对其结构、剂型、处方工艺、给药途径、适应证等进行优化,且具有明显临床优势的药品。

2.1　含有用拆分或者合成等方法制得的已知活性成分的光学异构体,或者对已知活性成分成酯,或者对已知活性成分成盐(包括含有氢键或配位键的盐),或者改变已知盐类活性成分的酸根、碱基或金属元素,或者形成其他非共价键衍生物(如络合物、螯合物或包合物),且具有明显临床优势的药品。

2.2　含有已知活性成分的新剂型(包括新的给药系统)、新处方工艺、新给药途径,且具有明显临床优势的药品。

2.3　含有已知活性成分的新复方制剂,且具有明显临床优势。

2.4　含有已知活性成分的新适应证的药品。

3类:境内申请人仿制境外上市但境内未上市原研药品的药品。该类药品应与参比制剂的质量和疗效一致。

4类:境内申请人仿制已在境内上市原研药品的药品。该类药品应与参比制剂的质量和疗效一致。

5类:境外上市的药品申请在境内上市。

5.1　境外上市的原研药品和改良型药品申请在境内上市。改良型药品应具有明显临床优势。

5.2　境外上市的仿制药申请在境内上市。

原研药品是指境内外首个获准上市,且具有完整和充分的安全性、有效性数据作为上市依据的药品。

参比制剂是指经国家药品监管部门评估确认的仿制药研制使用的对照药品。参比制剂的遴选与公布按照国家药品监管部门相关规定执行。

二、药品注册申请

药品注册申请包括药物临床试验申请、药品上市许可申请、再注册申请及补充申请。

药物临床试验申请是指申请人完成支持药物临床试验的药学、药理毒理学等研究后,向国家药品监督管理局提出药物临床试验申请。

药品上市许可申请是指申请人在完成支持药品上市注册的药学、药理毒理学和药物临床试验等研究,确定质量标准,完成商业规模生产工艺验证,并作好接受药品注册核查检验的准备后,向国家药品监督管理局提出药品上市许可申请。

再注册申请是指药品批准证明文件有效期满后,申请人拟继续生产或者进口该药品的注册申请。再注册要求,药品注册证书有效期为5年,在其有效期内持有人应当继续保证上市药品的安全性、有效性和质量可控性,并在有效期届满前6个月申请药品再注册。

补充申请是指药品上市许可申请经批准后，改变、增加或者取消原批准事项或者内容的注册申请。

三、注册管理机构与事权划分

（一）国家药品监督管理局事权

国家药品监督管理局主管全国药品注册管理工作，负责建立药品注册管理工作体系和制度，制定药品注册管理规范，依法组织药品注册审评审批及相关监督管理工作。

国家药品监督管理局药品审评中心负责药物临床试验申请、药品上市许可申请、补充申请和境外生产药品再注册申请等的审评。中国食品药品检定研究院、国家药典委员会、国家药品监督管理局食品药品审核查验中心、国家药品监督管理局药品评价中心、国家药品监督管理局行政事项受理服务和投诉举报中心、国家药品监督管理局信息中心等药品专业技术机构，承担依法实施药品注册管理所需的药品注册检验，通用名称核准、核查、监测与评价、制证送达，以及相应的信息化建设与管理等相关工作。

（二）省级药品监督管理部门事权

省、自治区、直辖市药品监督管理部门负责本行政区域内以下药品注册相关管理工作：境内生产药品再注册申请的受理、审查和审批；药品上市后变更的备案、报告事项管理；组织对药物非临床安全性评价研究机构、药物临床试验机构的日常监管及违法行为的查处；参与国家药品监督管理局组织的药品注册核查、检验等工作；国家药品监督管理局委托实施的药品注册相关事项。

省、自治区、直辖市药品监督管理部门设置或者指定的药品专业技术机构，承担依法实施药品监督管理所需的审评、检验、核查、监测与评价等工作。

四、药品注册管理

（一）药品上市许可

申请人在完成支持药品上市注册的药学、药理毒理学和药物临床试验等研究，确定质量标准，完成商业规模生产工艺验证，并作好接受药品注册核查检验的准备后，提出药品上市许可申请，按照申报资料要求提交相关研究资料。经对申报资料进行形式审查，符合要求的，予以受理。

仿制药、按照药品管理的体外诊断试剂及其他符合条件的情形，经申请人评估，认为无须或者不能开展药物临床试验，符合豁免药物临床试验条件的，申请人可以直接提出药品上市许可申请。豁免药物临床试验的技术指导原则和有关具体要求，由药品审评中心制定公布。

药品审评中心应当组织药学、医学和其他技术人员，按要求对已受理的药品上市许可申请进行审评。审评过程中基于风险启动药品注册核查、检验，相关技术机构应当在规定时限内完成核查、检验工作。药品审评中心根据药品注册申报资料、核查结果、检验结果等，对药品的安全性、有效性和质量可控性等进行综合审评，非处方药还应当转药品评价中心进行非处方药适宜性审查。

综合审评结论通过的，批准药品上市，发给药品注册证书。综合审评结论不通过的，作出不予批准决定。药品注册证书载明药品批准文号、持有人、生产企业等信息。非处方药的药品注册证书还应当注明非处方药类别。

（二）药品批准文号格式

境内（除中国香港、澳门和台湾地区外）生产药品批准文号格式如下：国药准字 H（Z、S）＋四位年号＋四位顺序号；中国香港、澳门和台湾地区生产药品批准文号格式如下：国药准字 H（Z、S）C＋四位年号＋四位顺序号。境外生产药品批准文号格式如下：国药准字 H（Z、S）J＋四位年号＋四位顺序号。

其中，H 代表化学药，Z 代表中药，S 代表生物制品。药品批准文号，不因上市后的注册事项的变更而改变。中药另有规定的从其规定。

课堂互动

（1）请列举两个国产药品的批准文号，并辨识该药品为化学药、中药还是生物制品。

（2）分析两个药品批准文号，辨识其批准日期。

（三）关联审评审批

药品审评中心在审评药品制剂注册申请时，对药品制剂选用的化学原料药、辅料及直接接触药品的包装材料和容器（以下简称原辅包）进行关联审评。原辅包生产企业应当按照关联审评审批制度要求，在原辅包登记平台登记产品信息和研究资料。药品审评中心向社会公示登记号、产品名称、企业名称、生产地址等基本信息，供药品制剂注册申请人选择。

药品制剂申请人提出药品注册申请，可以直接选用已登记的原辅包；选用未登记的原辅包的，相关研究资料应当随药品制剂注册申请一并申报。

（四）药品注册核查

药品注册核查，是指为核实申报资料的真实性、一致性及药品上市商业化生产条件，检查药品研制的合规性、数据可靠性等，对研制现场和生产现场开展的核查活动，以及必要时对药品注册申请所涉及的化学原料药、辅料及直接接触药品的包装材料和容器生产企业、供应商或者其他受托机构开展的延伸检查活动。

药品审评中心根据申报注册的品种、工艺、设施、既往接受核查情况等因素，基于风险决定是否启动药品注册生产现场核查。对于创新药、改良型新药及生物制品等，应当进行药品注册生产现场核查和上市前药品生产质量管理规范检查。对于仿制药等，根据是否已获得相应生产范围药品生产许可证且已有同剂型品种上市等情况，基于风险进行药品注册生产现场核查、上市前药品生产质量管理规范检查。

（五）药品注册检验

药品注册检验，包括标准复核和样品检验。标准复核，是指对申请人申报药品标准中设定项目的科学性、检验方法的可行性、质控指标的合理性等进行实验室评估。样品检验，是指按照申请人申报或者药品审评中心核定的药品质量标准对样品进行实验室检验。

五、药品加快上市注册程序

国家药品监督管理局建立药品加快上市注册制度，支持以临床价值为导向的药物创新。

对符合条件的药品注册申请，申请人可以申请适用突破性治疗药物、附条件批准、优先审评审批及特别审批程序。在药品研制和注册过程中，药品监督管理部门及其专业技术机构给予必要的技术指导、沟通交流、优先配置资源、缩短审评时限等政策和技术支持。

（一）突破性治疗药物程序

药物临床试验期间，用于防治严重危及生命或者严重影响生存质量的疾病，且尚无有效防治手段或者与现有治疗手段相比有足够证据表明具有明显临床优势的创新药或者改良型新药等，申请人可以申请适用突破性治疗药物程序。

对纳入突破性治疗药物程序的药物临床试验，给予以下政策支持：① 申请人可以在药物临床试验的关键阶段向药品审评中心提出沟通交流申请，药品审评中心安排审评人员进行沟通交流；② 申请人可以将阶段性研究资料提交药品审评中心，药品审评中心基于已有研究资料，对下一步研究方案提出意见或者建议，并反馈给申请人。

（二）附条件批准程序

药物临床试验期间，符合以下情形的药品，可以申请附条件批准：① 治疗严重危及生命且尚无有效治疗手段的疾病的药品，药物临床试验已有数据证实疗效并能预测其临床价值的；② 公共卫生方面急需的药品，药物临床试验已有数据显示疗效并能预测其临床价值的；③ 应对重大突发公共卫生事件急需的疫苗或者国家卫生健康委员会认定急需的其他疫苗，经评估获益大于风险的。

申请附条件批准的，申请人应当就附条件批准上市的条件和上市后继续完成的研究工作等与药品审评中心沟通交流，经沟通交流确认后提出药品上市许可申请。经审评，符合附条件批准要求的，在药品注册证书中载明附条件批准药品注册证书的有效期、上市后需要继续完成的研究工作及完成时限等相关事项。

（三）优先审评审批程序

药品上市许可申请时，以下具有明显临床价值的药品，可以申请适用优先审评审批程序：① 临床急需的短缺药品、防治重大传染病和罕见病等疾病的创新药和改良型新药；② 符合儿童生理特征的儿童用药品新品种、剂型和规格；③ 疾病预防、控制急需的疫苗和创新疫苗；④ 纳入突破性治疗药物程序的药品；⑤ 符合附条件批准的药品；⑥ 国家药品监督管理局规定其他优先审评审批的情形。

对纳入优先审评审批程序的药品上市许可申请，给予以下政策支持：① 药品上市许可申请的审评时限为一百三十日；② 临床急需的境外已上市境内未上市的罕见病药品，审评时限为七十日；③ 需要核查、检验和核准药品通用名称的，予以优先安排；④ 经沟通交流确认后，可以补充提交技术资料。

（四）特别审批程序

在发生突发公共卫生事件的威胁时及突发公共卫生事件发生后，国家药品监督管理局可以依法决定对突发公共卫生事件应急所需防治药品实行特别审批。

对实施特别审批的药品注册申请，国家药品监督管理局按照统一指挥、早期介入、快速高效、科学审批的原则，组织加快并同步开展药品注册受理、审评、核查、检验工作。特别审批的情形、程序、时限、要求等按照药品特别审批程序规定执行。

六、药品上市后研究、变更和再注册

（一）药品上市后研究和变更

1. 药品上市后研究 药品上市许可持有人应当主动开展药品上市后研究，对药品的安全性、有效性和质量可控性进行进一步确证，加强对已上市药品的持续管理。药品注册证书及附件要求持有人在药品上市后开展相关研究工作的，持有人应当在规定时限内完成并按照要求提出补充申请、备案或者报告。

药品批准上市后，持有人应当持续开展药品安全性和有效性研究，根据有关数据及时备案或者提出修订说明书的补充申请，不断更新完善说明书和标签。药品监督管理部门依职责可以根据药品不良反应监测和药品上市后评价结果等，要求持有人对说明书和标签进行修订。

2. 药品上市后变更 药品上市后的变更，按照其对药品安全性、有效性和质量可控性的风险和产生影响的程度，实行分类管理，分为审批类变更、备案类变更和报告类变更。

以下变更，持有人应当以补充申请方式申报，经批准后实施：① 药品生产过程中的重大变更；② 药品说明书中涉及有效性内容及增加安全性风险的其他内容的变更；③ 持有人转让药品上市许可；④ 国家药品监督管理局规定需要审批的其他变更。

以下变更，持有人应当在变更实施前，报所在地省、自治区、直辖市药品监督管理部门备案：① 药品生产过程中的中等变更；② 药品包装标签内容的变更；③ 药品分包装；④ 国家药品监督管理局规定需要备案的其他变更。境外生产药品发生上述变更的，应当在变更实施前报药品审评中心备案。

以下变更，持有人应当在年度报告中报告：① 药品生产过程中的微小变更；② 国家药品监督管理局规定需要报告的其他变更。

（二）药品再注册

持有人应当在药品注册证书有效期届满前 6 个月申请再注册。境内生产药品再注册申请由持有人向其所在地省、自治区、直辖市药品监督管理部门提出，境外生产药品再注册申请由持有人向药品审评中心提出。

药品再注册申请受理后，省、自治区、直辖市药品监督管理部门或者药品审评中心对持有人开展药品上市后评价和不良反应监测情况，按照药品批准证明文件和药品监督管理部门要求开展相关工作情况，以及药品批准证明文件载明信息变化情况等进行审查，符合规定的，予以再注册，发给药品再注册批准通知书。不符合规定的，不予再注册，并报请国家药品监督管理局注销药品注册证书。

有下列情形之一的，不予再注册：① 有效期届满未提出再注册申请的；② 药品注册证书有效期内持有人不能履行持续考察药品质量、疗效和不良反应责任的；③ 未在规定时限内完成药品批准证明文件和药品监督管理部门要求的研究工作且无合理理由的；④ 经上市后评价，属于疗效不确切、不良反应大或者因其他原因危害人体健康的；⑤ 法律、行政法规规定的其他不予再注册情形。对不予再注册的药品，药品注册证书有效期届满时予以注销。

现行主要相关法律法规

《药品注册管理办法》，国家市场监督管理总局令第 27 号。

任务三 药品知识产权保护

医药企业是高新技术企业，具有资金密集、技术密集、知识密集等显著特征，知识产权可以说是医药企业的核心竞争力。随着我国医药企业创新能力不断提高，市场对医药知识产权保护提出了更高的要求。

一、药品知识产权概述

（一）药品知识产权的概念

药品知识产权，是公民、法人和其他组织在药品领域创造的智力成果（或商业标记）而依法享有的财产性权利，具有知识产权的共性特征。

（二）药品知识产权的特征

1. 无形性 无形性是指作为知识产权客体的智力成果，不具备物质形态，无法被权利人实际占有和控制，这种特征使得知识产权的保护具有一定的特殊性和复杂性。

2. 专有性 专有性是指权利人具有独占并垄断使用的专有权利，未经权利人许可，他人不得使用权利人的智力成果。这种专有性确保了权利人对药品知识产权客体占有、使用、收益和处分的权利。

3. 时间性 时间性指药品知识产权具有时间限制。根据法律规定，药品专利权的保护期限通常为二十年，实用新型和外观设计专利权期限为十年，均自申请日起计算。专利权人在法定期限内享有独占实施权，期限届满，专利权失效。

4. 地域性 地域性是指药品知识产权的保护有明显的国家界限。依据一国法律受保护的知识产权，只能在该国范围内有效，在其他国家不具有法律效力。在一国获得知识产权的权利人，如果要在他国受到法律保护，就必须按照该国法律规定另行提出申请。

（三）药品知识产权保护的形式

1. 专利权 药品专利涵盖发明专利、实用新型专利和外观设计专利。发明专利包括产品专利（如化合物专利、晶型专利、组合物专利、制剂专利）、方法专利（如制备方法专利、分析方法专利）和用途专利（如新化合物医疗用途专利）。实用新型专利有制药设备专利、生产装置专利等。外观设计专利有药盒外观专利等。

2. 商标权 药品商标是用于区分不同主体药品的标志，可由文字、图形、字母、数字、三维标志、颜色组合和声音等或其组合构成。经商标局核准注册的商标为注册商标，包括商品商标、服务商标和集体商标、证明商标；商标注册人享有商标专用权，受法律保护。

3. 著作权 由医药组织人员创作，或由医药组织提供资金、资料等创作条件并承担责任的编辑作品，如医药类专著、百科全书、年鉴、辞书、文献、教材、摄影画册、数据库等，以及医药企业的计算机软件（如GMP控制系统软件），其著作权受保护。

4. 商业秘密权 医药商业秘密指不为公众所知，由医药企业持有的，涉及药品研发、市场营销、技术转让、投资等与经营管理方面需要保密的技术信息和经营信息。

5. 数据保护权 主要指新药注册中的专有数据保护，即申请者向负责药品注册的政府部门提交的未披露的新药试验数据受保护。

二、药品专利权

药品专利权是指国务院专利行政部门依照法定条件和程序，授予专利申请人在法定保护期内，对其发明创造享有的专有权。专利制度的建立，对于保护专利人的合法权益，鼓励发明创造，推动发明创造的应用，提高创新能力，促进科学技术进步和经济社会发展具有重要意义。

（一）药品专利的类型

《中华人民共和国专利法》(以下简称《专利法》)所称的发明创造是指发明、实用新型和外观设计。

1. 发明　发明是指对产品、方法或者其改进所提出的新的技术方案。药品发明专利分为新药物专利、新制备方法专利、药物新用途专利。

新药物专利包括具有医药用途的新化合物、已知化合物和药物组合，新微生物和基因工程产品(生物制品)，制药领域涉及的新原料、新辅料、中间体、代谢物、药物前体、新药物制剂，新的异构体，新的有效晶型，新分离或提取的天然物质等。

新制备方法专利包括新工艺、新配方、新的加工处理方法，新动物、新矿物、新微生物的生产方法，中药新提取、纯化方法，新炮制方法等。

新用途专利包括首次发现具有的医疗价值，或发现具有的第二医疗用途，以及新的给药途径等。

2. 实用新型　实用新型是指对产品的形状、构造或者其结合所提出的实用的新的技术方案。药品实用新型专利主要涉及药物剂型、形状、结构改变带来的药品功能改变；诊断用药的试剂盒与功能有关的形状、结构创新；制药设备的改进；某些与药品功能有关的包装容器的形状、结构和开关技巧等。

3. 外观设计　外观设计是指对产品的整体或者局部的形状、图案或者其结合，以及色彩与形状、图案的结合所作出的富有美感并适于工业应用的新设计。药品外观设计专利主要涉及药品外观和包装容器外观等的新设计，如药品的新造型或其与图案、色彩的搭配组合；富有美感和特色的说明书等。

（二）授予专利权的条件

1. 发明和实用新型专利权的授予条件　《专利法》规定，授予专利权的发明和实用新型应当具备新颖性、创造性和实用性。

新颖性是指该发明或者实用新型不属于现有技术；也没有任何单位或者个人就同样的发明或者实用新型在申请日以前向国务院专利行政部门提出过申请，并记载在申请日以后公布的专利申请文件或者公告的专利文件中。

创造性是指与现有技术相比，该发明具有突出的实质性特点和显著的进步，该实用新型具有实质性特点和进步。

实用性是指该发明或者实用新型能够制造或者使用，并且能够产生积极效果。

2. 外观设计专利权的授予条件　授予专利权的外观设计，应当不属于现有设计；也没有任何单位或者个人就同样的外观设计在申请日以前向国务院专利行政部门提出过申请，并记载在申请日以后公告的专利文件中。与现有设计或者现有设计特征的组合相比，应当具有明显区别。不得与他人在申请日以前已经取得的合法权利相冲突。

3. 不授予专利权的情形 根据《专利法》的规定，对下列各项不授予专利权：① 违反法律、社会公德或者妨害公共利益的发明创造；② 违反法律、行政法规的规定获取或者利用遗传资源，并依赖该遗传资源完成的发明创造；③ 科学发现；④ 智力活动的规则和方法；⑤ 疾病的诊断和治疗方法；⑥ 动物和植物品种；⑦ 原子核变换方法及用原子核变换方法获得的物质；⑧ 对平面印刷品的图案、色彩或者二者的结合作出的主要起标识作用的设计。

（三）药品专利的申请、审查和批准

1. 申请 申请发明或者实用新型专利的，应当提交请求书、说明书及其摘要和权利要求书等文件。请求书应当写明发明或者实用新型的名称，发明人的姓名，申请人姓名或者名称、地址，以及其他事项。说明书应当对发明或者实用新型作出清楚、完整的说明，以所属技术领域的技术人员能够实现为准；必要的时候，应当有附图。摘要应当简要说明发明或者实用新型的技术要点。权利要求书应当以说明书为依据，清楚、简要地限定要求专利保护的范围。

申请外观设计专利的，应当提交请求书、该外观设计的图片或者照片，以及对该外观设计的简要说明等文件。申请人提交的有关图片或者照片应当清楚地显示要求专利保护的产品的外观设计。

2. 审查和批准 国务院专利行政部门收到发明专利申请后，经初步审查认为符合《专利法》要求的，自申请日起满十八个月，即行公布。发明专利申请自申请日起三年内，国务院专利行政部门可以根据申请人随时提出的请求，对其申请进行实质审查；申请人无正当理由逾期不请求实质审查的，该申请即被视为撤回。

国务院专利行政部门对发明专利申请进行实质审查后，认为不符合《专利法》规定的，应当通知申请人，要求其在指定的期限内陈述意见，或者对其申请进行修改；无正当理由逾期不答复的，该申请即被视为撤回。发明专利申请经申请人陈述意见或者进行修改后，国务院专利行政部门仍然认为不符合《专利法》规定的，应当予以驳回。

发明专利申请经实质审查没有发现驳回理由的，由国务院专利行政部门作出授予发明专利权的决定，发给发明专利证书，同时予以登记和公告。发明专利权自公告之日起生效。实用新型和外观设计专利申请经初步审查没有发现驳回理由的，由国务院专利行政部门作出授予实用新型专利权或者外观设计专利权的决定，发给相应的专利证书，同时予以登记和公告。实用新型专利权和外观设计专利权自公告之日起生效。

（四）药品专利权的期限、终止和无效

1. 专利权的期限 发明专利权的期限为二十年，实用新型专利权的期限为十年，外观设计专利权的期限为十五年，均自申请日起计算。为补偿新药上市审评审批占用的时间，对在中国获得上市许可的新药相关发明专利，国务院专利行政部门应专利权人的请求给予专利权期限补偿。补偿期限不超过五年，新药批准上市后总有效专利权期限不超过十四年。

2. 专利权的终止 有下列情形之一的，专利权在期限届满前终止：① 没有按照规定缴纳年费的；② 专利权人以书面声明放弃其专利权的。

3. 宣告无效 自国务院专利行政部门公告授予专利权之日起，任何单位或者个人认为

该专利权的授予不符合本法有关规定的，可以请求国务院专利行政部门宣告该专利权无效。宣告无效的专利权视为自始即不存在。

（五）药品专利权的保护

发明或者实用新型专利权的保护范围以其权利要求的内容为准，说明书及附图可以用于解释权利要求的内容。外观设计专利权的保护范围以表示在图片或者照片中的该产品的外观设计为准，简要说明可以用于解释图片或者照片所表示的该产品的外观设计。

未经专利权人许可，实施其专利，即侵犯其专利权，引起纠纷的，由当事人协商解决；不愿协商或者协商不成的，专利权人或者利害关系人可以向人民法院起诉，也可以请求管理专利工作的部门处理。管理专利工作的部门处理时，认定侵权行为成立的，可以责令侵权人立即停止侵权行为，当事人不服的，可以自收到处理通知之日起十五日内依照《中华人民共和国行政诉讼法》向人民法院起诉；侵权人期满不起诉又不停止侵权行为的，管理专利工作的部门可以申请人民法院强制执行。进行处理的管理专利工作的部门应当事人的请求，可以就侵犯专利权的赔偿数额进行调解；调解不成的，当事人可以依照《中华人民共和国民事诉讼法》向人民法院起诉。

假冒专利的，除依法承担民事责任外，由负责专利执法的部门责令改正并予公告，没收违法所得，可以处违法所得五倍以下的罚款；没有违法所得或者违法所得在五万元以下的，可以处二十五万元以下的罚款；构成犯罪的，依法追究刑事责任。

药品上市审评审批过程中，药品上市许可申请人与有关专利权人或者利害关系人，因申请注册的药品相关的专利权产生纠纷的，相关当事人可以向人民法院起诉，请求就申请注册的药品相关技术方案是否落入他人药品专利权保护范围作出判决。国务院药品监督管理部门在规定的期限内，可以根据人民法院生效裁判作出是否暂停批准相关药品上市的决定。

药品上市许可申请人与有关专利权人或者利害关系人也可以就申请注册的药品相关的专利权纠纷，向国务院专利行政部门请求行政裁决。

案例分析

药品专利权保护

某制药公司A在2010年研发了一种新型抗癌药品X，并于2012年向国家知识产权局提交了专利申请。该药物的核心创新点在于其独特的分子结构，能够显著抑制某种特定癌细胞的生长，同时减少对正常细胞的损害。2014年，公司A成功获得了药品X的专利权，专利保护期为20年。

2018年，另一家制药公司B推出了一种与药品X功效相似的抗癌药品Y。公司A认为药品Y的分子结构与药品X高度相似，涉嫌侵犯其专利权。公司A随即向法院提起诉讼，要求公司B停止生产、销售药品Y，并赔偿经济损失。

公司A主张药品Y的分子结构与药品X的核心专利权利要求高度重合，构成侵权。公司B则辩称药品Y的分子结构经过改良，具有显著差异，不属于专利保护范围。公司B反诉公司A的专利权无效，理由是药品X的分子结构在专利申请前已被公开，不具备新颖性。

> 法院委托专业机构对药品X和药品Y的分子结构进行比对分析，并审查了公司A的专利申请文件及相关文献。最终，法院认定：药品Y的分子结构与药品X的核心专利权利要求存在实质性相似，构成专利侵权；公司A的专利在申请时具备新颖性和创造性，专利权有效。
>
> 法院判决公司B立即停止生产、销售药品Y，并赔偿公司A经济损失人民币1.5亿元。公司B不服判决，提起上诉，但二审法院维持原判。
>
> 讨论并回答：
>
> (1) 药品X的专利保护期是20年，应为什么类型的专利？
>
> (2) 新药品专利权保护包括哪些内容？B公司的药品Y为什么构成侵权？
>
> (3) 制药企业在推出新产品时，如何避免侵犯他人专利权？

三、药品注册中的专利链接

新修正的《专利法》第七十六条新增了“药品专利链接制度”。国家药品监督管理局、国家知识产权局于2021年7月出台了《药品专利纠纷早期解决机制实施办法(试行)》(以下简称《办法》)，标志着我国专利链接制度正式落地。

(一) 药品专利链接制度的概念

药品专利链接制度是指仿制药上市审批与原研药专利期满相“链接”，即仿制药注册申请应当考虑先前已上市药品的专利状况，以规避可能的专利侵权。其本质是在药物申报上市程序中预先处理专利问题，防止此后的侵权和专利无效等纠纷。

(二) 药品专利链接制度构成

1. 药品专利信息公示制度 国家药品审评机构负责建立并维护中国上市药品专利信息登记平台，对已获批上市药品的相关专利信息予以公开。药品上市许可持有人在获得药品注册证书后30日内，自行登记药品名称、剂型、规格、上市许可持有人、相关专利号、专利名称、专利权人、专利被许可人、专利授权日期、保护期限届满日、专利状态、专利类型、药品与相关专利权利要求的对应关系、通信地址、联系人、联系方式等内容。

药品专利链接制度对创新药相关专利信息进行公示，明确了创新药公司的权利行使范围，有利于仿制药企业全面了解创新药核心专利的状况，针对性地寻求许可、进行规避设计研发、确定药品仿制的时机，实现合理的研发投资管理。

2. 仿制药专利声明制度 化学仿制药申请人提交药品上市许可申请时，应当对照中国上市药品专利信息登记平台公开的专利信息，针对被仿制药每一件相关的药品专利作出声明。声明分为四类：一类声明，中国上市药品专利信息登记平台中没有被仿制药的相关专利信息；二类声明，中国上市药品专利信息登记平台收录的被仿制药相关专利权已终止或者被宣告无效，或者仿制药申请人已获得专利权人相关专利实施许可；三类声明，中国上市药品专利信息登记平台收录有被仿制药相关专利，仿制药申请人承诺在相应专利权有效期届满之前所申请的仿制药暂不上市；四类声明，中国上市药品专利信息登记平台收录的被仿制药相关专利权应当被宣告无效，或者其仿制药未落入相关专利权保护范围。

仿制药专利声明构建了药品上市前的纠纷解决机制，既能避免药品上市之后出现侵权风险，对专利权人造成难以挽回的损害，又能防止专利权人利用诉讼手段延迟仿制药上市。

3. 专利挑战与批准等待期制度　专利权人或者利害关系人对四类专利声明有异议的，可以自国家药品审评机构公开药品上市许可申请之日起45日内，就申请上市药品的相关技术方案是否落入相关专利权保护范围，向人民法院提起诉讼或者向国务院专利行政部门请求行政裁决。当事人对国务院专利行政部门作出的行政裁决不服的，可以在收到行政裁决书后依法向人民法院起诉。专利权人或者利害关系人如在规定期限内提起诉讼或者请求行政裁决的，应当自人民法院立案或者国务院专利行政部门受理之日起15个工作日内将立案或受理通知书副本提交国家药品审评机构，并通知仿制药申请人。

收到人民法院立案或者国务院专利行政部门受理通知书副本后，国务院药品监督管理部门对化学仿制药注册申请设置9个月的等待期。等待期自人民法院立案或者国务院专利行政部门受理之日起，且只设置一次。等待期内国家药品审评机构不停止技术审评。

4. 首仿药市场独占期制度　对首个挑战专利成功并首个获批上市的化学仿制药，给予市场独占期。国务院药品监督管理部门在该药品获批之日起12个月内不再批准同品种仿制药上市，共同挑战专利成功的除外。市场独占期限不超过被挑战药品的原专利权期限。市场独占期内国家药品审评机构不停止技术审评。对技术审评通过的化学仿制药注册申请，待市场独占期到期前将相关化学仿制药注册申请转入行政审批环节。

现行主要相关法律法规

1.《中华人民共和国专利法》，中华人民共和国主席令第55号。

2.《药品专利纠纷早期解决机制实施办法（试行）》，国家药品监督管理局、国家知识产权局公告2021年第89号。

实训六　药品注册申报模拟

【实训目的】

（1）查阅并熟悉药品注册相关的法律法规。

（2）学会判断药品注册申请的类型。

（3）学会整理药品注册申报资料。

【实训准备】

（1）根据给出药品注册申请内容，讨论确定药品注册分类。

（2）提前熟悉国家药品监督管理局、省级药品监督管理局、药品审评中心等网站。

（3）上网搜集信息，列出申报资料的详细目录。

【实训步骤】

一、分组

将整个班的学生分成5组，分组实训，共同完成任务。

二、具体实施

（一）实训内容

（1）学习使用药品注册相关网站。

国家药品监督管理局网站 www.nmpa.gov.cn

国家药品监督管理局药品审评中心网站 www.cde.org.cn

中国医药信息网 www.cpi.ac.cn

注册圈 www.regulet.com

（2）按照《药品注册管理办法》《化学药品注册分类及申报资料要求》等规定，各组进行申报资料整理。可侧重于整理申报资料目录、综述资料、药学研究资料等方面。

（二）注意事项

实训应按照药物的类别、申请阶段、注册分类作不同要求。

【实训思考】

模拟药品注册申报，探索药品注册与药品研发之间的关系，提高药品注册过程中数据处理和分析能力。

目标检测

一、名词解释

1. 新药
2. 药物临床试验
3. 生物等效性试验
4. 药品注册
5. 药品专利权

二、选择题

（一）A 型题（最佳选择题）

1. 《药品注册管理办法》不适用于________。（　　）

A. 药品注册检验　　B. 药品经营
C. 药品进口申请　　D. 药品注册审批
E. 药品临床试验

2. 为申请药品注册而进行的药物临床前研究不包括________。（　　）

A. 药物的合成工艺、提取方法　　B. 理化性质及纯度、剂型选择
C. 处方筛选、制备工艺　　D. 药理、毒理、动物药代动力学研究
E. 人体药代动力学研究

3. 对已上市的药品改变剂型、改变给药途径、增加新适应证，进行药品注册申报时应按照________。（　　）

A. 新药申请　　B. 仿制药申请　　C. 补充申请
D. 再注册申请　　E. 临床试验申请

4. 为申请药品注册而进行的非临床研究所必须遵守的规定为________。　(　　)

A. GCP　B. GSP　C. GLP

D. GAP　E. GMP

5. 考察在广泛使用条件下药物的疗效和不良反应的是________。　(　　)

A. 临床前研究　B. Ⅰ期临床试验　C. Ⅱ期临床试验

D. Ⅲ期临床试验　E. Ⅳ期临床试验

6. 化学药品注册分类分为________。　(　　)

A. 1类　B. 5类　C. 6类

D. 9类　E. 15类

7. 在发生突发公共卫生事件时及突发公共卫生事件发生后，国家药品监督管理局可以依法决定对突发公共卫生事件应急所需防治药品实行________。　(　　)

A. 特别审批　B. 突破性治疗药物审批　C. 优先审评审批

D. 附条件批准　E. 注册审批

8. 药品注册证书有效期为________。　(　　)

A. 3年　B. 5年　C. 6年

D. 10年　E. 15年

9.《专利法》规定，发明专利的保护期为________。　(　　)

A. 10年　B. 12年　C. 15年

D. 20年　E. 30年

（二）B型题（配伍选择题）

（10～13题共用备选答案）

A. Ⅰ期临床试验	B. Ⅱ期临床试验	C. Ⅲ期临床试验
D. Ⅳ期临床试验	E. 生物等效性试验	

根据《药品注册管理办法》

10. 考察在广泛使用条件下药物的疗效和不良反应的是________。　(　　)

11. 观察人体对于新药的耐受程度和药代动力学的是________。　(　　)

12. 进一步评价药物对目标适应证患者的治疗作用和安全性的是________。　(　　)

13. 初步评价药物对目标适应证患者的治疗作用和安全性的是________。　(　　)

（14～16题共用备选答案）

A. 新药申请	B. 仿制药申请	C. 进口药品申请
D. 补充申请	E. 药品再注册申请	

14. 生产国家药品监督管理部门已批准上市的已有国家标准的生物制品的注册申请按________程序办理。　(　　)

15. 新药申请经批准后，改变原批准事项或者内容的注册申请按________程序办理。　(　　)

16. 在境外生产的药品在中国境内上市销售按________程序办理。　(　　)

(三) X 型题(多项选择题)

17. 以下变更,持有人应当以补充申请方式申报,经批准后实施________。 ( )
   A. 药品包装标签内容的变更
   B. 持有人转让药品上市许可
   C. 药品说明书中涉及有效性内容,以及增加安全性风险的其他内容的变更
   D. 药品生产过程中的重大变更
   E. 国家药品监督管理局规定需要审批的其他变更

18. 下列选项中可以申请专利的有________。 ( )
   A. 一种药品
   B. 该药品的化学结构及合成方法
   C. 该药品的生产工艺
   D. 该药品治疗疾病的用法、用量
   E. 该药品的一种改进品,但疗效降低

19. 国家药品监督管理局建立________关联审评审批制度。 ( )
   A. 化学原料药
   B. 辅料
   C. 直接接触药品的包装材料和容器
   D. 中成药
   E. 中药材

20. 授予专利权的发明和实用新型,应当具备________。 ( )
   A. 新颖性
   B. 创造性
   C. 单一性
   D. 实用性
   E. 优先权

三、问答题

1. 简述药品注册的概念和药品注册申请的类型。
2. 简述新药临床研究的分期和各期研究的目的。
3. 简述药品注册管理机构与事权划分。

项目六　药品生产管理

项目目标

1. 知识目标

(1) 掌握开办药品生产企业的基本条件、药品生产许可管理的相关内容;《药品生产质量管理规范》的主要内容。

(2) 熟悉药品生产许可证的申领程序、药品生产监督检查的主要内容。

(3) 了解药品生产和药品生产企业,以及药品委托生产的管理。

2. 能力目标

能够依法依规进行药品生产企业开办申请;能按照《药品生产质量管理规范》要求,规范操作药品生产各个环节。

3. 素养目标

养成遵法守法、依法办事的职业精神,在药品生产工作中牢记药品质量第一的初心,认真履行工作职责,不断提高专业水平。

项目导入

2006 年 7 月,A 省 B 市部分患者使用 C 省某公司生产的"欣弗"克林霉素磷酸酯葡萄糖注射液后,出现胸闷、心悸、心慌、寒战、肾区疼痛、腹痛、腹泻、恶心、呕吐、过敏性休克、肝肾功能损害等临床症状。随后,多地食品药品监督管理部门也报告了类似病例。经调查,该公司在 2006 年 6 月至 7 月生产的克林霉素磷酸酯葡萄糖注射液未按批准的工艺参数灭菌,降低灭菌温度,缩短灭菌时间,增加灭菌柜装载量,影响了灭菌效果。经中国药品生物制品检定所对相关样品进行检验,结果表明无菌检查和热原检查不符合规定。

问题:

(1) 在药品生产过程中,如何保证生产出质量合格的药品?

(2) 药品在生产过程中应遵循哪些规定?

任务一　药品生产许可与监督管理

一、药品生产和药品生产企业

(一) 药品生产

药品生产是指将药物原料加工制备成能供临床使用的各种剂型药品的过程。按产品种类的不同,药品生产可分为中药生产、化学药生产和生物制品生产。按成品特性的不同,药品生产可分为原料药生产和制剂生产两大类。药品是特殊商品,国家对其生产实行严格的准入和管理制度，生产过程复杂，产品质量要求高。药品生产具有以下五个特点。

1. 生产管理法制化 《药品管理法》规定，从事药品生产活动，应当取得药品生产许可证。药品生产企业必须遵守《药品生产质量管理规范》和《药品生产监督管理办法》。相关法律法规对药品生产各环节的质量保证和质量控制都作了明确、严格的规定，将药品生产置于法制管理之下，违反者将依法承担法律责任。

2. 产品质量要求严格 我国对药品实行法定的、强制性的国家药品标准，药品的质量必须符合国家药品标准。药品按是否符合药品标准分为“合格药品”和“不合格药品”，不合格药品不能在市场上流通。

3. 生产工艺复杂 药品的品种、规格、剂型日益增多，投入的原料、辅料种类远超其他轻工产品的生产。生产技术涉及药学、药剂学、化学工程、制药工程、生物工程等多个领域，必须综合运用多学科知识来完成生产，生产工艺较为复杂。

4. 生产技术先进 现代制药企业属于技术密集型行业，其中的生物生化药品生产更是属于高新技术产业。先进的生产设备和生产工艺可以大幅度提高生产效率、改善生产环境和提高产品质量。

5. 环境保护迫切 由于药品生产原料、辅料消耗大，生产过程中还会产生废渣、废气、废液，因此，药品生产对环境的污染也是不可忽视的，需要进行环保评估。

（二）药品生产企业

药品生产企业包括生产药品的专营企业和兼营企业，是应用现代科学技术，获准从事药品生产活动，实行自主经营、独立核算、自负盈亏，具有法人资格的经济组织。药品生产企业具有以下特征。

1. 知识技术密集 药品品种多样，更新换代速度快，新药研发难度大，市场竞争激烈，高度依赖药品专利权，具有高度垄断性，药品生产企业是知识密集型企业。

2. 资本密集 开办药品生产企业需要大量的资金投入，企业开展新药研发需要大量的资金保障，随着生产技术的进步，设施设备的更新换代也需要大量的资金投入。

3. 多品种分批生产 为提高市场竞争力，增加盈利，提升劳动生产率，药品生产企业普遍生产多个品种而且对药品生产分批次管理。各药品生产企业根据 GMP 对药品的批和批号进行严格管理。

4. 生产过程以流水线为基础 药品生产属于流程性制造行业，不同剂型可在不同流水线作业，各流水线分设不同的工段、岗位。随着机械化、自动化程度的不断提高，很多药品生产企业采用智能化软件控制生产流程，整个药品生产过程连续性强，规范性高。

二、药品生产许可

《药品管理法》第四十一条规定，从事药品生产活动，应当经所在地省、自治区、直辖市人民政府药品监督管理部门批准，取得药品生产许可证。无药品生产许可证的，不得生产药品。

（一）开办药品生产企业的条件

从事药品生产活动，应当具备以下条件：① 有依法经过资格认定的药学技术人员、工程技术人员及相应的技术工人；② 有与药品生产相适应的厂房、设施和卫生环境；③ 有能对所生产药品进行质量管理和质量检验的机构、人员及必要的仪器设备；④ 有保证药品质量的规章制度，并符合国务院药品监督管理部门依据本法制定的药品生产质量管理规范要求。

从事疫苗生产活动的，还应当具备下列条件：① 具备适度规模和足够的产能储备；② 具有保证生物安全的制度和设施、设备；③ 符合疾病预防、控制需要。

（二）药品生产许可申请

从事制剂、原料药、中药饮片生产活动，申请人应当按照《药品生产监督管理办法》和国家药品监督管理局规定的申报资料要求，向所在地省、自治区、直辖市药品监督管理部门提出申请。申请人应当对其申请材料全部内容的真实性负责。

（三）药品生产许可受理

省、自治区、直辖市药品监督管理部门收到申请后，应当根据下列情况分别作出处理：① 申请事项依法不属于本部门职权范围的，应当即时作出不予受理的决定，并告知申请人向有关行政机关申请；② 申请事项依法不需要取得行政许可的，应当即时告知申请人不受理；③ 申请材料存在可以当场更正的错误的，应当允许申请人当场更正；④ 申请材料不齐全或者不符合形式审查要求的，应当当场或者在五日内发给申请人补正材料通知书，一次性告知申请人需要补正的全部内容，逾期不告知的，自收到申请材料之日起即为受理；⑤ 申请材料齐全、符合形式审查要求，或者申请人按照要求提交全部补正材料的，予以受理。

（四）药品生产许可审核批准

省、自治区、直辖市药品监督管理部门应当自受理之日起三十日内，作出决定。经审查符合规定的，予以批准，并自书面批准决定作出之日起十日内颁发药品生产许可证；不符合规定的，作出不予批准的书面决定，并说明理由。省、自治区、直辖市药品监督管理部门按照药品生产质量管理规范等有关规定组织开展申报资料技术审查和评定、现场检查。

三、药品生产许可证管理

药品生产许可证有效期为五年，分为正本和副本。药品生产许可证样式由国家药品监督管理局统一制定。药品生产许可证电子证书与纸质证书具有同等法律效力。

（一）药品生产许可证的内容

药品生产许可证应当载明许可证编号、分类码、企业名称、统一社会信用代码、住所（经营场所）、法定代表人、企业负责人、生产负责人、质量负责人、质量受权人、生产地址和生产范围、发证机关、发证日期、有效期限等项目。

企业名称、统一社会信用代码、住所（经营场所）、法定代表人等项目应当与市场监督管理部门核发的营业执照中载明的相关内容一致。

药品生产许可证载明事项分为许可事项和登记事项。许可事项是指生产地址和生产范围等。登记事项是指企业名称、住所（经营场所）、法定代表人、企业负责人、生产负责人、质量负责人、质量受权人等。

（二）药品生产许可证变更

1. 许可事项变更　变更药品生产许可证许可事项的，向原发证机关提出药品生产许可证变更申请。未经批准，不得擅自变更许可事项。原发证机关应当自收到企业变更申请之日起十五日内作出是否准予变更的决定。不予变更的，应当书面说明理由，并告知申请人享有依法申请行政复议或者提起行政诉讼的权利。

变更生产地址或者生产范围，药品生产企业应当按照《药品生产监督管理办法》第六条规定及相关变更技术要求，提交涉及变更内容的有关材料，并报经所在地省、自治区、直辖市药品监督管理部门审查决定。

原址或者异地新建、改建、扩建车间或者生产线，药品生产企业应当按照相关规定和技术要求，提交涉及变更内容的有关材料，并报经所在地省、自治区、直辖市药品监督管理部门进行药品生产质量管理规范符合性检查，检查结果应当通知企业。检查结果符合规定，产品符合放行要求的可以上市销售。有关变更情况，应当在药品生产许可证副本中载明。

上述变更事项涉及药品注册证书及其附件载明内容的，由省、自治区、直辖市药品监督管理部门批准后，报国家药品监督管理局药品审评中心更新药品注册证书及其附件相关内容。

2. 登记事项变更 变更药品生产许可证登记事项的，应当在市场监督管理部门核准变更或者企业完成变更后三十日内，向原发证机关申请药品生产许可证变更登记。原发证机关应当自收到企业变更申请之日起十日内办理变更手续。

药品生产许可证变更后，原发证机关应当在药品生产许可证副本上记录变更的内容和时间，并按照变更后的内容重新核发药品生产许可证正本，收回原药品生产许可证正本，变更后的药品生产许可证终止期限不变。

（三）药品生产许可证换发

药品生产许可证有效期届满，需要继续生产药品的，应当在有效期届满前六个月，向原发证机关申请重新发放药品生产许可证。

原发证机关结合企业遵守药品管理法律法规、药品生产质量管理规范和质量体系运行情况，根据风险管理原则进行审查，在药品生产许可证有效期届满前作出是否准予其重新发证的决定。符合规定准予重新发证的，收回原证，重新发证；不符合规定的，作出不予重新发证的书面决定，并说明理由，同时告知申请人享有依法申请行政复议或者提起行政诉讼的权利；逾期未作出决定的，视为同意重新发证，并予补办相应手续。

（四）药品生产许可证注销

有下列情形之一的，药品生产许可证由原发证机关注销，并予以公告：① 主动申请注销药品生产许可证的；② 药品生产许可证有效期届满未重新发证的；③ 营业执照依法被吊销或者注销的；④ 药品生产许可证依法被吊销或者撤销的；⑤ 法律、法规规定应当注销行政许可的其他情形。

四、药品委托生产的管理

《药品管理法》第三十二条规定，药品上市许可持有人可以自行生产药品，也可以委托药品生产企业生产。委托生产的，应当委托符合条件的药品生产企业。药品上市许可持有人和受托生产企业应当签订委托协议和质量协议，并严格履行协议约定的义务。

（一）药品委托生产的含义

根据《药品委托生产监督管理规定》第三条，药品委托生产是指药品生产企业（以下称委托方)在因技术改造暂不具备生产条件和能力或产能不足暂不能保障市场供应的情况下,将其持有药品批准文号的药品委托其他药品生产企业(以下称受托方)全部生产的行为,不包括部分工序的委托加工行为。

(二) 药品委托生产的条件和要求

(1) 委托方和受托方均应是持有与委托生产药品相适应的《药品生产质量管理规范》认证证书的药品生产企业。

(2) 委托方应当取得委托生产药品的注册证书。

(3) 委托生产药品的双方应当签订书面合同,内容应当包括质量协议,明确双方的权利与义务,并具体规定双方在药品委托生产管理、质量控制等方面的质量责任及相关的技术事项,且应当符合国家有关药品管理的法律法规。

(4) 委托方负责委托生产药品的质量。委托方应当对受托方的生产条件、技术水平和质量管理情况进行详细考查,向受托方提供委托生产药品的技术和质量文件,确认受托方具有受托生产的条件和能力。委托生产期间,委托方应当对委托生产的全过程进行指导和监督,负责委托生产药品的批准放行。

(5) 受托方应当严格执行质量协议,有效控制生产过程,确保委托生产药品及其生产符合注册和《药品生产质量管理规范》的要求。委托生产药品的质量标准应当执行国家药品标准,其药品名称、剂型、规格、处方、生产工艺、原料药来源、直接接触药品的包装材料和容器、包装规格、标签、说明书、批准文号等应当与委托方持有的药品批准证明文件的内容相同。

(6) 委托方和受托方有关药品委托生产的所有活动应当符合《药品生产质量管理规范》的相关要求。

(7) 在委托生产的药品包装、标签和说明书上,应当标明委托方企业名称和注册地址、受托方企业名称和生产地址。

(8) 麻醉药品、精神药品、药品类易制毒化学品及其复方制剂,医疗用毒性药品,生物制品,多组分生化药品,中药注射剂和原料药不得委托生产。国家药品监督管理局可以根据监督管理工作需要调整不得委托生产的药品。放射性药品的委托生产按照有关法律法规规定办理。

(三) 药品委托生产的受理和审批

申请药品委托生产,由委托方向所在地省、自治区、直辖市药品监督管理部门提出申请。委托方应当填写药品委托生产申请表,并按照《药品委托生产监督管理规定》要求提交申请材料。对于委托方和受托方不在同一省、自治区、直辖市的,委托方应当首先将药品委托生产申请表连同申请材料报受托方所在地省、自治区、直辖市药品监督管理部门审查;经审查同意后,方可按照规定申报。

委托方所在地省、自治区、直辖市药品监督管理局组织对药品委托生产的申报资料进行审查。对于首次申请,应当组织对受托生产现场进行检查;对于延续申请,必要时,也可以组织检查。生产现场检查的重点是考核受托方的生产条件、技术水平和质量管理情况以及受托生产的药品处方、生产工艺、质量标准与委托方的一致性。

对于委托方和受托方不在同一省、自治区、直辖市的,生产现场检查由委托方所在地省、自治区、直辖市药品监督管理部门联合受托方所在地省、自治区、直辖市药品监督管理部门组织开展。检查组成员应当包括委托生产双方所在地省、自治区、直辖市药品监督管理部门派出的检查人员，检查报告应当由检查组全体人员签名，并报送委托生产双方所在地省、自治区、直辖市药品监督管理部门。

经审查符合规定的，应当予以批准，并自书面批准决定作出之日起十个工作日内向委托方发放药品委托生产批件；不符合规定的，书面通知委托方并说明理由。

药品委托生产批件有效期不得超过三年。药品委托生产批件有效期届满需要继续委托生产的，委托方应当在有效期届满三个月前，按照规定申报，办理延续手续。

（四）药品委托生产的监督管理

各省、自治区、直辖市药品监督管理部门应当组织对本行政区域内委托生产药品的企业（包括委托方和受托方）进行监督检查。对于委托方和受托方不在同一省、自治区、直辖市的，委托方所在地省、自治区、直辖市药品监督管理部门可以联合受托方所在地省、自治区、直辖市药品监督管理部门组织对受托方受托生产情况进行延伸检查。监督检查和延伸检查发现企业存在违法违规行为的，依法予以处理。

提供虚假材料，或者采取欺骗、贿赂等不正当手段取得药品委托生产批件的，应当予以撤销，三年内不受理该申请人提出的该药品委托生产申请；涉及违法行为的，依法予以处理。

委托方未按照规定要求履行生产监督和质量管理责任的，依照《药品管理法》的有关规定，给予警告，责令限期改正；逾期不改正的，责令其停止委托生产，药品委托生产批件到期后不予延续；情节严重、吊销药品生产许可证的，还应当注销药品委托生产批件。

课堂互动

（1）药品生产许可证由哪一级药品监督管理部门核发？

（2）药品委托生产批件由哪个主体向哪一级药品监督管理部门提出申请？

（3）哪些药品不得委托生产？

五、药品生产监督检查

国家药品监督管理局主管全国药品生产监督管理工作，对省、自治区、直辖市药品监督管理部门的药品生产监督管理工作进行监督和指导。省、自治区、直辖市药品监督管理部门负责对本行政区域内药品上市许可持有人，制剂、化学原料药、中药饮片生产企业进行监督管理，应当对原料、辅料、直接接触药品的包装材料和容器等供应商、生产企业开展日常监督检查，必要时开展延伸检查。

药品监督管理部门应当建立健全职业化、专业化检查员制度，明确检查员的资格标准、检查职责、分级管理、能力培训、行为规范、绩效评价和退出程序等规定，提升检查员的专业素质和工作水平。检查员应当熟悉药品法律法规，具备药品专业知识。有疫苗等高风险药品生产企业的地区，还应当配备相应数量的具有疫苗等高风险药品检查技能和经验的药品检查员。在进行监督检查时，药品监督管理部门应当指派两名以上检查人员实施监督检查，检查人员应当向被检查单位出示执法证件。药品监督管理部门工作人员对知悉的商业秘密应当保密。

1. 药品生产监督检查的主要内容　药品生产监督检查的主要内容包括：① 药品上市许可持有人、药品生产企业执行有关法律、法规及实施药品生产质量管理规范、药物警戒质量管理规范以及有关技术规范等情况；② 药品生产活动是否与药品品种档案载明的相关内容一致；③ 疫苗储存、运输管理规范执行情况；④ 药品委托生产质量协议及委托协议；⑤ 风险管理计划实施情况；⑥ 变更管理情况。

2. 药品生产企业需提供的情况说明和材料　监督检查时，药品上市许可持有人和药品生产企业应当根据检查需要说明情况、提供有关材料：① 药品生产场地管理文件及变更材料；② 药品生产企业接受监督检查及整改落实情况；③ 药品质量不合格的处理情况；④ 药物警戒机构、人员、制度制定情况，以及疑似药品不良反应监测、识别、评估、控制情况；⑤ 实施附条件批准的品种，开展上市后研究的材料；⑥ 需要审查的其他必要材料。

3. 应对存在安全隐患情况的措施　国家药品监督管理局和省、自治区、直辖市药品监督管理部门通过监督检查发现药品生产管理或者疫苗储存、运输管理存在缺陷，有证据证明可能存在安全隐患的，应当依法采取相应措施：① 基本符合药品生产质量管理规范要求，需要整改的，应当发出告诫信并依据风险相应采取告诫、约谈、限期整改等措施；② 药品存在质量问题或者其他安全隐患的，药品监督管理部门根据监督检查情况，应当发出告诫信，并依据风险相应采取暂停生产、销售、使用、进口等控制措施。

药品存在质量问题或者其他安全隐患的，药品上市许可持有人应当依法召回药品而未召回的，省、自治区、直辖市药品监督管理部门应当责令其召回。

德润心田

向“新”而行

新质生产力，代表着科技革命和产业变革的新方向、新趋势，也代表着先进生产力的发展方向。生物医药产业是科技含量最高、创新最密集、投资最活跃的领域之一，也是发展新质生产力的重要方向。

“AI＋新药研发”、建设“干湿结合”药物发现平台、建设多组学融合平台、研发国产化试剂及关键耗材……近年来，生物医药行业通过持续投入研发，成功突破了多项关键技术的瓶颈，为新质生产力的培育提供了有力支撑。

培育新质生产力，将为生物医药行业在研发、准入、生产、使用、支付各环节创造良好的外部环境，推动生物医药行业上下游的创新转型，助力优化调整企业结构、产品结构和市场结构，提升行业整体的核心竞争力，促进生物医药产业可持续发展。

专家提出三点建议：首先要重视研发创新；其次要重视技术革新，在智能制造、数字化转型、绿色化发展方面还要下功夫，鼓励、推动生产技术革新是发展新质生产力的关键环节；最后要重视服务更新，培育和发展新质生产力应在产权交易、设备设施更新与维护、厂房设计与维护、供应链管理、售后服务、大数据分析等方面下功夫，通过服务方式的创新与更新来拓展服务空间、提升服务水平。

现行主要相关法律法规

1.《中华人民共和国药品管理法》，中华人民共和国主席令第31号。

2.《药品委托生产监督管理规定》，国家食品药品监督管理总局公告2014年第36号。

3.《药品生产监督管理办法》，国家市场监督管理总局令第28号。

任务二 药品生产质量管理

一、《药品生产质量管理规范》概述

（一）《药品生产质量管理规范》的由来和发展

《药品生产质量管理规范》(Good Manufacturing Practice，GMP)提供了药品生产和质量管理的基本准则，药品生产必须符合 GMP 的要求，药品质量必须符合法定标准。

20 世纪 80 年代，我国开始在制药企业中推行 GMP。1982 年，中国医药工业公司制定了《药品生产管理规范(试行)》，并开始在一些制药企业中试行。1984 年，国家医药管理局正式颁布《药品生产管理规范》并在全国推行。1988 年，卫生部根据《药品管理法》，颁布了我国第一部《药品生产质量管理规范》，并于 1992 年、1998 年、2010 年进行了三次修订。

新修订的 GMP 吸收国际先进经验，结合我国国情，条款内容更加具体，指导性和可操作性更强；按照“软硬件并重”的原则，贯彻质量风险管理和药品生产全过程管理的理念；在生产条件和管理制度方面的规定更加全面、具体，进一步从生产环节确保了药品质量的安全性、稳定性和均一性。

（二）GMP 的指导思想和特点

药品生产质量是在生产过程中形成的，而不是检验出来的。因此，必须强调预防为主，在整个生产过程中建立质量保证体系，实行全面质量管理，确保药品质量。新版 GMP 修订的主要特点如下：

(1) 明确要求企业建立药品质量管理体系，该体系应当涵盖影响药品质量的所有因素，包括确保药品质量符合预定用途的有组织、有计划的全部活动。

(2) 全面强化人员的素质要求。增加对从事药品生产质量管理人员素质要求的条款和内容，进一步明确职责。

(3) 细化操作规程、生产记录等文件管理规定，增强了指导性和可操作性。

(4) 提高硬件要求。一是调整了无菌制剂生产环境标准，二是增加对设施设备的要求。

(5) 围绕质量风险管理增设了一系列新制度，如供应商的审计和变更控制、操作中的偏差处理、产品质量回顾分析等。

二、GMP 的主要内容

我国现行《药品生产质量管理规范》内容包括总则、质量管理、机构与人员、厂房与设施、设备、物料与产品、确认与验证、文件管理、生产管理、质量控制与质量保证、委托生产与委托检验、产品发运与召回、自检及附则，共计 14 章、313 条。

（一）总则

总则明确指出，企业应当建立药品质量管理体系，该体系应当涵盖影响药品质量的所有因素，包括确保药品质量符合预定用途的有组织、有计划的全部活动。

GMP 作为质量管理体系的一部分，是药品生产管理和质量控制的基本要求，旨在最大限度地降低药品生产过程中污染、交叉污染，以及混淆、差错等风险，确保持续稳定地生产出符合预定用途和注册要求的药品。企业应当严格执行GMP,坚持诚实守信,禁止任何虚假、欺骗行为。

（二）质量管理

企业应当建立符合药品质量管理要求的质量目标,将药品注册的有关安全、有效和质量可控的所有要求,系统地贯彻到药品生产、控制及产品放行、贮存、发运的全过程中,确保所生产的药品符合预定用途和注册要求。

1. 质量保证　质量保证是质量管理体系的一部分。企业必须建立质量保证系统,同时建立完整的文件体系,以保证系统有效运行。

质量保证系统应当确保:① 药品的设计与研发体现GMP的要求;② 生产管理和质量控制活动符合GMP的要求;③ 管理职责明确;④ 采购和使用的原辅料和包装材料正确无误;⑤ 中间产品得到有效控制;⑥ 确认、验证的实施;⑦ 严格按照规程进行生产、检查、检验和复核;⑧ 每批产品经质量受权人批准后方可放行;⑨ 在贮存、发运和随后的各种操作过程中有保证药品质量的适当措施;⑩ 按照自检操作规程,定期检查评估质量保证系统的有效性和适用性。

2. 质量控制　质量控制包括相应的组织机构、文件系统,以及取样、检验等,确保物料或产品在放行前完成必要的检验,确认其质量符合要求。

质量控制的基本要求:① 应当配备适当的设施、设备、仪器和经过培训的人员,有效、可靠地完成所有质量控制的相关活动;② 应当有批准的操作规程,用于原辅料、包装材料、中间产品、待包装产品和成品的取样、检查、检验,以及产品的稳定性考察,必要时进行环境监测,以确保符合本规范的要求;③ 由经授权的人员按照规定的方法对原辅料、包装材料、中间产品、待包装产品和成品取样;④ 检验方法应当经过验证或确认;⑤ 取样、检查、检验应当有记录,偏差应当经过调查并记录;⑥ 物料、中间产品、待包装产品和成品必须按照质量标准进行检查和检验,并有记录;⑦ 物料和最终包装的成品应当有足够的留样,以备必要的检查或检验;⑧ 除最终包装容器过大的成品外,成品的留样包装应当与最终包装相同。

3. 质量风险管理　产品生命周期是指产品从最初的研发、上市直至退市的所有阶段。质量风险管理是在整个产品生命周期中采用前瞻或回顾的方式,对质量风险进行评估、控制、沟通、审核的系统过程。应当根据科学知识及经验对质量风险进行评估,以保证产品质量。质量风险管理过程所采用的方法、措施、形式及形成的文件应当与存在风险的级别相适应。

（三）机构与人员

企业应当建立与药品生产相适应的管理机构,并有组织机构图。应当设立独立的质量管理部门,履行质量保证和质量控制的职责。质量管理部门可以分别设立质量保证部门和质量控制部门。质量管理部门应当参与所有与质量有关的活动,负责审核所有与本规范有关的文件。质量管理部门人员不得将职责委托给其他部门的人员。所有人员应当明确并理解自己的职责,熟悉与其职责相关的要求,并接受必要的培训,包括上岗前培训和继续培训。

1. 关键人员　关键人员应当为企业的全职人员,至少应当包括企业负责人、生产管理负责人、质量管理负责人和质量受权人。质量管理负责人和生产管理负责人不得互相兼任。质量管理负责人和质量受权人可以兼任。应当制定操作规程确保质量受权人独立履行职责，不受企业负责人和其他人员的干扰。

企业关键人员的资质及主要职责见表6-1。

表6-1　企业关键人员的资质及主要职责

类别	资质	主要职责
企业负责人	—	药品质量的主要责任人，全面负责企业日常管理。负责提供必要的资源，合理计划、组织和协调，保证质量管理部门独立履行其职责
生产管理负责人	至少具有药学或相关专业本科学历（或中级专业技术职称或执业药师资格），具有至少三年从事药品生产和质量管理的实践经验，其中至少有一年的药品生产管理经验，接受过与所生产产品相关的专业知识培训	1. 确保药品按照批准的工艺规程生产、贮存，以保证药品质量 2. 确保严格执行与生产操作相关的各种操作规程 3. 确保批生产记录和批包装记录经过指定人员审核并送交质量管理部门 4. 确保厂房和设备的维护保养，以保持其良好的运行状态 5. 确保完成各种必要的验证工作 6. 确保生产相关人员经过必要的岗前培训和继续培训，并根据实际需要调整培训内容
质量管理负责人	至少具有药学或相关专业本科学历（或中级专业技术职称或执业药师资格），具有至少五年从事药品生产和质量管理的实践经验，其中至少一年的药品质量管理经验，接受过与所生产产品相关的专业知识培训	1. 确保原辅料、包装材料、中间产品、待包装产品和成品符合经注册批准的要求和质量标准 2. 确保在产品放行前完成对批记录的审核 3. 确保完成所有必要的检验 4. 批准质量标准、取样方法、检验方法和其他质量管理的操作规程 5. 审核和批准所有与质量有关的变更 6. 确保所有重大偏差和检验结果超标已经过调查并得到及时处理 7. 批准并监督委托检验 8. 监督厂房和设备的维护，以保持其良好的运行状态 9. 确保完成各种必要的确认或验证工作，审核和批准确认或验证方案和报告 10. 确保完成自检 11. 评估和批准物料供应商 12. 确保所有与产品质量有关的投诉已经过调查，并得到及时、正确的处理 13. 确保完成产品的持续稳定性考察计划，提供稳定性考察的数据 14. 确保完成产品质量回顾分析 15. 确保质量控制和质量保证人员都已经过必要的上岗前培训和继续培训，并根据实际需要调整培训内容

续表

类别	资质	主要职责
质量受权人	至少具有药学或相关专业本科学历(或中级专业技术职称或执业药师资格),具有至少五年从事药品生产和质量管理的实践经验,从事过药品生产过程控制和质量检验工作。质量受权人应当具有必要的专业理论知识,并经过与产品放行有关的培训	1. 参与企业质量体系建立、内部自检、外部质量审计、验证以及药品不良反应报告、产品召回等质量管理活动 2. 承担产品放行的职责,确保每批已放行产品的生产、检验均符合相关法规、药品注册要求和质量标准 3. 在产品放行前,质量受权人必须按照上述第 2 项的要求出具产品放行审核记录,并纳入批记录

2. 培训　企业应当指定部门或专人负责培训管理工作,应当有经生产管理负责人或质量管理负责人审核或批准的培训方案或计划,培训记录应当予以保存。与药品生产、质量有关的所有人员都应当经过培训,培训的内容应当与岗位的要求相适应。除进行 GMP 理论和实践的培训外,还应当有相关法规、相应岗位的职责、技能的培训,并定期评估培训的实际效果。高风险操作区(如高活性、高毒性、传染性、高致敏性物料的生产区)的工作人员应当接受专门的培训。

3. 人员卫生　所有人员都应当接受卫生要求的培训,企业应当建立人员卫生操作规程,最大限度地降低人员对药品生产造成污染的风险。

企业应当采取措施确保人员卫生操作规程的执行。对人员健康进行管理,并建立健康档案。直接接触药品的生产人员上岗前应当接受健康检查,以后每年至少进行一次健康检查。企业应当采取适当措施,避免体表有伤口、患有传染病或其他可能污染药品疾病的人员从事直接接触药品的生产。

参观人员和未经培训的人员不得进入生产区和质量控制区,特殊情况确需进入的,应当事先对个人卫生、更衣等事项进行指导。任何进入生产区的人员均应当按照规定更衣。工作服的选材、式样及穿戴方式应当与所从事的工作和空气洁净度级别要求相适应。进入洁净生产区的人员不得化妆和佩戴饰物。生产区、仓储区应当禁止吸烟和饮食,禁止存放食品、饮料、香烟和个人用药品等非生产用物品。操作人员应当避免裸手直接接触药品、与药品直接接触的包装材料和设备表面。

(四)厂房与设施

1. 原则　厂房的选址、设计、布局、建造、改造和维护必须符合药品生产要求,应当能够最大限度地避免污染、交叉污染、混淆和差错,便于清洁、操作和维护。企业应当有整洁的生产环境;厂区的地面、路面及运输等不应当对药品的生产造成污染;生产、行政、生活和辅助区的总体布局应当合理,不得互相妨碍;厂区和厂房内的人、物流走向应当合理。

厂房应当有适当的照明、温度、湿度和通风,确保生产和贮存的产品质量,以及相关设备性能不会直接或间接地受到影响。厂房、设施的设计和安装应当能够有效防止昆虫或其他动物进入。应当采取必要的措施,避免所使用的灭鼠药、杀虫剂、烟熏剂等对设备、物料、产品造成污染。应当采取适当措施,防止未经批准人员的进入。生产、贮存和质量控制区不应当作为非本区工作人员的直接通道。

2. 生产区 污染指在生产、取样、包装或重新包装、贮存或运输等操作过程中，原辅料、中间产品、待包装品、成品受到具有化学或微生物特性的杂质或异物的不利影响。交叉污染是指不同原料、辅料及产品之间发生的相互污染。为降低污染和交叉污染的风险，厂房、生产设施和设备应当根据所生产药品的特性、工艺流程及相应洁净度级别要求合理设计、布局和使用，并符合下列要求：

(1) 应当综合考虑药品的特性、工艺和预定用途等因素，确定厂房、生产设施和设备多产品共用的可行性，并有相应评估报告。

(2) 生产特殊性质的药品，如高致敏性药品（如青霉素类）或生物制品（如卡介苗或其他用活性微生物制备而成的药品），必须采用专用和独立的厂房、生产设施和设备。青霉素类药品产尘量大的操作区域应当保持相对负压，排至室外的废气应当经过净化处理并符合要求，排风口应当远离其他空气净化系统的进风口。

(3) 生产β-内酰胺结构类药品、性激素类避孕药品必须使用专用设施（如独立的空气净化系统）和设备，并与其他药品生产区严格分开。

(4) 生产某些激素类、细胞毒性类、高活性化学药品应当使用专用设施（如独立的空气净化系统）和设备；特殊情况下，如采取特别防护措施并经过必要的验证，上述药品制剂则可通过阶段性生产方式共用同一生产设施和设备。

(5) 用于上述第(2)(3)(4)项的空气净化系统，其排风应当经过净化处理。

(6) 药品生产厂房不得用于生产对药品质量有不利影响的非药用产品。

生产区和贮存区应当有足够的空间，确保有序地存放设备、物料、中间产品、待包装产品和成品，避免不同产品或物料的混淆、交叉污染，避免生产或质量控制操作发生遗漏或差错。

3. 洁净区 洁净区是指需要对环境中尘粒及微生物数量进行控制的房间（区域），其建筑结构、装备及其使用应当能够减少该区域内污染物的引入、产生和滞留。应当根据药品品种、生产操作要求及外部环境状况等配置空调净化系统，使生产区有效通风，并有温度、湿度控制和空气净化过滤，保证药品的生产环境符合要求。洁净区与非洁净区之间、不同级别洁净区之间的压差应当不低于10帕。必要时，相同洁净度级别的不同功能区域（操作间）之间也应当保持适当的压差梯度。

洁净区的内表面（墙壁、地面、天棚）应当平整光滑、无裂缝、接口严密、无颗粒物脱落，避免积尘，便于有效清洁，必要时应当进行消毒。各种管道、照明设施、风口和其他公用设施的设计和安装应当避免出现不易清洁的部位，应当尽可能在生产区外部对其进行维护。排水设施应当大小适宜，并安装防止倒灌的装置。应当尽可能避免明沟排水；不可避免时，明沟宜浅，以方便清洁和消毒。

4. 仓储区 仓储区应当有足够的空间，确保有序存放待验、合格、不合格、退货或召回的原辅料、包装材料、中间产品、待包装产品和成品等各类物料和产品。仓储区的设计和建造应当确保良好的仓储条件，并有通风和照明设施。仓储区应当能够满足物料或产品的贮存条件（如温湿度、避光）和安全贮存的要求，并进行检查和监控。高活性的物料或产品及印刷包装材料应当贮存于安全的区域。

5. 质量控制区 质量控制实验室通常应当与生产区分开。生物检定、微生物和放射性同位素的实验室还应当彼此分开。实验室的设计应当确保其适用于预定的用途，并能够避免混淆和交叉污染，应当有足够的区域用于样品处置、留样和稳定性考察样品的存放，以及记录的保存。

5. 辅助区　休息室的设置不应当对生产区、仓储区和质量控制区造成不良影响。更衣室和盥洗室应当方便人员进出，并与使用人数相适应。盥洗室不得与生产区和仓储区直接相通。维修间应当尽可能远离生产区。存放在洁净区内的维修用备件和工具，应当放置在专门的房间或工具柜中。

课堂互动

请描述药品生产企业厂区外部的环境要求。

（五）设备

1. 原则　设备的设计、选型、安装、改造和维护必须符合预定用途，应当尽可能降低产生污染、交叉污染、混淆和差错的风险，便于操作、清洁、维护，以及必要时进行的消毒或灭菌。应当建立设备使用、清洁、维护和维修的操作规程，并保存相应的操作记录。应当建立并保存设备采购、安装、确认的文件和记录。

2. 设计和安装　生产设备不得对药品质量产生任何不利影响。与药品直接接触的生产设备表面应当平整、光洁、易清洗或消毒、耐腐蚀，不得与药品发生化学反应、吸附药品或向药品中释放物质。应当配备有适当量程和精度的衡器、量具、仪器和仪表。应当选择适当的清洗、清洁设备，并防止这类设备成为污染源。设备所用的润滑剂、冷却剂等不得对药品或容器造成污染，应当尽可能使用食用级或级别相当的润滑剂。

3. 维护和维修　设备的维护和维修不得影响产品质量。应当制定设备的预防性维护计划和操作规程，设备的维护和维修应当有相应的记录。经改造或重大维修的设备应当进行再确认，符合要求后方可用于生产。

4. 使用和清洁　主要生产和检验设备都应当有明确的操作规程。生产设备应当在确认的参数范围内使用。应当按照详细规定的操作规程清洁生产设备。用于药品生产或检验的设备和仪器，应当有使用日志，记录内容包括使用、清洁、维护和维修情况，以及日期、时间、所生产及检验的药品名称、规格和批号等。生产设备应当有明显的状态标识，标明设备编号和内容物（如名称、规格、批号）；没有内容物的应当标明清洁状态。主要固定管道应当标明内容物名称和流向。

5. 校准　应当按照操作规程和校准计划定期对生产和检验用衡器、量具、仪表、记录和控制设备及仪器进行校准和检查，并保存相关记录。校准的量程范围应当涵盖实际生产和检验的使用范围。应当确保生产和检验使用的关键衡器、量具、仪表、记录和控制设备，以及仪器经过校准，所得出的数据准确、可靠。在生产、包装、仓储过程中使用自动或电子设备的，应当按照操作规程定期进行校准和检查，确保其操作功能正常。校准和检查应当有相应的记录。

6. 制药用水　制药用水应当适合其用途，并符合《中华人民共和国药典》的质量标准及相关要求。制药用水至少应当采用饮用水。

水处理设备及其输送系统的设计、安装、运行和维护应当确保制药用水达到设定的质量标准。水处理设备的运行不得超出其设计能力。纯化水、注射用水储罐和输送管道所用材料应当无毒、耐腐蚀；储罐的通气口应当安装不脱落纤维的疏水性除菌滤器；管道的设计和安装应当避免死角、盲管。纯化水、注射用水的制备、贮存和分配应当能够防止微生物的滋生。纯化水可采用循环，注射用水可采用 70 ℃以上保温循环。应当对制药用水及原水的水质进行定期监测，并有相应的记录。应当按照操作规程对纯化水、注射用水管道进行清洗消毒，并有相关记录。发现制药用水微生物污染达到警戒限度、纠偏限度时应当按照操作规程处理。

（六）物料与产品

物料是指原料、辅料和包装材料等。药品生产所用的原辅料、与药品直接接触的包装材料应当符合相应的质量标准。药品上直接印字所用油墨应当符合食用标准要求。进口原辅料应当符合国家相关的进口管理规定。应当建立物料和产品的操作规程，确保物料和产品的正确接收、贮存、发放、使用和发运，防止污染、交叉污染、混淆和差错。物料和产品的处理应当按照操作规程或工艺规程执行，并有记录。

不合格的物料、中间产品、待包装产品和成品的每个包装容器上均应当有清晰醒目的标志，并在隔离区内妥善保存。产品回收需经预先批准，并对相关的质量风险进行充分评估，根据评估结论决定是否回收。

制剂产品不得进行重新加工。不合格的制剂中间产品、待包装产品和成品一般不得进行返工。只有不影响产品质量、符合相应质量标准，且根据预定、经批准的操作规程，以及对相关风险充分评估后，才允许返工处理。返工应当有相应记录。

（七）确认与验证

确认是指证明厂房、设施、设备能正确运行并可达到预期结果的一系列活动。验证是指证明任何操作规程(或方法)、生产工艺或系统能够达到预期结果的一系列活动。

企业应当确定需要进行的确认或验证工作，以证明有关操作的关键要素能够得到有效控制。确认或验证的范围和程度应当经过风险评估来确定。企业的厂房、设施、设备和检验仪器应当经过确认，应当采用经过验证的生产工艺、操作规程和检验方法进行生产、操作和检验，并保持持续的验证状态。

应当建立确认与验证的文件和记录，并能以文件和记录证明达到以下预定的目标：① 设计确认应当证明厂房、设施、设备的设计符合预定用途和 GMP 要求；② 安装确认应当证明厂房、设施、设备的建造和安装符合设计标准；③ 运行确认应当证明厂房、设施、设备的运行符合设计标准；④ 性能确认应当证明厂房、设施、设备在正常操作方法和工艺条件下能够持续符合标准；⑤ 工艺验证应当证明一个生产工艺按照规定的工艺参数能够持续生产出符合预定用途和注册要求的产品。

采用新的生产处方或生产工艺前，应当验证其常规生产的适用性。当影响产品质量的主要因素，如原辅料、与药品直接接触的包装材料、生产设备、生产环境(或厂房)、生产工艺、检验方法等发生变更时，应当进行确认或验证。清洁方法应当经过验证，证实其清洁的效果，以有效防止污染和交叉污染。

确认和验证不是一次性的行为。首次确认或验证后，应当根据产品质量回顾分析情况进行再确认或再验证。关键的生产工艺和操作规程应当定期进行再验证，确保其能够达到预期结果。

（八）文件管理

1. 原则　文件是质量保证系统的基本要素。企业必须有内容正确的书面质量标准、生产处方和工艺规程、操作规程及记录等文件。企业应当建立文件管理的操作规程，系统地设计、制定、审核、批准和发放文件。与GMP有关的文件应当经质量管理部门的审核。

文件的内容应当与药品生产许可、药品注册等相关要求一致，并有助于追溯每批产品的历史情况。文件的起草、修订、审核、批准、替换或撤销、复制、保管和销毁等应当按照操作规程管理，并有相应的文件分发、撤销、复制、销毁记录。文件的起草、修订、审核、批准均应当由适当的人员签名并注明日期。文件应当标明题目、种类、目的，以及文件编号和版本号。文字应当确切、清晰、易懂，不能模棱两可。

文件应当分类存放、条理分明，便于查阅。原版文件复制时，不得产生任何差错；复制的文件应当清晰可辨。文件应当定期审核、修订；文件修订后，应当按照规定管理，防止旧版文件的误用。分发、使用的文件应当为批准的现行文本，已撤销的或旧版文件除留档备查外，不得在工作现场出现。

与GMP有关的每项活动均应当有记录，以保证产品生产、质量控制和质量保证等活动可以追溯。记录应当留有填写数据的足够空格，并且及时填写，内容真实，字迹清晰、易读，不易擦除。应当尽可能采用生产和检验设备自动打印的记录、图谱和曲线图等，并标明产品或样品的名称、批号和记录设备的信息，操作人应当签注姓名和日期。

记录应当保持清洁，不得撕毁和任意涂改。记录填写的任何更改都应当签注姓名和日期，并使原有信息仍清晰可辨，必要时，应当说明更改的理由。记录如需重新誊写，则原有记录不得销毁，应当作为重新誊写记录的附件保存。每批药品应当有批记录，包括批生产记录、批包装记录、批检验记录和药品放行审核记录等与本批产品有关的记录。批记录应当由质量管理部门负责管理，至少保存至药品有效期后一年。质量标准、工艺规程、操作规程、稳定性考察、确认、验证、变更等其他重要文件应当长期保存。

2. 质量标准、工艺规程、批生产记录和批包装记录　物料和成品应当有经批准的现行质量标准；必要时，中间产品或待包装产品也应当有质量标准。每种药品的每个生产批量均应当有经企业批准的工艺规程，不同药品规格的每种包装形式均应当有各自的包装操作要求。工艺规程的制定应当以注册批准的工艺为依据。每批产品均应当有相应的批生产记录，可追溯该批产品的生产历史及与质量有关的情况。每批产品或每批中部分产品的包装，都应当有批包装记录，以便追溯该批产品包装操作及与质量有关的情况。

（九）生产管理

所有药品的生产和包装均应当按照批准的工艺规程和操作规程进行操作并有相关记录，以确保药品达到规定的质量标准，并符合药品生产许可和注册批准的要求。

1. 批　批是指经一个或若干加工过程生产的、具有预期均一质量和特性的一定数量的原辅料、包装材料或成品。企业应当建立划分产品生产批次的操作规程，生产批次的划分应当能够确保同一批次产品质量和特性的均一性。批号是指用于识别一个特定批的具有唯一性的数字和(或)字母的组合。企业应当建立编制药品批号和确定生产日期的操作规程。每批药品均应当编制唯一的批号。除另有法定要求外，生产日期不得迟于产品成型或灌装(封)前经最后混合的操作开始日期，不得以产品包装日期作为生产日期。

拓展阅读

药品批次的划分原则

（1）无菌药品批次划分的原则：① 大（小）容量注射剂以同一配液罐最终一次配制的药液所生产的均质产品为一批；同一批产品如用不同的灭菌设备或同一灭菌设备分次灭菌的，应当可以追溯；② 粉针剂以一批无菌原料药在同一连续生产周期内生产的均质产品为一批；③ 冻干产品以同一批配制的药液使用同一台冻干设备在同一生产周期内生产的均质产品为一批；④ 眼用制剂、软膏剂、乳剂和混悬剂等以同一配制罐最终一次配制所生产的均质产品为一批。

（2）非无菌药品批次划分的原则：① 固体、半固体制剂在成型或分装前使用同一台混合设备一次混合量所生产的均质产品为一批；② 液体制剂以灌装（封）前经最后混合的药液所生产的均质产品为一批。

（3）原料药批次的划分原则：① 连续生产的原料药，在一定时间间隔内生产的在规定限度内的均质产品为一批；② 间歇生产的原料药，可由一定数量的产品经最后混合所得的在规定限度内的均质产品为一批。

（4）中药制剂批次的划分原则：① 固体制剂在成型或分装前使用同一台混合设备一次混合量所生产的均质产品为一批；② 液体制剂、膏滋、浸膏、流浸膏等以灌装（封）前经同一台混合设备最后一次混合的药液所生产的均质产品为一批。

2. 物料平衡　物料平衡是指产品或物料实际产量或实际用量及收集到的损耗之和与理论产量或理论用量之间的比较，并考虑可允许的偏差范围。每批产品应当检查产量和物料平衡，确保物料平衡符合设定的限度。如有差异，必须查明原因，确认无潜在质量风险后，方可按照正常产品处理。

3. 防止污染和交叉污染　生产过程中应当尽可能采取措施，防止污染和交叉污染，如① 在分隔的区域内生产不同品种的药品；② 采用阶段性生产方式；③ 设置必要的气锁间和排风；空气洁净度级别不同的区域应当有压差控制；④ 应当降低未经处理或未经充分处理的空气再次进入生产区导致污染的风险；⑤ 在易产生交叉污染的生产区内，操作人员应当穿戴该区域专用的防护服；⑥ 采用经过验证或已知有效的清洁和去污染操作规程进行设备清洁；必要时，应当对与物料直接接触的设备表面的残留物进行检测；⑦ 采用密闭系统生产；⑧ 干燥设备的进风应当有空气过滤器，排风应当有防止空气倒流装置；⑨ 生产和清洁过程中应当避免使用易碎、易脱屑、易发霉器具；使用筛网时，应当有防止因筛网断裂而造成污染的措施；⑩ 液体制剂的配制、过滤、灌封、灭菌等工序应当在规定时间内完成；⑪ 软膏剂、乳膏剂、凝胶剂等半固体制剂，以及栓剂的中间产品应当规定贮存期和贮存条件。

4. 状态标志与清场　容器、设备或设施所用标识应当清晰明了，标识的格式应当经企业相关部门批准。除在标识上使用文字说明外，还可采用不同的颜色区分被标识物的状态（如待验、合格、不合格或已清洁等）。应当检查产品从一个区域输送至另一个区域的管道和其他设备连接，确保连接正确无误。

每次生产结束后应当进行清场，确保设备和工作场所没有遗留与本次生产有关的物料、产品和文件。下次生产开始前，应当对前次清场情况进行确认。应当尽可能避免出现任何偏离工艺规程或操作规程的偏差。一旦出现偏差，应当按照偏差处理操作规程执行。

案例分析

药品生产安全监管案例

某省药监局对某制药有限公司检查后发现主要问题如下：① 质量管理部门未履行物料管理有关职责。部分原料药未经抽样及检验，即批准放行使用。② 质量保证体系不健全。质量管理部门无法提供物料制成品的相关证明文件及记录。③ 批生产记录缺失。现场检查缺少某药品某批次的批生产记录。④ 批检验记录缺失或不规范。现场检查未能提供某药品某批次的批检验记录。

处理措施如下：约谈企业法定代表人及有关人员，收回相关药品的 GMP 证书；对涉嫌违法违规问题进行依法查处；组织评估相关产品的质量安全风险，对有可能导致安全隐患的，按有关规定召回相关产品；督促整改，加强日常监管。

讨论并回答：

(1) 该制药公司违反了 GMP 的哪些规定？

(2) 结合《药品管理法》，说说对该公司的违法违规行为应当如何处理。

（十）质量控制与质量保证

1. 质量控制实验室管理　质量控制实验室的人员、设施、设备应当与产品性质和生产规模相适应。质量控制负责人应当具有足够的管理实验室的资质和经验，可以管理同一企业的一个或多个实验室。质量控制实验室的检验人员至少应当具有相关专业中专或高中以上学历，并经过与所从事的检验操作相关的实践培训且通过考核。质量控制实验室应当配备药典、标准图谱等必要的工具书，以及标准品或对照品等相关的标准物质。

GMP 还对质量控制实验室的文件，取样，物料和不同生产阶段产品的检验，留样，试剂、试液、培养基和检定菌的管理，标准品或对照品的管理等作出了具体要求。

2. 物料和产品放行　应当分别建立物料和产品批准放行的操作规程，明确批准放行的标准、职责，并有相应的记录。

3. 持续稳定性考察　持续稳定性考察的目的是在有效期内监控已上市药品的质量，以发现药品与生产相关的稳定性问题(如杂质含量或溶出度特性的变化)，并确定药品能够在标示的贮存条件下，符合质量标准的各项要求。

持续稳定性考察主要针对市售包装药品，但也需兼顾待包装产品。持续稳定性考察应当有考察方案，结果应当有报告。持续稳定性考察的时间应当涵盖药品有效期。考察批次数和检验频次应当能够获得足够的数据，以供趋势分析。通常情况下，每种规格、每种内包装形式的药品，至少每年应当考察一个批次，除非当年没有生产。某些情况下，持续稳定性考察中应当额外增加批次数，如重大变更或生产和包装有重大偏差的药品应当列入稳定性考察。此外，重新加工、返工或回收的批次，也应当考虑列入考察，除非已经过验证和稳定性考察。

应当对不符合质量标准的结果或重要的异常趋势进行调查。对任何已确认的不符合质量标准的结果或重大不良趋势，企业都应当考虑是否可能对已上市药品造成影响，必要时应当实施召回，调查结果以及采取的措施应当报告当地药品监督管理部门。

应当根据所获得的全部数据资料，包括考察的阶段性结论，撰写总结报告并保存。应当定期审核总结报告。

4. 变更控制 企业应当建立变更控制系统，对所有影响产品质量的变更进行评估和管理。需要经药品监督管理部门批准的变更应当在得到批准后方可实施。应当建立操作规程，规定原辅料、包装材料、质量标准、检验方法、操作规程、厂房、设施、设备、仪器、生产工艺和计算机软件变更的申请、评估、审核、批准和实施。质量管理部门应当指定专人负责变更控制。变更都应当评估其对产品质量的潜在影响。变更实施时，应当确保与变更相关的文件均已修订。质量管理部门应当保存所有变更的文件和记录。

5. 偏差处理 企业各部门负责人应当确保所有人员正确执行生产工艺、质量标准、检验方法和操作规程，防止偏差的产生。企业应当建立偏差处理的操作规程，规定偏差的报告、记录、调查、处理及所采取的纠正措施，并有相应的记录。

任何偏差应当评估其对产品质量的潜在影响。任何偏离生产工艺、物料平衡限度、质量标准、检验方法、操作规程等的情况均应当有记录，并立即报告主管人员及质量管理部门，应当有清楚的说明，重大偏差应当由质量管理部门会同其他部门进行彻底调查，并有调查报告。偏差调查报告应当由质量管理部门的指定人员审核并签字。企业还应当采取预防措施有效防止类似偏差的再次发生。质量管理部门应当负责偏差的分类，保存偏差调查、处理的文件和记录。

6. 纠正措施和预防措施 企业应当建立纠正措施和预防措施系统，对投诉、召回、偏差、自检或外部检查结果、工艺性能和质量监测趋势等进行调查并采取纠正和预防措施。调查的深度和形式应当与风险的级别相适应。纠正措施和预防措施系统应当能够增进对产品和工艺的理解，改进产品和工艺。

企业应当建立实施纠正和预防措施的操作规程，实施纠正和预防措施应当有文件记录，并由质量管理部门保存。

7. 供应商的评估和批准 供应商指物料、设备、仪器、试剂、服务等的提供方，如生产商、经销商等。质量管理部门应当对所有生产用物料的供应商进行质量评估，会同有关部门对主要物料供应商（尤其是生产商）的质量体系进行现场质量审计，并对质量评估不符合要求的供应商行使否决权。

应当建立物料供应商评估和批准的操作规程，明确供应商的资质、选择的原则、质量评估方式、评估标准、物料供应商批准的程序。质量管理部门应当指定专人负责物料供应商质量评估和现场质量审计，分发经批准的合格供应商名单。

GMP 还对质量管理部门对物料供应商的质量评估，质量管理部门应当向物料管理部门分发经批准的合格供应商名单，企业应当对每家物料供应商建立质量档案等内容作出了相应规定。

8. 产品质量回顾分析 企业应当按照操作规程，每年对所有生产的药品按品种进行产品质量回顾分析，以确认工艺稳定可靠，以及原辅料、成品现行质量标准的适用性，及时发现不良趋势，确定产品及工艺改进的方向。应当考虑以往回顾分析的历史数据，还应当对产品质量回顾分析的有效性进行自检。当有合理的科学依据时，可按照产品的剂型分类进行质量回顾，如固体制剂、液体制剂和无菌制剂等。回顾分析应当有报告。GMP 还对企业应当进行回顾分析的情形作出规定。

9. 投诉与不良反应报告 企业应当建立药品不良反应报告和监测管理制度，设立专门机构并配备专职人员负责管理。应当主动收集药品不良反应，对不良反应应当详细记录、评价、调查和处理，及时采取措施控制可能存在的风险，并按照要求向药品监督管理部门报告。

应当有专人及足够的辅助人员负责进行质量投诉的调查和处理，所有投诉、调查的信息应当向质量受权人通报。投诉调查和处理应当有记录，并注明所查相关批次产品的信息。应当定期回顾分析投诉记录，以便发现需要警觉、重复出现以及可能需要从市场召回药品的问题，并采取相应措施。

（十一）委托生产与委托检验

为确保委托生产产品的质量和委托检验的准确性和可靠性，委托方和受托方必须签订书面合同，明确规定各方责任、委托生产或委托检验的内容及相关的技术事项。委托生产或委托检验的所有活动，包括在技术或其他方面拟采取的任何变更，均应当符合药品生产许可和注册的有关要求。

1. 委托方 委托方应当对受托方进行评估，对受托方的条件、技术水平、质量管理情况进行现场考核，确认其具有完成受托工作的能力，并能保证符合GMP的要求。委托方应当向受托方提供所有必要的资料，以使受托方能够按照药品注册和其他法定要求正确实施所委托的操作，对受托生产或检验的全过程进行监督。委托方应当确保物料和产品符合相应的质量标准。

2. 受托方 受托方必须具备足够的厂房、设备、知识和经验及人员，满足委托方所委托的生产或检验工作的要求。应当确保所收到委托方提供的物料、中间产品和待包装产品适用于预定用途。受托方不得从事对委托生产或检验的产品质量有不利影响的活动。

3. 合同 委托方与受托方之间签订的合同应当详细规定各自的产品生产和控制职责，其中的技术性条款应当由具有制药技术、检验专业知识和熟悉GMP的主管人员拟订。委托生产及检验的各项工作必须符合药品生产许可和药品注册的有关要求并经双方同意。

合同应当详细规定质量受权人批准放行每批药品的程序，确保每批产品都已按照药品注册的要求完成生产和检验；规定何方负责物料的采购、检验、放行、生产和质量控制（包括中间控制）；规定何方负责取样和检验；规定由受托方保存的生产、检验和发运记录及样品，委托方应当能够随时调阅或检查；出现投诉、怀疑产品有质量缺陷或召回时，委托方应当能够方便地查阅所有与评价产品质量相关的记录。合同应当明确规定委托方可以对受托方进行检查或现场质量审计。委托检验合同应当明确受托方有义务接受药品监督管理部门检查。

（十二）产品发运与召回

企业应当建立产品召回系统，必要时可迅速、有效地从市场召回任何一批存在安全隐患的产品。因质量原因退货和召回的产品，均应当按照规定监督销毁，有证据证明退货产品质量未受影响的除外。

每批产品均应当有发运记录。根据发运记录，应当能够追查每批产品的销售情况，必要时应当能够及时全部追回。药品发运的零头包装只限两个批号为一个合箱，合箱外应当标明全部批号，并建立合箱记录。发运记录应当至少保存至药品有效期后一年。

企业应当制定召回操作规程，确保召回工作的有效性。召回应当能够随时启动，并迅速实施。已召回的产品应当有标识，并单独、妥善贮存，等待最终处理决定。

（十三）自检

质量管理部门应当定期组织对企业进行自检，监控 GMP 的实施情况，评估企业是否符合 GMP 范要求，并提出必要的纠正和预防措施。

自检应当有计划，对机构与人员、厂房与设施、设备、物料与产品、确认与验证、文件管理、生产管理、质量控制与质量保证、委托生产与委托检验、产品发运与召回等项目定期进行检查。应当由企业指定人员进行独立、系统、全面的自检，也可由外部人员或专家进行独立的质量审计。自检应当有记录。自检完成后应当有自检报告，内容至少包括自检过程中观察到的所有情况、评价的结论以及提出纠正和预防措施的建议。自检情况应当报告企业高层管理人员。

现行主要相关法律法规

1.《中华人民共和国药品管理法》，中华人民共和国主席令第 31 号。

2.《药品生产质量管理规范》，中华人民共和国卫生部令第 79 号。

实训七　药品生产企业 GMP 实施情况调研

【实训目的】

（1）了解药品生产企业总体选址、布局、药品生产环境，认识 GMP 的原则和具体要求。

（2）掌握 GMP 的卫生要求，特别是人员卫生的具体规定。

（3）能总结某类药品生产过程中的 GMP 要求和生产流程，学习清场要求。

【实训准备】

（1）联系药品生产企业，说明实训目的，获得实训许可。

（2）提前查阅了解药品生产企业概况，结合 GMP 规定，拟定调研内容。

（3）要求学生严格遵守药品生产企业相关制度及规定。

（4）作好调研准备，准备好相关材料和记录本，在企业允许的情况下，准备拍摄器材。

【实训步骤】

一、分组

将整个班的学生分成 5 组，分组实训，共同完成任务。

二、具体实施

（一）实训内容

（1）参观厂区，包括生产区、仓储区、辅助区和质量控制区。

（2）参观厂房和设备，结合 GMP 掌握药品生产企业厂房与设施的要求。

（3）调研 GMP 人员卫生要求，在允许的情况下，学生体验洁净区人员更衣的实践操作。

（4）参观生产车间，尝试绘制某种药品的简易生产流程图，或者描述清场操作的主要流程。

（二）注意事项

参观调研过程中要遵守企业规章制度，不得妨碍企业的正常生产。

【实训思考】

（1）通过对药品生产企业的实地参观，结合 GMP 规定，撰写实训报告，总结实训心得。

（2）尝试绘制某药品的简易生产流程图。

目标检测

一、名词解释

1. 批
2. 洁净区
3. 物料平衡
4. 确认
5. 验证
6. 产品生命周期

二、选择题

（一）A 型题（最佳选择题）

1. 根据《药品管理法》，关于药品生产许可的申请和审批的说法，错误的是________。（　　）

   A. 从事药品生产活动，应当经所在地省、自治区、直辖市人民政府药品监督管理部门批准，取得药品生产许可证
   B. 无药品生产许可证的，不得生产药品
   C. 从事药品生产活动，应当遵守药品生产质量管理规范，建立健全药品生产质量管理体系，仅需申请药品生产许可时符合 GMP 法定要求
   D. 药品生产企业的法定代表人、主要负责人对本企业的药品生产活动全面负责
   E. 从事药品生产活动，应当遵守药品生产质量管理规范，建立健全药品生产质量管理体系，保证药品生产全过程符合法定要求

2. 关于药品生产许可证管理的说法，错误的是________。（　　）

   A. 药品生产许可证正本和副本有效期均为五年，电子证书与纸质证书具有同等法律效力
   B. 药品生产许可证载明事项分为许可事项和登记事项
   C. 企业变更名称等许可证项目及重新发证，原药品生产许可证编号不变
   D. 企业分立与合并，在保留原药品生产许可证编号的同时，增加新的编号
   E. 药品生产许可证有效期届满，需要继续生产药品的，应当在有效期届满前六个月，向原发证机关申请重新发放药品生产许可证

3. GMP 规定，________是药品质量的主要责任人。（　　）

A. 企业负责人　　B. 质量受权人　　C. 质量负责人

D. 生产负责人　　E. QA 经理

4. GMP 规定，洁净区与非洁净区之间、不同级别洁净区之间的压差应当不低于________。（　　）

A. 5 帕斯卡　　B. 10 帕斯卡　　C. 15 帕斯卡

D. 20 帕斯卡　　E. 30 帕斯卡

5. GMP 规定，________应当负责偏差的分类，保存偏差调查、处理的文件和记录。（　　）

A. 生产管理部门　　B. 质量管理部门　　C. 技术管理部门

D. 生产部门　　E. 研发部门

6. GMP 规定，应当对受托生产或检验的全过程进行监督的是________。（　　）

A. 委托方　　B. 受托方　　C. 生产车间

D. 检验人员　　E. 以上都不是

7. GMP 规定，清洁方法要经过验证，保证其清洁效果的目的是________。（　　）

A. 防止污染　　B. 防止交叉污染　　C. 防止污染和交叉污染

D. 防止差错　　E. 保证清洁

8. GMP 规定，经批准用来指导设备操作、维护与清洁、验证、环境控制、取样和检验等药品生产活动的通用性文件称________。（　　）

A. 标准操作规程　　B. 工艺规程　　C. 操作记录

D. 标准管理规程　　E. 操作记录

9. GMP 规定，因质量原因退货和召回的药品，应当________。（　　）

A. 销毁　　B. 返包　　C. 退还经销商

D. 上交药品监管部门　　E. 储存

10. 药品的批记录和发运记录应至少保存至药品有效期后________。（　　）

A. 半年　　B. 一年　　C. 两年

D. 三年　　E. 五年

（二）B 型题（配伍选择题）

（11～12 题共用备选答案）

A. 许可事项	B. 登记事项	C. 认证事项	D. 备案事项	E. 申请事项

根据《药品生产监督管理办法》

11. 药品生产许可证载明的生产地址、生产范围等事项属于________。（　　）

12. 药品生产许可证载明的法定代表人、企业负责人、生产负责人、质量负责人、质量受权人等事项属于________。（　　）

（13～15 题共用备选答案）

A. 高致敏性药品（如青霉素类）	B. 性激素类避孕药品	
C. 细胞毒类药品	D. 中药注射剂	E. 无菌制剂

13. 应当使用专用设施(如独立的空气净化系统)和设备的是________。　(　　)

14. 必须采用专用和独立的厂房、生产设施和设备的是________。　(　　)

15. 必须使用专业设施(如独立的空气净化系统)和设备,并与其他药品生产区严格分开________。　(　　)

(三) X 型题(多项选择题)

16. GMP 中关于生产管理的要求,说法正确的是________。　(　　)
   A. 每批药品均应当编制唯一的批号
   B. 不得以产品包装日期作为生产日期
   C. 除另有法定要求外,生产日期不得迟于产品成型或罐装(封)前经最后混合的操作开始日期
   D. 不得在同一生产操作间同时进行不同品种和规格药品的生产操作,除非没有发生混淆或交叉污染的可能
   E. 生产厂房应当仅限于经批准的人员出入

17. 根据 GMP 规定,药品生产企业的关键人员至少包括________。　(　　)
   A. 企业负责人　B. 生产管理负责人　C. 质量受权人
   D. 设备管理负责人　E. 质量管理负责人

18. 中间产品和待包装产品应有明确的标识,并至少标明________。　(　　)
   A. 产品名称和企业内部的产品代码　B. 生产批号
   C. 数量　D. 生产工序
   E. 物料状态

19. 药品生产企业设备的设计、选型、安装应该________。　(　　)
   A. 符合生产要求　B. 便于生产操作　C. 易于清洗、消毒或灭菌
   D. 便于维修、保养　E. 能防止差错和减少污染

20. GMP 规定,物料不包括________。　(　　)
   A. 原料　B. 半成品　C. 成品
   D. 辅料　E. 直接接触药品的包装材料

三、问答题

1. 简述开办药品生产企业应具备的条件。
2. 简述药品生产许可证的管理要点。
3. 我国现行 GMP 的主要内容有哪些?
4. 在药品生产过程中,应采取哪些措施防止污染和交叉污染?

项目七 药品经营管理

项目目标

1. 知识目标

(1) 掌握药品经营企业开办的基本条件，药品经营许可相关法律知识，药品批发的质量管理的基本内容和要求，药品零售的质量管理的基本内容和要求。

(2) 熟悉药品经营企业的经营方式和范围，药品经营许可证的申领程序，药品经营许可证的管理，互联网药品信息服务资格申办和管理的基本要求，药品网络销售资格和管理的基本要求。

(3) 了解药品电子商务的含义及种类。

2. 能力目标

能够依法依规申请开办药品经营企业；能按照GSP要求，规范操作药品批发和药品零售经营管理各个环节的业务流程。

3. 素养目标

培养学生养成遵法守法、依法办事的职业精神，在药品经营工作中牢记药品质量第一的初心，认真履行工作职责，不断提高业务水平。

项目导入

市场监督管理局执法人员在日常检查过程中发现，某大药房有限公司虽已办理药品经营许可证(经营方式为零售)，但未经药品监督管理部门审核同意，通过互联网将药品批发给数家企业。该公司未经审核同意，将经营方式由零售改为批发的行为违反了《药品经营和使用质量监督管理办法》。市场监督管理局依据《药品经营和使用质量监督管理办法》第六十八条和《中华人民共和国药品管理法》(2019年修订)第一百一十五条的规定，没收违法销售的药品，没收违法所得，并处以罚款。

问题：

(1) 药品经营方式有哪些？

(2) 如何开办药品经营企业？

(3) 如何规范经营药品？

任务一 药品经营许可与监督管理

药品经营，是通过对药品信息流、物流、资金流的有效控制，将药品或药品物流服务提供给药品供应链中各个环节的参与方，并完成药品信息化追溯的过程。药品是特殊商品，药品质量安全事关人民群众的生命健康，为保障药品经营和使用环节质量安全，国家制定了一系列法律法规对药品经营行为进行规范和引导。

一、药品经营

根据《药品管理法》，国家对药品经营管理实施许可制度，在中华人民共和国境内，除药品上市许可持有人自行批发药品外，经营药品必须依法持有药品经营许可证。

（一）药品经营方式

药品经营方式分为药品批发和药品零售两种，划分依据是药品销售对象，与药品具体销售数量多少无关。

1. 药品批发　药品批发是指将药品销售给符合购进药品资质的药品上市许可持有人、药品生产企业、药品经营企业和药品使用单位的药品经营方式。

2. 药品零售　药品零售是指将药品直接销售给个人消费者的药品经营方式。

（二）药品经营类别

在药品零售审批时，药品监督管理部门应当核定经营类别，并在经营范围中予以明确。药品经营类别分为处方药、甲类非处方药和乙类非处方药。

（三）药品经营范围

药品经营范围是指经药品监督管理部门核准经营药品的品种类别。

药品批发经营范围包括中药饮片、中成药、化学药、生物制品、体外诊断试剂（药品）、麻醉药品、第一类精神药品、第二类精神药品、药品类易制毒化学品、医疗用毒性药品、蛋白同化制剂、肽类激素等。其中，麻醉药品、第一类精神药品、第二类精神药品、药品类易制毒化学品、医疗用毒性药品、蛋白同化制剂、肽类激素等经营范围的核定，按照国家有关规定执行。

药品零售（含药品零售和连锁总部）经营范围包括中药饮片、中成药、化学药、第二类精神药品、血液制品、细胞治疗类生物制品及其他生物制品等。其中，第二类精神药品、血液制品、细胞治疗类生物制品经营范围的核定，按照国家有关规定执行。

经营冷藏冷冻等有特殊管理要求药品的企业，应当在经营范围中予以标注。药品零售连锁门店的经营范围不得超过药品零售连锁总部的经营范围。

二、药品经营许可

（一）开办药品经营企业的条件

根据《药品经营和使用质量监督管理办法》，从事药品批发活动的，应当具备以下条件：① 有与其经营范围相适应的质量管理机构和人员，企业法定代表人、主要负责人、质量负责人、质量管理部门负责人等符合规定的条件；② 有依法经过资格认定的药师或者其他药学技术人员；③ 有与其经营品种和规模相适应的自营仓库、营业场所和设施设备，仓库具备实现药品入库、传送、分拣、上架、出库等操作的现代物流设施设备；④ 有保证药品质量的质量管理制度，以及覆盖药品经营、质量控制和追溯全过程的信息管理系统，并符合药品经营质量管理规范要求。

从事药品零售活动，应当具备以下条件：① 经营处方药、甲类非处方药的，应当按规定配备与经营范围和品种相适应的依法经过资格认定的药师或者其他药学技术人员；只经营乙类非处方药的，可以配备经设区的市级药品监督管理部门组织考核合格的药品销售业务人员；② 有与所经营药品相适应的营业场所、设备、陈列、仓储设施及卫生环境；同时经营其他商品（非药品）的，陈列、仓储设施应当与药品分开设置；在超市等其他场所从事药品零售活动的，应当具有独立的经营区域；③ 有与所经营药品相适应的质量管理机构或者人员，企业法定代表人、主要负责人、质量负责人等符合规定的条件；④ 有保证药品质量的质量管理制度、符合质量管理与追溯要求的信息管理系统，符合药品经营质量管理规范要求。

（二）药品经营许可申请

从事药品批发活动，应当经所在地省、自治区、直辖市人民政府药品监督管理部门批准，取得药品经营许可证。从事药品零售活动，应当经所在地县级以上地方人民政府药品监督管理部门批准，取得药品经营许可证。无药品经营许可证的，不得经营药品。

提出申请时需提交下列材料：① 药品经营许可证申请表；② 质量管理机构情况，以及主要负责人、质量负责人、质量管理部门负责人学历、工作经历相关材料；③ 药师或者其他药学技术人员资格证书及任职文件；④ 经营药品的方式和范围相关材料；⑤ 药品质量管理规章制度，以及陈列、仓储等关键设施设备清单；⑥ 营业场所、设备、仓储设施及周边卫生环境等情况，营业场所、仓库平面布置图及房屋产权或者使用权相关材料；⑦ 法律、法规规定的其他材料。

（三）药品经营许可受理

药品监督管理部门收到药品经营许可证申请后，应当根据下列情况分别作出处理：① 申请事项依法不需要取得药品经营许可的，应当即时告知申请人不受理；② 申请事项依法不属于本部门职权范围的，应当即时作出不予受理的决定，并告知申请人向有关行政机关申请；③ 申请材料存在可以当场更正的错误的，应当允许申请人当场更正；④ 申请材料不齐全或者不符合形式审查要求的，应当当场或者在五日内发给申请人补正材料通知书，一次告知申请人需要补正的全部内容，逾期不告知的，自收到申请材料之日起即为受理；⑤ 申请材料齐全、符合形式审查要求，或者申请人按照要求提交全部补正材料的，应当受理药品经营许可证申请。

药品监督管理部门受理或者不予受理药品经营许可证申请的，应当出具加盖本部门专用印章和注明日期的受理通知书或者不予受理通知书。

（四）药品经营许可审核批准

药品监督管理部门应当自受理申请之日起二十日内作出决定，按照药品经营质量管理规范及其现场检查指导原则、检查细则等有关规定，组织开展申报资料技术审查和现场检查。经技术审查和现场检查，符合条件的，准予许可，并自许可决定作出之日起五日内颁发药品经营许可证；不符合条件的，作出不予许可的书面决定，并说明理由。

仅从事乙类非处方药零售活动的，申请人提交申请材料和承诺书后，符合条件的，准予许可，当日颁发药品经营许可证。自许可决定作出之日起三个月内药品监督管理部门组织开展技术审查和现场检查，发现承诺不实的，责令限期整改，整改后仍不符合条件的，撤销药品经营许可证。

（五）信息公开

药品监督管理部门应当在网站和办公场所公示申请药品经营许可证的条件、程序、期限、需要提交的全部材料目录和申请表格式文本等。药品监督管理部门应当公开药品经营许可证申请的许可结果，并提供条件便利申请人查询审批进程。

（六）听证

药品监督管理部门认为药品经营许可涉及公共利益的，应当向社会公告，并举行听证。药品经营许可直接涉及申请人与他人之间重大利益关系的，药品监督管理部门作出行政许可决定前，应当告知申请人、利害关系人享有要求听证的权利。

三、药品经营许可证管理

药品经营许可证有效期为五年，分为正本和副本。药品经营许可证样式由国家药品监督管理局统一制定。药品经营许可证电子证书与纸质证书具有同等法律效力。任何单位或者个人不得伪造、变造、出租、出借、买卖药品经营许可证。

药品经营许可证应当载明许可证编号、企业名称、统一社会信用代码、经营地址、法定代表人、主要负责人、质量负责人、经营范围、经营方式、仓库地址、发证机关、发证日期、有效期等项目。企业名称、统一社会信用代码、法定代表人等项目应当与市场监督管理部门核发的营业执照中载明的相关内容一致。

药品监督管理部门应当及时更新药品经营许可证核发、重新审查发证、变更、吊销、撤销、注销等信息，并在完成后十日内予以公开。

（一）药品经营许可证变更

药品经营许可证载明事项分为许可事项和登记事项。许可事项是指经营地址、经营范围、经营方式、仓库地址。登记事项是指企业名称、统一社会信用代码、法定代表人、主要负责人、质量负责人等。药品经营许可证载明事项发生变更的，由发证机关在副本上记录变更的内容和时间，并按照变更后的内容重新核发药品经营许可证正本。

1. 许可事项变更　变更药品经营许可证载明的许可事项的，应当向发证机关提出药品经营许可证变更申请。未经批准，不得擅自变更许可事项。发证机关应当自受理变更申请之日起十五日内作出准予变更或者不予变更的决定。药品零售企业被其他药品零售连锁总部收购的，按照变更药品经营许可证程序办理。

2. 登记事项变更　药品经营许可证载明的登记事项发生变化的，应当在发生变化起三十日内，向发证机关申请办理药品经营许可证变更登记。发证机关应当在十日内完成变更登记。

（二）药品经营许可证换发

药品经营许可证有效期届满需要继续经营药品的，药品经营企业应当在有效期届满前六个月至两个月期间，向发证机关提出重新审查发证申请。发证机关按照《药品经营和使用质量监督管理办法》关于申请办理药品经营许可证的程序和要求进行审查，必要时开展现场检查。药品经营许可证有效期届满前，应当作出是否许可的决定。经审查符合规定条件的，准予许可，药品经营许可证编号不变。不符合规定条件的，责令限期整改；整改后仍不符合规定条件的，不予许可，并书面说明理由。逾期未作出决定的，视为准予许可。

在有效期届满前两个月内提出重新审查发证申请的，药品经营许可证有效期届满后不得继续经营；药品监督管理部门准予许可后，方可继续经营。

（三）药品经营许可证注销

药品经营企业有下列情形之一的，由发证机关依法办理药品经营许可证注销手续，并予以公告：① 企业主动申请注销药品经营许可证的；② 药品经营许可证有效期届满未申请重新审查发证的；③ 药品经营许可依法被撤销、撤回或者药品经营许可证依法被吊销的；④ 企业依法终止的；⑤ 法律、法规规定的应当注销行政许可的其他情形。

（四）药品经营许可证遗失

药品经营许可证遗失的，应当向原发证机关申请补发。原发证机关应当及时补发药品经营许可证，补发的药品经营许可证编号和有效期限与原许可证一致。

四、药品经营监督检查

1. 监督检查计划 药品监督管理部门应当根据药品经营使用单位的质量管理，所经营和使用药品品种，检查、检验、投诉、举报等药品安全风险和信用情况，制订年度检查计划、开展监督检查并建立监督检查档案。检查计划包括检查范围、检查内容、检查方式、检查重点、检查要求、检查时限、承担检查的单位等。药品监督管理部门应当将上一年度新开办的药品经营企业纳入本年度的监督检查计划，对其实施药品经营质量管理规范符合性检查。

2. 监督检查频次 县级以上地方药品监督管理部门应当根据药品经营和使用质量管理风险，确定监督检查频次：① 对麻醉药品和第一类精神药品、药品类易制毒化学品经营企业检查，每半年不少于一次；② 对冷藏冷冻药品、血液制品、细胞治疗类生物制品、第二类精神药品、医疗用毒性药品经营企业检查，每年不少于一次；③ 对第一项、第二项以外的药品经营企业，每年确定一定比例开展药品经营质量管理规范符合性检查，三年内对本行政区域内药品经营企业全部进行检查；④ 对接收、储存疫苗的疾病预防控制机构、接种单位执行疫苗储存和运输管理规范情况进行检查，原则上每年不少于一次；⑤ 每年确定一定比例医疗机构，对其购进、验收、储存药品管理情况进行检查，三年内对行政区域内医疗机构全部进行检查。药品监督管理部门可结合本行政区域内工作实际，增加检查频次。

3. 跨省监督管理 药品上市许可持有人、药品经营企业与受托开展药品经营相关活动的受托方不在同一省、自治区、直辖市的，委托方所在地药品监督管理部门负责对跨省、自治区、直辖市委托开展的药品经营活动实施监督管理，受托方所在地药品监督管理部门负责协助日常监管。委托方和受托方所在地药品监督管理部门应当加强信息沟通，相互通报监督检查等情况，必要时可以开展联合检查。

4. 抽样检验 药品监督管理部门在监督检查过程中发现可能存在质量问题的药品，可以按照有关规定进行抽样检验。

5. 行政措施 药品监督管理部门根据监督检查情况，有证据证明可能存在药品安全隐患的，可以依法采取以下行政措施：① 行政告诫；② 责任约谈；③ 责令限期整改；④ 责令暂停相关药品销售和使用；⑤ 责令召回药品；⑥ 其他风险控制措施。

6. 违法行为的查处 药品监督管理部门在监督检查过程中，发现存在涉嫌违反药品法律、法规、规章行为的，应当及时采取措施，按照职责和权限依法查处；涉嫌犯罪的移交公安机关处理。发现涉嫌违纪线索的，移送纪检监察部门。

7. 配合监督检查的要求 药品上市许可持有人、药品生产企业、药品经营企业和医疗机构应当积极配合药品监督管理部门实施的监督检查,如实提供与被检查事项有关的物品和记录、凭证及医学文书等资料,不得以任何理由拒绝、逃避监督检查,不得伪造、销毁、隐匿有关证据材料,不得擅自动用查封、扣押物品。

现行主要相关法律法规

1.《中华人民共和国药品管理法》,中华人民共和国主席令第 31 号。

2.《药品经营和使用质量监督管理办法》,国家市场监督管理总局令第 84 号。

任务二 药品经营质量管理

药品经营企业必须严格依据《药品经营质量管理规范》(Good Supply Practice, GSP)从事经营活动,GSP 是药品经营管理和质量控制的基本准则。药品生产企业销售药品、药品流通过程中其他涉及储存与运输药品的,也应当符合 GSP 的要求。药品零售连锁企业总部的管理应当符合 GSP 药品批发企业相关规定,门店的管理应当符合 GSP 药品零售企业相关规定。

一、药品批发的质量管理

(一)质量管理体系

药品经营企业应当依据有关法律法规及 GSP 的要求建立质量管理体系,确定质量方针,制定质量管理体系文件,开展质量策划、质量控制、质量保证、质量改进和质量风险管理等活动。企业制定的质量方针文件应当明确企业总的质量目标和要求,并贯彻到药品经营活动的全过程。

药品经营企业质量管理体系应当与其经营范围和规模相适应,包括组织机构、人员、设施设备、质量管理体系文件及相应的计算机系统等。企业应当定期,以及在质量管理体系关键要素发生重大变化时,组织开展内审,并对内审的情况进行分析,依据分析结论制定相应的质量管理体系改进措施,不断提高质量控制水平,保证质量管理体系持续有效运行。企业应当采用前瞻或者回顾的方式,对药品流通过程中的质量风险进行评估、控制、沟通和审核。

企业应当对药品供货单位、购货单位的质量管理体系进行评价,确认其质量保证能力和质量信誉,必要时进行实地考察。企业应当全员参与质量管理。各部门、岗位人员应当正确理解并履行职责,承担相应质量责任。

(二)质量管理体系文件

药品经营企业制定质量管理体系文件应当符合企业实际。

质量管理体系文件包括质量管理制度、部门及岗位职责、操作规程、档案、报告、记录和凭证等。文件的起草、修订、审核、批准、分发、保管,以及修改、撤销、替换、销毁等应当按照文件管理操作规程进行,并保存相关记录。文件应当标明题目、种类、目的以及文件编号和版本号。文字应当准确、清晰、易懂。

文件应当分类存放,便于查阅。企业应当定期审核、修订文件,使用的文件应当为现行有效的文本，已废止或者失效的文件除留档备查外，不得在工作现场出现。企业应当保证各岗位获得与其工作内容相对应的必要文件，并严格按照规定开展工作。

1. 质量管理制度 质量管理制度应当包括：① 质量管理体系内审的规定；② 质量否决权的规定；③ 质量管理文件的管理；④ 质量信息的管理；⑤ 供货单位、购货单位、供货单位销售人员及购货单位采购人员等资格审核的规定；⑥ 药品采购、收货、验收、储存、养护、销售、出库、运输的管理；⑦ 特殊管理的药品的规定；⑧ 药品有效期的管理；⑨ 不合格药品、药品销毁的管理；⑩ 药品退货的管理；⑪ 药品召回的管理；⑫ 质量查询的管理；⑬ 质量事故、质量投诉的管理；⑭ 药品不良反应报告的规定；⑮ 环境卫生、人员健康的规定；⑯ 质量方面的教育、培训及考核的规定；⑰ 设施设备保管和维护的管理；⑱ 设施设备验证和校准的管理；⑲ 记录和凭证的管理；⑳ 计算机系统的管理；㉑ 药品追溯的规定；㉒ 其他应当规定的内容。

2. 各部门及岗位职责 各部门及岗位职责包括：① 质量管理、采购、储存、销售、运输、财务和信息管理等部门职责；② 企业负责人、质量负责人及质量管理、采购、储存、销售、运输、财务和信息管理等部门负责人的岗位职责；③ 质量管理、采购、收货、验收、储存、养护、销售、出库复核、运输、财务、信息管理等岗位职责；④ 与药品经营相关的其他岗位职责。

3. 操作规程 企业应当制定药品采购、收货、验收、储存、养护、销售、出库复核、运输等环节及计算机系统的操作规程。

4. 相关记录 企业应当建立药品采购、验收、养护、销售、出库复核、销后退回和购进退出、运输、储运温湿度监测、不合格药品处理等相关记录，做到真实、完整、准确、有效和可追溯。通过计算机系统记录数据时，有关人员应当按照操作规程，通过授权及密码登录后方可进行数据的录入或者复核；数据的更改应当经质量管理部门审核并在其监督下进行，更改过程应当留有记录。

书面记录及凭证应当及时填写，并做到字迹清晰，不得随意涂改，不得撕毁。更改记录的，应当注明理由、日期并签名，保持原有信息清晰可辨。记录及凭证应当至少保存五年。疫苗、特殊管理的药品的记录及凭证按相关规定保存。

（三）组织机构与质量管理职责

药品经营企业应当设立与其经营活动和质量管理相适应的组织机构或者岗位，明确规定其职责、权限及相互关系。

1. 企业负责人 企业负责人是药品质量的主要责任人，全面负责企业日常管理，负责提供必要的条件，保证质量管理部门和质量管理人员有效履行职责，确保企业实现质量目标并按照GSP要求经营药品。

2. 企业质量负责人 企业质量负责人应当由高层管理人员担任，全面负责药品质量管理工作，独立履行职责，在企业内部对药品质量管理具有裁决权。

3. 质量管理部门 企业应当设立质量管理部门，有效开展质量管理工作。质量管理部门的职责不得由其他部门及人员履行。质量管理部门应当履行以下职责：① 督促相关部门和岗位人员执行药品管理的法律法规及规范；② 组织制订质量管理体系文件，并指导、监督文件的执行；③ 负责对供货单位和购货单位的合法性、购进药品的合法性，以及供货单位销售人员、购货单位采购人员的合法资格进行审核，并根据审核内容的变化进行动态管理；④ 负责质量信息的收集和管理，并建立药品质量档案；⑤ 负责药品的验收，指导并监督药品采购、储存、养护、销售、退货、运输等环节的质量管理工作；⑥ 负责不合格药品的确认，对不合格药品的处理过程实施监督；⑦ 负责药品质量投诉和质量事故的调查、处理及报告；⑧ 负责假劣药品的报告；⑨ 负责药品质量查询；⑩ 负责指导设定计算机系统质量控制功能；⑪ 负责计算机系统操作权限的审核和质量管理基础数据的建立及更新；⑫ 组织验证、校准相关设施设备；⑬ 负责药品召回的管理；⑭ 负责药品不良反应的报告；⑮ 组织质量管理体系的内审和风险评估；⑯ 组织对药品供货单位及购货单位质量管理体系和服务质量的考察和评价；⑰ 组织对被委托运输的承运方运输条件和质量保障能力的审查；⑱ 协助开展质量管理教育和培训；⑲ 其他应当由质量管理部门履行的职责。

（四）人员与培训

药品批发企业从事药品经营和质量管理工作的人员，应当符合有关法律法规及规范规定的资格要求，不得有相关法律法规禁止从业的情形。

1. 人员资质要求　GSP 对药品批发企业的负责人、质量管理负责人、质量管理部门负责人及有关工作人员的学历和资质做出了要求（表 7－1）。从事质量管理、验收工作的人员应当在职在岗，不得兼职其他业务工作。从事疫苗配送的，应当配备 2 名以上专业技术人员专门负责疫苗质量管理和验收工作。

表 7－1　药品经营企业相关人员的资质要求

人员		学历资质要求
批发企业领导及部门负责人	企业负责人	具有大学专科以上学历或者中级以上专业技术职称，经过基本的药学专业知识培训，熟悉有关药品管理的法律法规及 GSP
	企业质量负责人	具有大学本科以上学历、执业药师资格和 3 年以上药品经营质量管理工作经历，在质量管理工作中具备正确判断和保障实施的能力
	企业质量管理部门负责人	具有执业药师资格和 3 年以上药品经营质量管理工作经历，能独立解决经营过程中的质量问题
批发企业工作人员	质量管理工作人员	具有药学中专或者医学、生物、化学等相关专业大学专科以上学历或者具有药学初级以上专业技术职称
	验收、养护工作人员	具有药学或者医学、生物、化学等相关专业中专以上学历或者具有药学初级以上专业技术职称
	中药材、中药饮片验收工作人员	具有中药学专业中专以上学历或者具有中药学中级以上专业技术职称
	中药材、中药饮片养护人员	具有中药学专业中专以上学历或者具有中药学初级以上专业技术职称
	直接收购地产中药材验收人员	具有中药学中级以上专业技术职称
	疫苗质量管理和验收人员	具有预防医学、药学、微生物学或者医学等专业本科以上学历及中级以上专业技术职称，并有 3 年以上从事疫苗管理或者技术工作经历
	采购工作人员	具有药学或者医学、生物、化学等相关专业中专以上学历
	销售、储存等工作人员	具有高中以上文化程度

2. 人员培训 药品经营企业应当对各岗位人员进行与其职责和工作内容相关的岗前培训和继续培训，以符合 GSP 要求。培训内容应当包括相关法律法规、药品专业知识及技能、质量管理制度、职责及岗位操作规程等。企业应当按照培训管理制度制定年度培训计划并开展培训，使相关人员能正确理解并履行职责。培训工作应当作好记录并建立档案。从事特殊管理的药品和冷藏冷冻药品的储存、运输等工作的人员，应当接受相关法律法规和专业知识培训并经考核合格后方可上岗。

3. 人员健康要求 企业应当制定员工个人卫生管理制度，储存、运输等岗位人员的着装应当符合劳动保护和产品防护的要求。质量管理、验收、养护、储存等直接接触药品岗位的人员应当进行岗前及年度健康检查，并建立健康档案。患有传染病或者其他可能污染药品的疾病的，不得从事直接接触药品的工作。身体条件不符合相应岗位特定要求的，不得从事相关工作。

（四）设施与设备

1. 库房要求 企业应当具有与其药品经营范围、经营规模相适应的经营场所和库房。库房的选址、设计、布局、建造、改造和维护应当符合药品储存的要求，防止药品的污染、交叉污染、混淆和差错。药品储存作业区、辅助作业区应当与办公区和生活区分开一定距离或者有隔离措施。库房的规模及条件应当满足药品的合理、安全储存，并达到以下要求，便于开展储存作业：① 库房内外环境整洁，无污染源，库区地面硬化或者绿化；② 库房内墙、顶光洁，地面平整，门窗结构严密；③ 库房有可靠的安全防护措施，能够对无关人员进入实行可控管理，防止药品被盗、替换或者混入假药；④ 有防止室外装卸、搬运、接收、发运等作业受异常天气影响的措施。

2. 库房设施设备配备 ① 药品与地面之间有效隔离的设备；② 避光、通风、防潮、防虫、防鼠等设备；③ 有效调控温湿度及室内外空气交换的设备；④ 自动监测、记录库房温湿度的设备；⑤ 符合储存作业要求的照明设备；⑥ 用于零货拣选、拼箱发货操作及复核的作业区域和设备；⑦ 包装物料的存放场所；⑧ 验收、发货、退货的专用场所；⑨ 不合格药品专用存放场所；⑩ 经营特殊管理的药品有符合国家规定的储存设施。

3. 经营中药材、中药饮片的设施设备 经营中药材、中药饮片的，应当有专用的库房和养护工作场所，直接收购地产中药材的应当设置中药样品室(柜)。

4. 冷藏、冷冻药品的设施设备 储存、运输冷藏、冷冻药品的，应当配备以下设施设备：① 与其经营规模和品种相适应的冷库，储存疫苗的应当配备两个以上独立冷库；② 用于冷库温度自动监测、显示、记录、调控、报警的设备；③ 冷库制冷设备的备用发电机组或者双回路供电系统；④ 对有特殊低温要求的药品，应当配备符合其储存要求的设施设备；⑤ 冷藏车及车载冷藏箱或者保温箱等设备。

5. 运输与冷链运输的设施设备 运输药品应当使用封闭式货物运输工具。运输冷藏、冷冻药品的冷藏车及车载冷藏箱、保温箱应当符合药品运输过程中对温度控制的要求。冷藏车具有自动调控温度、显示温度、存储和读取温度监测数据的功能；冷藏箱及保温箱具有外部显示和采集箱体内温度数据的功能。储存、运输设施设备的定期检查、清洁和维护应当由专人负责，并建立记录和档案。

（五）校准与验证

药品经营企业应当按照国家有关规定，对计量器具、温湿度监测设备等定期进行校准或者检定。企业应当对冷库、储运温湿度监测系统，以及冷藏运输等设施设备进行使用前验证、定期验证及停用时间超过规定时限的验证。企业应当根据相关验证管理制度，形成验证控制文件，包括验证方案、报告、评价、偏差处理和预防措施等。验证应当按照预先确定和批准的方案实施，验证报告应当经过审核和批准，验证文件应当存档。企业应当根据验证确定的参数及条件，正确、合理使用相关设施设备。

（六）计算机系统

药品经营企业应当建立能够符合经营全过程管理及质量控制要求的计算机系统，实现药品可追溯。企业计算机系统应当符合以下要求：① 有支持系统正常运行的服务器和终端机；② 有安全、稳定的网络环境，有固定接入互联网的方式和安全可靠的信息平台；③ 有实现部门之间、岗位之间信息传输和数据共享的局域网；④ 有药品经营业务票据生成、打印和管理功能；⑤ 有符合 GSP 要求及企业管理实际需要的应用软件和相关数据库。

各类数据的录入、修改、保存等操作应当符合授权范围、操作规程和管理制度的要求，保证数据原始、真实、准确、安全和可追溯。计算机系统运行中涉及企业经营和管理的数据应当采用安全、可靠的方式储存并按日备份，备份数据应当存放在安全场所。

（七）采购

1. 药品采购的要求 企业的采购活动应当做到“两确定、一核实、一协议”，即确定供货单位的合法资格、确定所购入药品的合法性，核实供货单位销售人员的合法资格，与供货单位签订质量保证协议。

2. 首营企业、首营品种的审核 首营企业是指采购药品前，与本企业首次发生供需关系的药品生产或者经营企业。首营品种是指本企业首次采购的药品。采购中涉及的首营企业、首营品种，采购部门应当填写相关申请表格，经过质量管理部门和企业质量负责人的审核批准。必要时应当组织实地考察，对供货单位质量管理体系进行评价。

对首营企业的审核，应当查验加盖其公章原印章的以下资料，确认真实、有效：① 药品生产许可证或者药品经营许可证复印件；② 营业执照、税务登记、组织机构代码的证件复印件，及上一年度企业年度报告公示情况；③《药品生产质量管理规范》认证证书或者《药品经营质量管理规范》认证证书复印件；④ 相关印章、随货同行单（票）样式；⑤ 开户户名、开户银行及账号。

采购首营品种应当审核药品的合法性，索取加盖供货单位公章原印章的药品生产或者进口批准证明文件复印件并予以审核，审核无误的方可采购。以上资料应当归入药品质量档案。

3. 供货单位销售人员资质审核 企业应当核实、留存供货单位销售人员以下资料：① 加盖供货单位公章原印章的销售人员身份证复印件；② 加盖供货单位公章原印章和法定代表人印章或者签名的授权书，授权书应当载明被授权人姓名、身份证号码，以及授权销售的品种、地域、期限；③ 供货单位及供货品种相关资料。

4. 质量保证协议 企业与供货单位签订的质量保证协议至少包括以下内容：① 明确双方质量责任；② 供货单位应当提供符合规定的资料且对其真实性、有效性负责；③ 供货单位应当按照国家规定开具发票；④ 药品质量符合药品标准等有关要求；⑤ 药品包装、标签、说明书符合有关规定；⑥ 药品运输的质量保证及责任；⑦ 质量保证协议的有效期限。

5. 票据管理 采购药品时，企业应当向供货单位索取发票。发票应当列明药品的通用名称、规格、单位、数量、单价、金额等；不能全部列明的，应当附《销售货物或者提供应税劳务清单》，并加盖供货单位发票专用章原印章、注明税票号码。发票上的购、销单位名称及金额、品名应当与付款流向及金额、品名一致，并与财务账目内容相对应。发票按有关规定保存。

6. 采购记录 采购药品应当建立采购记录。采购记录应当有药品的通用名称、剂型、规格、生产厂商、供货单位、数量、价格、购货日期等内容，采购中药材、中药饮片的还应当标明产地。

7. 药品直调 发生灾情、疫情、突发事件或者临床紧急救治等特殊情况，以及其他符合国家有关规定的情形，企业可采用直调方式购销药品，将已采购的药品不入本企业仓库，直接从供货单位发送到购货单位，并建立专门的采购记录，保证有效的质量跟踪和追溯。

8. 药品采购综合质量评审 企业应当定期对药品采购的整体情况进行综合质量评审，建立药品质量评审和供货单位质量档案，并进行动态跟踪管理。

（八）收货与验收

药品经营企业应当按照规定的程序和要求对到货药品逐批进行收货、验收，防止不合格药品入库。

1. 收货程序 药品到货时，收货人员应当核实运输方式是否符合要求，并对照随货同行单（票）和采购记录核对药品，做到票、账、货相符。随货同行单（票）应当包括供货单位、生产厂商、药品的通用名称、剂型、规格、批号、数量、收货单位、收货地址、发货日期等内容，并加盖供货单位药品出库专用章原印章。

冷藏、冷冻药品到货时，应当对其运输方式及运输过程的温度记录、运输时间等质量控制状况进行重点检查并记录。不符合温度要求的应当拒收。收货人员对符合收货要求的药品，应当按品种特性要求放于相应待验区域，或者设置状态标志，通知验收。冷藏、冷冻药品应当在冷库内待验。

2. 检验报告书 验收药品应当按照药品批号查验同批号的检验报告书。供货单位为批发企业的，检验报告书应当加盖其质量管理专用章原印章。检验报告书的传递和保存可以采用电子数据形式，但应当保证其合法性和有效性。

3. 抽样验收 企业应当按照规定验收，对每次到货药品进行逐批抽样验收，抽取的样品应当具有代表性：① 同一批号的药品应当至少检查一个最小包装，但生产企业有特殊质量控制要求或者打开最小包装可能影响药品质量的，可不打开最小包装；② 破损、污染、渗液、封条损坏等包装异常以及零货、拼箱的，应当开箱检查至最小包装；③ 外包装及封签完整的原料药、实施批签发管理的生物制品，可不开箱检查。

验收人员应当对抽样药品的外观、包装、标签、说明书，以及相关的证明文件等逐一进行检查、核对；验收结束后，应当将抽取的完好样品放回原包装箱，加封并标示。特殊管理的药品应当按照相关规定在专库或者专区内验收。

4. 验收记录 验收药品应当作好验收记录，包括药品的通用名称、剂型、规格、批准文号、批号、生产日期、有效期、生产厂商、供货单位、到货数量、到货日期、验收合格数量、验收结果等内容。验收人员应当在验收记录上签署姓名和验收日期。

中药材验收记录应当包括品名、产地、供货单位、到货数量、验收合格数量等内容。中药饮片验收记录应当包括品名、规格、批号、产地、生产日期、生产厂商、供货单位、到货数量、验收合格数量等内容，实施批准文号管理的中药饮片还应当记录批准文号。验收不合格的还应当注明不合格事项及处置措施。

5. 库存记录　企业应当建立库存记录，验收合格的药品应当及时入库登记；验收不合格的，不得入库，并由质量管理部门处理。

6. 委托验收　企业进行药品直调的，可委托购货单位进行药品验收。购货单位应当严格按照 GSP 的要求验收药品，并建立专门的直调药品验收记录。验收当日应当将验收记录相关信息传递给直调企业。

拓展阅读

药品验收抽样原则

验收抽样应具有代表性，应遵循以下原则：

① 同一批号整件数量在 2 件及以下的，全部抽样检查；整件数量在 2 件以上至 50 件以下的，至少抽样检查 3 件；整件数量在 50 件以上的，每增加 50 件，至少增加抽样检查 1 件，不满 50 件的按 50 件计算。

② 对抽取的整件药品开箱抽样检查，从每整件的上、中、下不同位置随机抽取 3 个最小包装进行检查，对存在封口不牢、标签污损、有明显重量差异或外观异常等情况的，至少再增加一倍抽样数量，进行再检查。

③ 对整件药品存在破损、污染、渗液、封条损坏等包装异常的，要开箱检查至最小包装。

④ 非整件药品逐箱检查。同一批号药品至少随机抽取一个最小包装检查。

思考：若到货同一批号某药品 200 件，按照验收抽样原则，应抽样几件？

（九）储存与养护

1. 药品储存要求　药品经营企业应当根据药品的质量特性对药品进行合理储存，并符合以下要求：① 按包装标示的温度要求储存药品，包装上没有标示具体温度的，按照《中华人民共和国药典》规定的贮藏要求进行储存；② 储存药品相对湿度为 35%～75%；③ 在人工作业的库房储存药品，按质量状态实行色标管理，合格药品为绿色，不合格药品为红色，待确定药品为黄色；④ 储存药品应当按照要求采取避光、遮光、通风、防潮、防虫、防鼠等措施；⑤ 搬运和堆码药品应当严格按照外包装标示要求规范操作，堆码高度符合包装图示要求，避免损坏药品包装；⑥ 药品按批号堆码，不同批号的药品不得混垛，垛间距不小于 5 厘米，与库房内墙、顶、温度调控设备及管道等设施间距不小于 30 厘米，与地面间距不小于 10 厘米；⑦ 药品与非药品、外用药与其他药品分开存放，中药材和中药饮片分库存放；⑧ 特殊管理的药品应当按照国家有关规定储存；⑨ 拆除外包装的零货药品应当集中存放；⑩ 储存药品的货架、托盘等设施设备应当保持清洁，无破损和杂物堆放；⑪ 未经批准的人员不得进入储存作业区，储存作业区内的人员不得有影响药品质量和安全的行为；⑫ 药品储存作业区内不得存放与储存管理无关的物品。

2. 药品养护要求　养护人员应当根据库房条件、外部环境、药品质量特性等对药品进行养护，主要内容如下：① 指导和督促储存人员对药品进行合理储存与作业；② 检查并改善储存条件、防护措施、卫生环境；③ 对库房温湿度进行有效监测、调控；④ 按照养护计划对库存药品的外观、包装等质量状况进行检查，并建立养护记录；对储存条件有特殊要求的或者有效期较短的品种应当进行重点养护；⑤ 发现有问题的药品应当及时在计算机系统中锁定和记录，并通知质量管理部门处理；⑥ 对中药材和中药饮片应当按其特性采取有效方法进行养护并记录，所采取的养护方法不得对药品造成污染；⑦ 定期汇总、分析养护信息。

3. 效期管理 企业应当采用计算机系统对库存药品的有效期进行自动跟踪和控制，采取近效期预警及超过有效期自动锁定等措施，防止过期药品销售。

4. 药品破损处理 药品因破损而导致液体、气体、粉末泄漏时，应当迅速采取安全处理措施，防止对储存环境和其他药品造成污染。

5. 质量可疑药品处理 对质量可疑的药品应当立即采取停售措施，并在计算机系统中锁定，同时报告质量管理部门确认。对存在质量问题的药品应当采取以下措施：① 存放于标志明显的专用场所，并有效隔离，不得销售；② 怀疑为假药的，及时报告食品药品监督管理部门；③ 属于特殊管理的药品，按照国家有关规定处理；④ 不合格药品的处理过程应当有完整的手续和记录；⑤ 对不合格药品应当查明并分析原因，及时采取预防措施。

6. 定期盘点 企业应当对库存药品定期盘点，做到账、货相符。

（十）销售

1. 确认购货单位合法资质 药品经营企业应当将药品销售给合法的购货单位，并对购货单位的证明文件、采购人员及提货人员的身份证明进行核实，保证药品销售流向真实、合法。企业应当严格审核购货单位的生产范围、经营范围或者诊疗范围，并按照相应的范围销售药品。

2. 销售票据与记录 企业销售药品，应当如实开具发票，做到票、账、货、款一致。企业应当作好药品销售记录。销售记录应当包括药品的通用名称、规格、剂型、批号、有效期、生产厂商、购货单位、销售数量、单价、金额、销售日期等内容。进行药品直调的，应当建立专门的销售记录。

中药材销售记录应当包括品名、规格、产地、购货单位、销售数量、单价、金额、销售日期等内容；中药饮片销售记录应当包括品名、规格、批号、产地、生产厂商、购货单位、销售数量、单价、金额、销售日期等内容。销售特殊管理的药品以及国家有专门管理要求的药品，应当严格按照国家有关规定执行。

（十一）出库与运输

1. 出库管理 药品出库时应当对照销售记录进行复核。发现以下情况不得出库，并报告质量管理部门处理：① 药品包装出现破损、污染、封口不牢、衬垫不实、封条损坏等问题；② 包装内有异常响动或者液体渗漏；③ 标签脱落、字迹模糊不清或者标识内容与实物不符；④ 药品已超过有效期；⑤ 其他异常情况的药品。

药品出库复核应当建立记录，包括购货单位、药品的通用名称、剂型、规格、数量、批号、有效期、生产厂商、出库日期、质量状况和复核人员等内容。特殊管理的药品出库应当按照有关规定进行复核。药品拼箱发货的代用包装箱应当有醒目的拼箱标志。

药品出库时，应当附加盖企业药品出库专用章原印章的随货同行单(票)。直调药品出库时，由供货单位开具两份随货同行单(票)，分别发往直调企业和购货单位。随货同行单(票)还应当标明直调企业名称。

冷藏、冷冻药品的装箱、装车等项作业，应当由专人负责并符合以下要求：① 车载冷藏箱或者保温箱在使用前应当达到相应的温度要求；② 应当在冷藏环境下完成冷藏、冷冻药品的装箱、封箱工作；③ 装车前应当检查冷藏车辆的启动、运行状态，达到规定温度后方可装车；④ 启运时应当作好运输记录，内容包括运输工具和启运时间等。

2. 运输与配送　药品经营企业应当按照质量管理制度的要求，严格执行运输操作规程，并采取有效措施保证运输过程中的药品质量与安全。运输药品，应当根据药品的包装、质量特性并针对车况、道路、天气等因素，选用适宜的运输工具，采取相应措施防止出现破损、污染等问题。发运药品时，应当检查运输工具，发现运输条件不符合规定的，不得发运。在运输药品过程中，运载工具应当保持密闭。企业应当严格按照外包装标示的要求搬运、装卸药品。

企业应当根据药品的温度控制要求，在运输过程中采取必要的保温或者冷藏、冷冻措施。运输过程中，药品不得直接接触冰袋、冰排等蓄冷剂，防止对药品质量造成影响。在冷藏、冷冻药品运输途中，应当实时监测并记录冷藏车、冷藏箱或者保温箱内的温度数据。企业应当制定冷藏、冷冻药品运输应急预案，对运输途中可能发生的设备故障、异常天气影响、交通拥堵等突发事件，能够采取相应的应对措施。

企业委托其他单位运输药品的，应当对承运方运输药品的质量保障能力进行审计，索取运输车辆的相关资料，符合 GSP 运输设施设备条件和要求的方可委托。企业委托运输药品应当与承运方签订运输协议，明确药品质量责任、遵守运输操作规程和在途时限等内容。企业委托运输药品应当有记录，实现运输过程的质量追溯。记录至少包括发货时间、发货地址、收货单位、收货地址、货单号、药品件数、运输方式、委托经办人、承运单位，采用车辆运输的还应当载明车牌号，并留存驾驶人员的驾驶证复印件。记录应当至少保存 5 年。

已装车的药品应当及时发运并尽快送达。委托运输的，企业应当要求并监督承运方严格履行委托运输协议，防止因在途时间过长影响药品质量。企业应当采取运输安全管理措施，防止在运输过程中发生药品盗抢、遗失、调换等事故。特殊管理的药品的运输应当符合国家有关规定。

（十二）售后管理

药品经营企业应当加强对退货的管理，保证退货环节药品的质量和安全，防止混入假冒药品。企业应当按照质量管理制度的要求，制定投诉管理操作规程，内容包括投诉渠道及方式、档案记录、调查与评估、处理措施、反馈和事后跟踪等。企业应当配备专职或者兼职人员负责售后投诉管理，对投诉的质量问题查明原因，采取有效措施及时处理和反馈，并作好记录，必要时应当通知供货单位及药品生产企业。企业应当及时将投诉及处理结果等信息记入档案，以便查询和跟踪。企业质量管理部门应当配备专职或者兼职人员，按照国家有关规定承担药品不良反应监测和报告工作。

企业发现已售出药品有严重质量问题，应当立即通知购货单位停售、追回并作好记录，同时向食品药品监督管理部门报告。企业应当协助药品生产企业履行召回义务，按照召回计划的要求及时传达、反馈药品召回信息，控制和收回存在安全隐患的药品，并建立药品召回记录。

案例分析

某医药公司违反 GSP 被处理

某市市场监督管理局对某医药公司进行飞行检查，发现该医药公司严重违反 GSP，存在以下主要问题:该公司对首营企业审核资料不完整,且未能核实、留存供货单位法人授权委托书;未按规定程序和要求对到货药品逐批进行验收,未签署验收结论;药品未按剂型、用途以及储存要求分类储存;该公司建立的药品采购、验收、销售、陈列检查、温湿度监测、不合格药品处理等相关记录不可追溯。

根据《药品管理法》第一百二十六条,决定对该公司给予警告并责令限期改正。

讨论并回答:

(1) 何为首营企业?如何对首营企业进行审核?

(2) 根据 GSP 要求,如何实现药品经营相关数据的可追溯?

二、药品零售的质量管理

(一) 人员管理

药品零售企业从事药品经营和质量管理工作的人员,应当符合有关法律法规及 GSP 规定的资格要求,不得有相关法律法规禁止从业的情形。在营业场所内,企业工作人员应当穿着整洁、卫生的工作服。在药品储存、陈列等区域不得存放与经营活动无关的物品及私人用品,在工作区域内不得有影响药品质量和安全的行为。

1. 从业资格要求 企业法定代表人或者企业负责人应当具备执业药师资格。质量管理、验收、采购人员应当具有药学或者医学、生物、化学等相关专业学历或者具有药学专业技术职称。从事中药饮片质量管理、验收、采购人员应当具有中药学中专以上学历或者具有中药学专业初级以上专业技术职称。营业员应当具有高中以上文化程度或者符合省级药品监督管理部门规定的条件。中药饮片调剂人员应当具有中药学中专以上学历或者具备中药调剂员资格。企业应当按照国家有关规定配备执业药师,负责处方审核,指导合理用药。

2. 培训与健康要求 企业各岗位人员应当接受相关法律法规及药品专业知识与技能的岗前培训和继续培训,以符合本规范要求。企业应当按照培训管理制度制定年度培训计划并开展培训,使相关人员能正确理解并履行职责。培训工作应当作好记录并建立档案。企业应当为销售特殊管理的药品、国家有专门管理要求的药品、冷藏药品的人员接受相应培训提供条件,使其掌握相关法律法规和专业知识。

企业应当对直接接触药品岗位的人员进行岗前及年度健康检查,并建立健康档案。患有传染病或者其他可能污染药品的疾病的,不得从事直接接触药品的工作。

(二) 质量管理文件

企业应当按照有关法律法规及 GSP 规定,制定符合企业实际的质量管理文件。文件包括质量管理制度、岗位职责、操作规程、档案、记录和凭证等,并对质量管理文件定期审核、及时修订。

1. 质量管理制度 药品零售质量管理制度应当包括以下内容:① 药品采购、验收、陈列、销售等环节的管理,设置库房的还应当包括储存、养护的管理;② 供货单位和采购品种的审核;③ 处方药销售的管理;④ 药品拆零的管理;⑤ 特殊管理的药品和国家有专门管理要求的药品的管理;⑥ 记录和凭证的管理;⑦ 收集和查询质量信息的管理;⑧ 质量事故、质量投诉的管理;⑨ 中药饮片处方审核、调配、核对的管理;⑩ 药品有效期的管理;⑪ 不合格药品、药品销毁的管理；⑫ 环境卫生、人员健康的规定；⑬ 提供用药咨询、指导合理用药等药学服务的管理；⑭ 人员培训及考核的规定；⑮ 药品不良反应报告的规定；⑯ 计算机系统的管理；⑰ 药品追溯的规定；⑱ 其他应当规定的内容。

2. 岗位职责　企业应当明确企业负责人、质量管理、采购、验收、营业员，以及处方审核、调配等岗位的职责，设置库房的还应当包括储存、养护等岗位职责。质量管理岗位、处方审核岗位的职责不得由其他岗位人员代为履行。

3. 操作规程　药品零售操作规程应当包括：① 药品采购、验收、销售；② 处方审核、调配、核对；③ 中药饮片处方审核、调配、核对；④ 药品拆零销售；⑤ 特殊管理的药品和国家有专门管理要求的药品的销售；⑥ 营业场所药品陈列及检查；⑦ 营业场所冷藏药品的存放；⑧ 计算机系统的操作和管理；⑨ 设置库房的还应当包括储存和养护的操作规程。

4. 记录和凭证　企业应当建立药品采购、验收、销售、陈列检查、温湿度监测、不合格药品处理等相关记录，做到真实、完整、准确、有效和可追溯。记录及相关凭证应当至少保存5年。特殊管理的药品的记录及凭证按相关规定保存。

5. 计算机数据管理　通过计算机系统记录数据时，相关岗位人员应当按照操作规程，通过授权及密码登录计算机系统，进行数据的录入，保证数据原始、真实、准确、安全和可追溯。电子记录数据应当以安全、可靠方式定期备份。

（三）设施与设备

1. 营业场所的要求　药品零售企业的营业场所应当与其药品经营范围、经营规模相适应，并与药品储存、办公、生活辅助及其他区域分开。营业场所应当具有相应设施或者采取其他有效措施，避免药品受室外环境的影响，并做到宽敞、明亮、整洁、卫生。

营业场所应当有以下营业设备：① 货架和柜台；② 监测、调控温度的设备；③ 经营中药饮片的，有存放饮片和处方调配的设备；④ 经营冷藏药品的，有专用冷藏设备；⑤ 经营第二类精神药品、毒性中药品种和罂粟壳的，有符合安全规定的专用存放设备；⑥ 药品拆零销售所需的调配工具、包装用品。

2. 库房条件及设施　企业设置库房的，应当做到库房内墙、顶光洁，地面平整，门窗结构严密；有可靠的安全防护、防盗等措施。仓库应当有以下设施设备：① 药品与地面之间有效隔离的设备；② 避光、通风、防潮、防虫、防鼠等设备；③ 有效监测和调控温湿度的设备；④ 符合储存作业要求的照明设备；⑤ 验收专用场所；⑥ 不合格药品专用存放场所；⑦ 经营冷藏药品的，有与其经营品种及经营规模相适应的专用设备。

经营特殊管理的药品应当有符合国家规定的储存设施。储存中药饮片应当设立专用库房。企业应当按照国家有关规定，对计量器具、温湿度监测设备等定期进行校准或者检定。

（四）采购与验收

药品零售企业采购药品，应当符合GSP药品批发的质量管理关于采购的相关规定。验收合格的药品应当及时入库或者上架，验收不合格的，不得入库或者上架，并报告质量管理人员处理。

（五）陈列与储存

企业应当对营业场所温度进行监测和调控，以使营业场所的温度符合常温要求。企业应当定期进行卫生检查，保持环境整洁。存放、陈列药品的设备应当保持清洁卫生，不得放置与销售活动无关的物品，并采取防虫、防鼠等措施，防止污染药品。

1. 药品陈列要求 药品的陈列应当符合以下要求：① 按剂型、用途及储存要求分类陈列，并设置醒目标志，类别标签字迹清晰、放置准确；② 药品放置于货架(柜)，摆放整齐有序，避免阳光直射；③ 处方药、非处方药分区陈列，并有处方药、非处方药专用标识；④ 处方药不得采用开架自选的方式陈列和销售；⑤ 外用药与其他药品分开摆放；⑥ 拆零销售的药品集中存放于拆零专柜或者专区；⑦ 第二类精神药品、毒性中药品种和罂粟壳不得陈列；⑧ 冷藏药品放置在冷藏设备中，按规定对温度进行监测和记录，并保证存放温度符合要求；⑨ 中药饮片柜斗谱的书写应当正名正字；装斗前应当复核，防止错斗、串斗；应当定期清斗，防止饮片生虫、发霉、变质；不同批号的饮片装斗前应当清斗并记录；⑩ 经营非药品应当设置专区，与药品区域明显隔离，并有醒目标志。

2. 定期检查与跟踪管理 企业应当定期对陈列、存放的药品进行检查，重点检查拆零药品和易变质、近效期、摆放时间较长的药品及中药饮片。发现有质量疑问的药品应当及时撤柜，停止销售，由质量管理人员确认和处理，并保留相关记录。企业应当对药品的有效期进行跟踪管理，防止近效期药品售出后可能发生的过期使用。企业设置库房的，库房的药品储存与养护管理应当符合药品批发质量管理关于储存与养护的相关规定。

（六）销售管理

药品零售企业应当在营业场所的显著位置悬挂《药品经营许可证》、营业执照、执业药师注册证等。营业人员应当佩戴有照片、姓名、岗位等内容的工作牌，是执业药师和药学技术人员的，工作牌还应当标明执业资格或者药学专业技术职称。在岗执业的执业药师应当挂牌明示。

企业销售药品应当开具销售凭证，内容包括药品名称、生产厂商、数量、价格、批号、规格等，并作好销售记录。销售药品应当符合以下要求：① 处方经执业药师审核后方可调配；对处方所列药品不得擅自更改或者代用，对有配伍禁忌或者超剂量的处方，应当拒绝调配，但经处方医师更正或者重新签字确认的，可以调配；调配处方后经过核对方可销售；② 处方审核、调配、核对人员应当在处方上签字或者盖章，并按照有关规定保存处方或者其复印件；③ 销售近效期药品应当向顾客告知有效期；④ 销售中药饮片做到计量准确，并告知煎服方法及注意事项；提供中药饮片代煎服务，应当符合国家有关规定。

药品拆零销售应当符合以下要求：① 负责拆零销售的人员经过专门培训；② 拆零的工作台及工具保持清洁、卫生，防止交叉污染；③ 做好拆零销售记录，内容包括拆零起始日期、药品的通用名称、规格、批号、生产厂商、有效期、销售数量、销售日期、分拆及复核人员等；④ 拆零销售应当使用洁净、卫生的包装，包装上注明药品名称、规格、数量、用法、用量、批号、有效期以及药店名称等内容；⑤ 提供药品说明书原件或者复印件；⑥ 拆零销售期间，保留原包装和说明书。

销售特殊管理的药品和国家有专门管理要求的药品，应当严格执行国家有关规定。药品广告宣传应当严格执行国家有关广告管理的规定。非本企业在职人员不得在营业场所内从事药品销售相关活动。

德润心田

零售药店逐渐成为居民“家门口的健康守护者”

为更好地服务社区居民，提升药店药品质量管理水平和药学服务能力，全力打造药学服务健康管理示范店，主要举措有以下几项。

（1）加速数字化转型便民。开设远程药学咨询服务、24小时营业、网订店送（取）等服务，更好地满足群众购药、用药需求。

（2）打造服务型药店惠民。为居民提供免费健康监测、数据解读，以及健康指导的一站式药学服务健康管理。店内设置健康监测区，为进店顾客进行免费健康监测，包括血压、血氧、心电、体脂、幽门螺杆菌等7项检测项目。检测结束之后，店内专业医师就顾客的检查结果、疾病咨询给出诊疗建议及健康保健指导。在检测时，同步建立顾客的电子健康数据档案，方便广大居民随时随地了解自身情况进行健康管理。

（3）规范药品管理水平利民。店内设置民生平价药专区，为有需求的顾客提供低价药品，顾客可以买到一两块的便宜好药。店内醒目位置设有一个过期药品回收箱，回收箱的箱门呈透明状，醒目地写着：防止废弃药品流失，保障公众用药安全。通过设置过期回收箱、发放健康礼品等方式，鼓励倡导居民将过期药品拿到药店回收，增强公众的安全用药意识和环保意识。

（七）售后管理

企业应当在营业场所公布药品监督管理部门的监督电话，设置顾客意见簿，及时处理顾客对药品质量的投诉。企业应当按照国家有关药品不良反应报告制度的规定，收集、报告药品不良反应信息。除药品质量原因外，药品一经售出，不得退换。企业发现已售出药品有严重质量问题，应当及时采取措施追回药品并作好记录，同时向食品药品监督管理部门报告。企业应当协助药品生产企业履行召回义务，控制和收回存在安全隐患的药品，并建立药品召回记录。

现行主要相关法律法规

《药品经营质量管理规范》，中华人民共和国国家食品药品监督管理总局令第28号。

任务三　药品网络经营管理

药品网络经营是利用互联网、大数据、人工智能等现代化信息技术手段在医药领域进行药品交易、信息服务、供应链管理等活动的总称。随着我国电子商务的快速发展，网购已成为常态化消费方式，药品网络经营活动也日趋活跃。国家相关部门从政策层面对互联网药品信息、交易、监管等进行了规范，药品网络经营的法治环境也得到进一步的发展和完善。

一、互联网药品信息服务管理

互联网药品信息服务是药品网络经营发展的基础，《互联网药品信息服务管理办法》明确了互联网药品信息服务的定义、分类、审批主体、监督管理、受理条件、申请材料、审批过程、合规运营、处罚等相关内容。

互联网药品信息服务，是指通过互联网向上网用户提供药品（含医疗器械）信息的服务活动。互联网药品信息服务分为经营性和非经营性两类。经营性互联网药品信息服务是指通过互联网向上网用户有偿提供药品信息等服务的活动。非经营性互联网药品信息服务是指通过互联网向上网用户无偿提供公开的、共享性药品信息等服务的活动。国家药品监督管理局对全国提供互联网药品信息服务活动的网站实施监督管理。省、自治区、直辖市药品监督管理部门对本行政区域内提供互联网药品信息服务活动的网站实施监督管理。

（一）互联网药品信息服务资格申请

申请提供互联网药品信息服务，除应当符合《互联网信息服务管理办法》规定的要求外，还应当具备下列条件：① 互联网药品信息服务的提供者应当为依法设立的企事业单位或者其他组织；② 具有与开展互联网药品信息服务活动相适应的专业人员、设施及相关制度；③ 有两名以上熟悉药品、医疗器械管理法律、法规和药品、医疗器械专业知识，或者依法经资格认定的药学、医疗器械技术人员。

1. 申请 拟提供互联网药品信息服务的网站，应当在向国务院信息产业主管部门或者省级电信管理机构申请办理经营许可证或者办理备案手续之前，按照属地监督管理的原则，向该网站主办单位所在地省、自治区、直辖市药品监督管理部门提出申请，经审核同意后取得提供互联网药品信息服务的资格。

提供互联网药品信息服务的申请应当以一个网站为基本单元。申请提供互联网药品信息服务，应当填写国家药品监督管理局统一制发的互联网药品信息服务申请表，向网站主办单位所在地省、自治区、直辖市药品监督管理部门提出申请，同时提交以下材料：① 企业营业执照复印件；② 网站域名注册的相关证书或者证明文件；从事互联网药品信息服务网站的中文名称，除与主办单位名称相同的以外，不得以“中国”“中华”“全国”等冠名；除取得药品招标代理机构资格证书的单位开办的互联网站外，其他提供互联网药品信息服务的网站名称中不得出现“电子商务”“药品招商”“药品招标”等内容；③ 网站栏目设置说明（申请经营性互联网药品信息服务的网站需提供收费栏目及收费方式的说明）；④ 网站对历史发布信息进行备份和查阅的相关管理制度及执行情况说明；⑤ 药品监督管理部门在线浏览网站上所有栏目、内容的方法及操作说明；⑥ 药品及医疗器械相关专业技术人员学历证明或者其专业技术资格证书复印件、网站负责人身份证复印件及简历；⑦ 健全的网络与信息安全保障措施，包括网站安全保障措施、信息安全保密管理制度、用户信息安全管理制度；⑧ 保证药品信息来源合法、真实、安全的管理措施、情况说明及相关证明。

2. 受理 省、自治区、直辖市药品监督管理部门在收到申请材料之日起 5 日内作出受理与否的决定，受理的，发给受理通知书；不受理的，书面通知申请人并说明理由，同时告知申请人享有依法申请行政复议或者提起行政诉讼的权利。对于申请材料不规范、不完整的，省、自治区、直辖市药品监督管理部门自申请之日起 5 日内一次告知申请人需要补正的全部内容；逾期不告知的，自收到材料之日起即为受理。

3. 审核 省、自治区、直辖市药品监督管理部门自受理之日起 20 日内对申请提供互联网药品信息服务的材料进行审核，并作出同意或者不同意的决定。同意的，由省、自治区、直辖市药品监督管理部门核发互联网药品信息服务资格证书，同时报国家药品监督管理局备案并发布公告；不同意的，应当书面通知申请人并说明理由，同时告知申请人享有依法申请行政复议或者提起行政诉讼的权利。

（二）互联网药品信息服务资格证书

互联网药品信息服务资格证书的格式由国家药品监督管理局统一制定。提供互联网药品信息服务的网站，应当在其网站主页显著位置标注互联网药品信息服务资格证书的证书编号。

1. 换发和收回　互联网药品信息服务资格证书有效期为 5 年。有效期届满，需要继续提供互联网药品信息服务的，持证单位应当在有效期届满前 6 个月内，向原发证机关申请换发互联网药品信息服务资格证书。原发证机关进行审核后，认为符合条件的，予以换发新证；认为不符合条件的，发给不予换发新证的通知并说明理由，原互联网药品信息服务资格证书由原发证机关收回并公告注销。

省、自治区、直辖市药品监督管理部门根据申请人的申请，应当在互联网药品信息服务资格证书有效期届满前作出是否准予其换证的决定。逾期未作出决定的，视为准予换证。

互联网药品信息服务资格证书可以根据互联网药品信息服务提供者的书面申请，由原发证机关收回，原发证机关应当报国家药品监督管理局备案并发布公告。被收回互联网药品信息服务资格证书的网站不得继续从事互联网药品信息服务。

2. 变更管理　互联网药品信息服务提供者变更下列事项之一的，应当向原发证机关申请办理变更手续，填写互联网药品信息服务项目变更申请表，同时提供下列相关证明文件：① 互联网药品信息服务资格证书中审核批准的项目（互联网药品信息服务提供者单位名称、网站名称、IP 地址等）；② 互联网药品信息服务提供者的基本项目（地址、法定代表人、企业负责人等）；③ 网站提供互联网药品信息服务的基本情况（服务方式、服务项目等）。

（三）互联网药品信息服务监督管理

未取得或者超出有效期使用互联网药品信息服务资格证书从事互联网药品信息服务的，由国家药品监督管理局或者省、自治区、直辖市药品监督管理部门给予警告，并责令其停止从事互联网药品信息服务；情节严重的，移送相关部门，依照有关法律、法规给予处罚。

提供互联网药品信息服务网站所登载的药品信息必须科学、准确，必须符合国家的法律、法规和国家有关药品、医疗器械管理的相关规定。不得发布麻醉药品、精神药品、医疗用毒性药品、放射性药品、戒毒药品和医疗机构制剂的产品信息。提供互联网药品信息服务的网站发布的药品（含医疗器械）广告，必须经过药品监督管理部门审查批准并注明广告审查批准文号。

提供互联网药品信息服务的网站不在其网站主页的显著位置标注互联网药品信息服务资格证书的证书编号的，由国家药品监督管理局或者省、自治区、直辖市药品监督管理部门给予警告，责令限期改正；在限定期限内拒不改正的，对提供非经营性互联网药品信息服务的网站处以 500 元以下罚款，对提供经营性互联网药品信息服务的网站处以 5 000 元以上 1 万元以下罚款。

互联网药品信息服务提供者违反《互联网药品信息服务管理办法》，有下列情形之一的，由国家药品监督管理局或者省、自治区、直辖市食品药品监督管理部门给予警告，责令限期改正；情节严重的，对提供非经营性互联网药品信息服务的网站处以 1 000 元以下罚款，对提供经营性互联网药品信息服务的网站处以 1 万元以上 3 万元以下罚款；构成犯罪的，移送司法部门追究刑事责任：① 已经获得互联网药品信息服务资格证书，但提供的药品信息直接撮合药品网上交易的；② 已经获得互联网药品信息服务资格证书，但超出审核同意的范围提供互联网药品信息服务的；③ 提供不真实互联网药品信息服务并造成不良社会影响的；④ 擅自变更互联网药品信息服务项目的。

互联网药品信息服务提供者在其业务活动中，违法使用互联网药品信息服务资格证书的，由国家药品监督管理局或者省、自治区、直辖市药品监督管理部门依照有关法律、法规的规定处罚。省、自治区、直辖市药品监督管理部门违法对互联网药品信息服务申请作出审核批准的，原发证机关应当撤销原批准的互联网药品信息服务资格证书，由此给申请人的合法权益造成损害的，由原发证机关依照《中华人民共和国国家赔偿法》的规定给予赔偿；对直接负责的主管人员和其他直接责任人员，由其所在单位或者上级机关依法给予行政处分。省、自治区、直辖市药品监督管理部门应当对提供互联网药品信息服务的网站进行监督检查，并将检查情况向社会公告。

二、药品网络销售监督管理

《药品管理法》第六十一条规定，药品上市许可持有人、药品经营企业通过网络销售药品，应当遵守本法药品经营的有关规定。具体管理办法由国务院药品监督管理部门会同国务院卫生健康主管部门等部门制定。因此，为了规范药品网络销售和药品网络交易平台服务活动，保障公众用药安全，根据《药品管理法》等法律、行政法规，制定了《药品网络销售监督管理办法》。

（一）药品网络销售管理

1. 药品网络销售资格 从事药品网络销售的，应当是具备保证网络销售药品安全能力的药品上市许可持有人或者药品经营企业。药品网络销售企业应当按照经过批准的经营方式和经营范围经营。药品网络销售企业为药品上市许可持有人的，仅能销售其取得药品注册证书的药品。未取得药品零售资质的，不得向个人销售药品。

2. 药品网络销售要求及法律责任

（1）疫苗、血液制品、麻醉药品、精神药品、医疗用毒性药品、放射性药品、药品类易制毒化学品等国家实行特殊管理的药品不得在网络上销售，具体目录由国家药品监督管理局组织制定。违反此项要求的，法律、行政法规已有规定的，依照法律、行政法规的规定处罚。法律、行政法规未作规定的，责令限期改正，处 5 万元以上 10 万元以下罚款；造成危害后果的，处 10 万元以上 20 万元以下罚款。

（2）药品网络零售企业不得违反规定以买药品赠药品、买商品赠药品等方式向个人赠送处方药、甲类非处方药。

（3）通过网络向个人销售处方药的，应当确保处方来源真实、可靠，并实行实名制。药品网络零售企业应当与电子处方提供单位签订协议，并严格按照有关规定进行处方审核调配，对已经使用的电子处方进行标记，避免处方重复使用。违反上述规定，责令限期改正，处 3 万元以上 5 万元以下罚款；情节严重的，处 5 万元以上 10 万元以下罚款。

（4）第三方平台承接电子处方的，应当对电子处方提供单位的情况进行核实，并签订协议。违反此项规定，责令限期改正，处 5 万元以上 10 万元以下罚款；造成危害后果的，处 10 万元以上 20 万元以下罚款。

（5）药品网络零售企业接收的处方为纸质处方影印版本的，应当采取有效措施避免处方重复使用。违反此项规定，责令限期改正，处 1 万元以上 3 万元以下罚款；情节严重的，处 3 万元以上 5 万元以下罚款。

(6) 药品网络销售企业应当建立并实施药品质量安全管理、风险控制、药品追溯、储存配送管理、不良反应报告、投诉举报处理等制度。药品网络零售企业还应当建立在线药学服务制度,由依法经过资格认定的药师或者其他药学技术人员开展处方审核调配、指导合理用药等工作。

(7) 药品网络销售企业应当向药品监督管理部门报告企业名称、网站名称、应用程序名称、IP 地址、域名、药品生产许可证或者药品经营许可证等信息。信息发生变化的,应当在 10 个工作日内报告。违反此规定,责令限期改正;逾期不改正的,处 1 万元以上 3 万元以下罚款;情节严重的,处 3 万元以上 5 万元以下罚款。

(8) 药品网络销售企业应当在网站首页或者经营活动的主页面显著位置,持续公示其药品生产或者经营许可证信息。药品网络零售企业还应当展示依法配备的药师或者其他药学技术人员的资格认定等信息。上述信息发生变化的,应当在 10 个工作日内予以更新。

(9) 药品网络销售企业展示的药品相关信息应当真实、准确、合法。从事处方药销售的药品网络零售企业,应当在每个药品展示页面下突出显示"处方药须凭处方在药师指导下购买和使用"等风险警示信息。处方药销售前,应当向消费者充分告知相关风险警示信息,并经消费者确认知情。药品网络零售企业应当将处方药与非处方药区分展示,并在相关网页上显著标示处方药、非处方药。药品网络零售企业在处方药销售主页面、首页面不得直接公开展示处方药包装、标签等信息。通过处方审核前,不得展示说明书等信息,不得提供处方药购买的相关服务。违反此规定,责令限期改正;逾期不改正的,处 5 万元以上 10 万元以下罚款。

(10) 药品网络零售企业应当对药品配送的质量与安全负责。配送药品,应当根据药品数量、运输距离、运输时间、温湿度要求等情况,选择适宜的运输工具和设施设备,配送的药品应当放置在独立空间并明显标识,确保符合要求、全程可追溯。违反此规定,依照《药品管理法》第一百二十六条的规定进行处罚。

(11) 向个人销售药品的,应当按照规定出具销售凭证。销售凭证可以以电子形式出具,药品最小销售单元的销售记录应当清晰留存,确保可追溯。药品网络销售企业应当完整保存供货企业资质文件、电子交易等记录。销售处方药的药品网络零售企业还应当保存处方、在线药学服务等记录。相关记录保存期限不少于 5 年,且不少于药品有效期满后 1 年。违反此规定,依照《药品管理法》第一百二十六条的规定进行处罚。

(12) 药品网络销售企业应当完整保存供货企业资质文件、电子交易等记录。销售处方药的药品网络零售企业还应当保存处方、在线药学服务等记录。相关记录保存期限不少于 5 年,且不少于药品有效期满后 1 年。

(13) 药品网络销售企业对存在质量问题或者安全隐患的药品,应当依法采取相应的风险控制措施,并及时在网站首页或者经营活动主页面公开相应信息。

课堂互动

某药品连锁企业通过网上药店销售药品"雄黄",依据《药品网络销售监督管理办法》,该企业将承担什么法律责任?

(二) 平台管理

1. 药品质量安全管理　第三方平台应当建立药品质量安全管理机构,配备药学技术人员承担药品质量安全管理工作，建立并实施药品质量安全、药品信息展示、处方审核、处方药实名购买、药品配送、交易记录保存、不良反应报告、投诉举报处理等管理制度。第三方平台应当加强检查，对入驻平台的药品网络销售企业的药品信息展示、处方审核、药品销售和配送等行为进行管理，督促其严格履行法定义务。

2. 信息公示 第三方平台应当将企业名称、法定代表人、统一社会信用代码、网站名称以及域名等信息向平台所在地省级药品监督管理部门备案。省级药品监督管理部门应当将平台备案信息公示。第三方平台应当在其网站首页或者从事药品经营活动的主页面显著位置，持续公示营业执照、相关行政许可和备案、联系方式、投诉举报方式等信息或者上述信息的链接标识。

3. 入驻资格审核 第三方平台应当对申请入驻的药品网络销售企业资质、质量安全保证能力等进行审核，对药品网络销售企业建立登记档案，至少每6个月核验更新一次，确保入驻的药品网络销售企业符合法定要求。第三方平台应当与药品网络销售企业签订协议，明确双方药品质量安全责任。

4. 信息保存 第三方平台应当保存药品展示、交易记录与投诉举报等信息。保存期限不少于5年，且不少于药品有效期满后1年。第三方平台应当确保有关资料、信息和数据的真实、完整，并为入驻的药品网络销售企业自行保存数据提供便利。

5. 对销售活动的管理 第三方平台应当对药品网络销售活动建立检查监控制度。发现入驻的药品网络销售企业有违法行为的，应当及时制止并立即向所在地县级药品监督管理部门报告。第三方平台发现下列严重违法行为的，应当立即停止提供网络交易平台服务，停止展示药品相关信息：

（1）不具备资质销售药品的；

（2）违规销售国家实行特殊管理的药品的；

（3）超过药品经营许可范围销售药品的；

（4）因违法行为被药品监督管理部门责令停止销售、吊销药品批准证明文件或者吊销药品经营许可证的；

（5）其他严重违法行为的。

药品注册证书被依法撤销、注销的，不得展示相关药品的信息。

6. 其他要求 出现突发公共卫生事件或者其他严重威胁公众健康的紧急事件时，第三方平台、药品网络销售企业应当遵守国家有关应急处置规定，依法采取相应的控制和处置措施。药品上市许可持有人依法召回药品的，第三方平台、药品网络销售企业应当积极予以配合。

药品监督管理部门开展监督检查、案件查办、事件处置等工作时，第三方平台应当予以配合。药品监督管理部门发现药品网络销售企业存在违法行为，依法要求第三方平台采取措施制止的，第三方平台应当及时履行相关义务。

药品监督管理部门依照法律、行政法规要求提供有关平台内销售者、销售记录、药学服务以及追溯等信息的，第三方平台应当及时予以提供。

（三）监督检查

1. 监督检查的措施 药品监督管理部门对第三方平台和药品网络销售企业进行检查

时，可以依法采取下列措施：

（1）进入药品网络销售和网络平台服务有关场所实施现场检查；

（2）对网络销售的药品进行抽样检验；

（3）询问有关人员，了解药品网络销售活动相关情况；

（4）依法查阅、复制交易数据、合同、票据、账簿及其他相关资料；

（5）对有证据证明可能危害人体健康的药品及其有关材料，依法采取查封、扣押措施；

（6）法律、法规规定可以采取的其他措施。

必要时，药品监督管理部门可以对为药品研制、生产、经营、使用提供产品或者服务的单位和个人进行延伸检查。

2. 违法行为的查处　省级药品监督管理部门负责对第三方平台、药品上市许可持有人、药品批发企业通过网络销售药品违法行为的查处，市县级药品监督管理部门负责对药品网络零售企业违法行为的查处。

药品网络销售违法行为由违法行为发生地的药品监督管理部门负责查处。因药品网络销售活动引发药品安全事件或者有证据证明可能危害人体健康的，也可以由违法行为结果地的药品监督管理部门负责。

现行主要相关法律法规

1.《药品网络销售监督管理办法》，国家市场监督管理总局令第 58 号。

2.《互联网药品信息服务管理办法》，中华人民共和国国家食品药品监督管理总局令第 37 号。

实训八　模拟药品经营

【实训目的】

（1）掌握药品经营企业的组织架构及岗位设置。

（2）熟悉药品经营企业日常工作内容及运转方式。

（3）掌握首营企业、首营品种的审核要求，模拟开展药品采购、收货、验收、在库养护等工作。

（4）锻炼沟通交流、分析问题、解决问题的能力。

【实训准备】

（1）药品经营实训室场地，准备桌椅、电脑、打印机、白板、采购表、审核表、养护表等。

（2）模拟药库场地，准备托盘、药品包装箱、红绿黄色标等。

【实训步骤】

一、分组

将整个班的学生分成 2 组，成立 2 家药品经营企业。每组学生可以根据自己的兴趣特长，选取工作岗位，若多人竞争同一岗位，则竞聘上岗。整个实训过程由学生根据所处岗位分工协作完成。

二、具体实施

（一）实训内容

（1）以班级为单位成立2家药品经营企业（经营方式：批发），要求具备企业名称、企业宗旨、企业选址、组织架构、部门和人员设置。

（2）以企业各部门为单位，制定完善的质量管理体系文件，列出文件目录。

（3）制定季度采购计划，要求每家企业经商讨后以表格形式列出需采购的药品名称、规格、数量、单价等。

（4）根据采购计划，采购部开展药品采购，拟定采购企业，完成首营企业和首营品种的审核，提交审核记录，质量管理部协助做好审核。

（5）仓储部及质量管理部合作，对到货药品进行收货和验收。说明收货注意事项、抽样验收方案，问题药品的处理方案。

（6）开展在库药品的养护工作，仓储养护岗位的学生说明不同类型、不同剂型药品的储存保管及养护要求。

（7）制定月促销计划，要求每家企业商讨并制作促销方案。

（二）注意事项

（1）教师要引导学生正确完成企业架构，便于后续经营工作的开展。

（2）教师课前应准备好有关道具，如空白的药品经营许可证、名牌、采购表、审核表、药品包装箱等。

（3）各组的药品采购计划，首营企业、首营品种审核过程，药品收货验收的流程等由2家企业分别展示，互相点评。

【实训思考】

（1）一家完整的药品经营企业应具有怎样的组织架构？思考讨论并绘制组织架构图。

（2）药品经营许可证上的经营方式应如何标示？经营范围如何标示？

（3）何为首营企业、首营品种？应如何审核首营企业和首营品种，以保证所采购药品合法合规？

（4）如何验收购进的药品？

实训九　零售药店调研

【实训目的】

（1）通过实地调研，掌握GSP对零售药店营业场所及设施设备的要求。

（2）通过调研，了解零售药店药品陈列的基本情况，加深对GSP中药品陈列要求的理解。

（3）实地调研指定药店的药品销售管理情况。

【实训准备】

(1) 仔细阅读 GSP 对零售药店的管理要求，列出调研内容，制作调研表格。

(2) 联系校企合作的药品经营企业，说明实训目的，便于开展实训。

【实训步骤】

一、分组

将学生分成 8 组，每组 5～6 名学生，并选出 1 位组长，由组长将任务分派给每位组员，教师实施监督、指导。

二、具体实施

(一) 实训内容

主要调研以下内容：

(1) 药店营业场所内是否悬挂药品经营许可证、营业执照、执业药师注册证。

(2) 营业场所是否环境整洁，并对温湿度进行监测和调控？是否设有阴凉区？

(3) 营业场所内存放、陈列药品的设备是否清洁卫生？

(4) 营业场所是否放置与销售活动无关的物品？是否采取防虫、防鼠等措施？

(5) 药品是否按剂型、用途及储存要求分类陈列？药品陈列是否设置醒目标志？类别标签是否字迹清晰、放置准确？陈列的药品是否放置于货架(柜)，摆放整齐有序？陈列的药品是否避免阳光直射？

(6) 处方药与非处方药是否分开摆放？处方药是否采用开架自选的方式陈列和销售？

(7) 外用药是否与其他药品分开摆放？

(8) 该药店是否有拆零药品专柜？有哪些药品置于该拆零专柜？

(9) 是否有第二类精神药品、毒性中药品种和罂粟壳陈列的情形？

(10) 有哪些冷藏药品？冷藏药品是否放置在冷藏设备中？冷藏温度是否符合要求？是否按规定对冷藏设备温度进行监测和记录？

(11) 该药店是否有中药饮片销售？中药饮片柜斗谱的书写是否为正名正字？斗柜是否定期清扫？是否存在生虫、发霉、变质现象？

(12) 除药品外，该药店是否销售其他产品？该产品销售区是否和药品经营区域有明显隔离，并有醒目标志？

(13) 陈列区是否有过效期药品、变质药品？

(14) 发现有质量疑问的药品是否及时撤柜，停止销售，由质量管理人员确认和处理，并保留相关记录？

(15) 是否有执业药师在岗进行处方审核和用药指导？

(16) 该药店是否为医保定点药店？

(二) 注意事项

(1) 每个药店安排调研的学生人数不宜过多，可将以上调研内容再细分至个人，以提高调研效率，避免影响药店的正常营业秩序。

（2）有问题及时向教师、药店店长请教，调研过程中拿取的各种物品要及时放回原位。

【实训思考】

（1）完成调研报告并简要汇报。

（2）思考执业药师在药店的工作职责。

（3）比较所调研药店经营范围的异同。是否可以经营第二类精神药品？如果可以的话，请列举药品名称。

目标检测

一、名词解释

1. 药品批发企业
2. 药品零售企业
3. 首营企业
4. 首营品种
5. 药品直调

二、选择题

（一）A 型题（最佳选择题）

1. 属于药品经营许可证许可事项的变更，应按规定重新办理药品经营许可证的是________。（　　）

A. 改变药品经营企业注册地址　　B. 更换药品经营企业采购负责人
C. 改变药品经营方式　　D. 改变药品经营企业组织架构
E. 改变药品经营范围

2. 根据《药品经营质量管理规范》，关于药品批发企业药品验收的说法，错误的是________。（　　）

A. 实施批签发管理的生物制品，抽样验收时可不开箱检查
B. 对包装异常、零货、拼箱的药品，抽样验收时应当开箱检查至最小包装
C. 冷藏、冷冻药品如在阴凉库待验，应尽快进行收货验收，验收合格尽快送入冷库
D. 冷藏、冷冻药品到货时，应当查验运输方式及运输过程的温度记录、运输时间等质量控制状况，不符合温度记录要求的应当拒收
E. 验收药品应当按照药品批号查验同批号的检验报告书

3. 根据《药品经营质量管理规范》，关于药品储存与养护要求的说法，正确的是________。（　　）

A. 中药材与中药饮片必须分库存放
B. 不同批号的药品必须分库存放
C. 药品和非药品必须分库存放
D. 中成药和化学药必须分开存放
E. 外用药与其他药品必须分库存放

4. 根据《互联网药品信息服务管理办法》，可以在提供互联网药品信息服务的网站上发布，但其内容应经药品监督管理部门审查批准的是________。（　　）

A. 戒毒药品信息　B. 临床药理信息　C. 药品广告
D. 基本药物管理　E. 医疗机构制剂

5. 根据《药品网络销售监督管理办法》，第三方平台保存药品展示、交易记录与投诉举报等信息的时限是________。（　　）

A. 保存期限不少于 3 年，且不少于药品有效期满后 1 年
B. 保存期限不少于 4 年，且不少于药品有效期满后 2 年
C. 保存期限不少于 5 年，且不少于药品有效期满后 1 年
D. 保存期限不少于 5 年，且不少于药品有效期满后 2 年
E. 保存期限不少于 5 年，且不少于药品有效期满后 3 年

6. 通过网络销售国家实行特殊管理的药品，法律、行政法规未作规定的，责令限期改正，并处________罚款。（　　）

A. 0.5 万元以上 1 万元以下　B. 1 万元以上 5 万元以下
C. 5 万元以上 10 万元以下　D. 5 万元以下
E. 10 万元以上

7. 根据《药品经营和使用质量监督管理办法》，药品经营许可证有效期届满需要继续经营药品的，药品经营企业应向发证机关提出重新审查发证申请的时限是许可证有效期届满前________。（　　）

A. 六个月至两个月　B. 六个月内
C. 两个月内　D. 三个月内
E. 六个月至一个月

8. 根据《药品经营和使用质量监督管理办法》，________负责药品批发企业、药品零售连锁总部的许可、检查，以及药品上市许可持有人销售行为的检查和处罚。（　　）

A. 国家市场监督管理总局　B. 国家药品监督管理部门
C. 省、自治区、直辖市药品监督管理部门　D. 市级药品监督管理部门
E. 区县级药品监督管理部门

（二）B 型题（配伍选择题）

（9～11 题共用备选答案）

A. 具有大学本科以上学历、执业药师资格和三年以上药品经营质量管理工作经历
B. 具有预防医学、药学、微生物学或者医学等专业大学本科以上学历
C. 具有药学或者医学、生物、化学相关专业中专以上学历
D. 具有药学中专或者医学、生物、化学等相关专业大学专科以上学历
E. 具有中药学中专以上学历或者中药学中级以上职称

根据《药品经营质量管理规范》，在药品批发企业中

9. 质量管理工作人员应当具备的最低学历或资质要求是________。（　　）

10. 验收、养护工作人员应当具备的最低学历或资质要求是________。（　　）

11. 采购工作人员应当具备的最低学历或资质要求是________。（　　）

（12～15 题共用备选答案）

A. 可不打开最小包装	B. 可不开箱检查	C. 应检查至最小包装
D. 应至少检查一个最小包装	E. 应至少检查三个最小包装	

根据《药品经营质量管理规范》，药品批发企业对每次到货药品进行抽样验收的要求是________。

12. 同批号的药品（ ）
13. 外包装及封签完整的原料药（ ）
14. 实行批签发管理的生物制品（ ）
15. 生产企业有特殊质量控制要求的药品（ ）

（16～18 题共用备选答案）

A. 绿色标牌	B. 蓝色标牌	C. 红色标牌	D. 黄色标牌	E. 黑色标牌

16. 准备出库销售应挂________。（ ）
17. 企业退回的药品应挂________。（ ）
18. 已经超过药品有效期的应挂________。（ ）

（三）X 型题（多项选择题）

19. 根据《药品经营质量管理规范》，药品批发企业应当根据相关验证管理制度，形成的验证控制文件包括________。（ ）
    A. 验证方案　B. 验证报告　C. 验证评价
    D. 偏差处理　E. 预防措施
20. 根据《药品经营质量管理规范》，某药品零售企业在员工请假需要调班时，不得由其他岗位人员代为履行职责的岗位有________。（ ）
    A. 质量管理岗位　B. 药学服务岗位　C. 处方审核岗位
    D. 处方调配岗位　E. 药品销售岗位
21. 根据《药品网络销售监督管理办法》，不得在网络上销售的药品包括________。（ ）
    A. 疫苗　B. 血液制品　C. 中成药
    D. 精神药品　E. 医疗用毒性药品
22. 根据《药品经营和使用质量监督管理办法》，药品经营许可证载明事项分为许可事项和登记事项，下列属于登记事项的有________。（ ）
    A. 企业名称　B. 经营方式
    C. 法定代表人、主要负责人、质量负责人　D. 统一社会信用代码
    E. 经营范围
23. 任何单位或者个人不得________药品经营许可证。（ ）
    A. 伪造　B. 变造　C. 出租　D. 出借　E. 买卖

三、问答题

1. 简述开办药品经营企业所需的条件、审批机构及申办流程。
2. 首营企业审核时，应当查验供货单位的哪些资料？
3. 采购药品时，企业应当核实、留存供货单位销售人员的哪些资料？
4. 哪些药品不得在网络上进行销售？

项目八　医疗机构药事管理

项目目标

1. 知识目标

(1) 掌握医疗机构药事的概念，处方管理和调剂业务管理、医疗机构制剂准入和调剂管理、药品采购和储存管理的相关知识，合理用药的概念，药学服务的内涵及药学服务的能力要求。

(2) 熟悉医疗机构药事管理的概念和主要内容，处方点评制度、处方点评结果的判定，医疗机构制剂注册管理、药品经济管理制度不合理用药的表现、原因及后果，药学服务内容。

(3) 了解医疗机构的概念及分类管理制度，医疗机构制剂的质量管理和监督管理制度，临床药学的含义，医疗机构临床合理用药的概况及管理。

2. 能力目标

(1) 熟练掌握处方审查并进行正确调配。

(2) 能根据所学知识和相关法律法规进行简单的处方点评。

3. 素养目标

(1) 认识到医疗机构药事管理的重要性，以及在药品管理过程中遵循一些基本准则和规范的必要性，树立对药品安全负责的观念。

(2) 通过实训，掌握处方审核、调剂与点评的业务规则、操作规范和沟通技巧。

项目导入

2016年，央视播出的儿童安全用药公益宣传片《因药致聋女孩的无声诉说》让无数观众落泪。片中的主人公原本是个爱说爱笑的小姑娘，一听到音乐就会手舞足蹈。然而，三年前一次不当用药，使她的听力越来越弱，最终彻底失去听觉。据中国聋儿康复研究中心统计，因为用药不当，我国每年有数万名儿童陷入“无声”的世界，7岁以下聋儿中超过30%是药物过量引起毒副作用所致，因用药不当造成肝肾功能、神经系统等损伤的更是难计其数。此外，每年死于用药错误的儿童，多为年龄较小、病情危重复杂的患儿，这种“无心”之痛，更让人揪心。

在医疗机构中，药事管理是一个至关重要的环节，其质量直接关系到患者的用药安全和治疗效果，需要不断完善和提高。

问题：

医疗机构的药事活动包括哪些内容？

任务一 医疗机构分类及药事管理认知

一、医疗机构的概念及分类管理

（一）医疗机构的概念

根据《医疗机构管理条例实施细则》的规定，医疗机构是指依据《医疗机构管理条例》和《医疗机构管理条例实施细则》的规定，经登记取得医疗机构执业许可证的机构。

目前，我国医疗机构的类别主要有：综合医院、中医医院、中西医结合医院、民族医医院、专科医院、康复医院；妇幼保健院、妇幼保健计划生育服务中心；社区卫生服务中心、社区卫生服务站；中心卫生院、乡（镇）卫生院、街道卫生院；疗养院；综合门诊部、专科门诊部、中医门诊部、中西医结合门诊部、民族医门诊部；诊所、中医诊所、民族医诊所、卫生所、医务室、卫生保健所、卫生站；村卫生室（所）；急救中心、急救站；临床检验中心；专科疾病防治院、专科疾病防治所、专科疾病防治站；护理院、护理站；医学检验实验室、病理诊断中心、医学影像诊断中心、血液透析中心、安宁疗护中心；其他诊疗机构。

（二）医疗机构的分类管理

2000 年 2 月，《关于城镇医药卫生体制改革的指导意见》提出建立新的医疗机构分类管理制度，将医疗机构分为非营利性和营利性两类进行管理。国家根据医疗机构性质、社会功能及其承担的任务，制定并实施不同的财税、价格政策。非营利性医疗机构在医疗服务体系中占主导地位，享受相应的税收优惠政策。政府举办的非营利性医疗机构由同级财政给予合理补助，并按扣除财政补助和药品差价收入后的成本制定医疗服务价格；其他非营利性医疗机构不享受政府补助，医疗服务价格执行政府指导价。卫生、财政等部门要加强对非营利性医疗机构的财务监督管理。营利性医疗机构医疗服务价格放开，依法自主经营，照章纳税。

二、医疗机构药事管理规定

（一）医疗机构药事管理的概念

医疗机构药事管理是保证医疗机构药品质量、保障公众用药安全、维护公众身体健康相关的活动。《医疗机构药事管理规定》第二条规定，医疗机构药事管理是指医疗机构以患者为中心，以临床药学为基础，对临床用药全过程进行有效的组织实施与管理，促进临床科学合理用药的药学技术服务和相关的药品管理工作。医疗机构药事管理是对医疗机构药事的综合管理。

（二）医疗机构药事管理的主要内容和模式转变

传统的医疗机构药事管理主要是对药品采购、储存、配制、检验、分发的管理，以及药品的经济管理，即以物——药品为中心的管理，主要包括四大方面。

1. 组织机构管理 针对医疗机构药事管理组织和药学部门的组织体制、人员配备、职责范围等方面的管理。

2. 药物临床应用管理　针对医疗机构临床诊断、预防和治疗疾病用药全过程实施的监督管理，包括临床药师的临床药学服务工作，药物使用的安全性、有效性、经济学评价与管理等。

3. 药剂管理　药剂管理包括药品供应管理（采购、储存与保管）、静脉用药集中调配、制剂管理及处方调剂处方管理等内容。

4. 药学专业技术人员配置与管理　主要指医疗机构药学专业技术人员的配备、资质、职责、培训等方面的管理。

2017 年 7 月，国家卫生计生委办公厅、国家中医药管理局办公室发布《关于加强药事管理转变药学服务模式的通知》（国卫办医发〔2017〕26 号），要求各地进一步加强药事管理，促进药学服务模式转变，推进药学服务从"以药品为中心"转变为"以患者为中心"，从"以保障药品供应为中心"转变为"在保障药品供应的基础上，以重点加强药学专业技术服务、参与临床用药为中心"，促进药学工作更加贴近临床，努力提供优质、安全、人性化的药学专业技术服务。

2023 年 9 月，国家市场监督管理总局发布《药品经营和使用质量监督管理办法》（国家市场监督管理总局令第 84 号），要求医疗机构应当建立健全药品质量管理体系，完善药品购进验收、储存、养护及使用等环节的质量管理制度，明确各环节中工作人员的岗位责任。医疗机构应当设置专门部门负责药品质量管理；未设专门部门的，应当指定专人负责药品质量管理。医疗机构发现使用的药品存在质量问题或者其他安全隐患的，应当立即停止使用，向供货单位反馈并及时向所在地市县级药品监督管理部门报告。市县级药品监督管理部门应当按照有关规定进行监督检查，必要时开展抽样检验。

课堂互动

请讲一讲怎样做好"以患者为中心"的药学服务。

（三）医疗机构药事管理机构和药学部门

1. 药事管理与药物治疗学委员会（组）　《医疗机构药事管理规定》将原先的药事管理委员会更名调整为药事管理与药物治疗学委员会，明确二级以上医院应当设立药事管理与药物治疗学委员会，其他医疗机构应当成立药事管理与药物治疗学组。药事管理与药物治疗学委员会（组）应当建立健全相应工作制度，日常工作由药学部门负责。

药事管理组织是促进临床合理用药、科学管理医疗机构药事工作、具有学术研究性质的内部咨询机构，既不是行政管理部门，也不属于常设机构。

药事管理与药物治疗学委员会委员由具有高级技术职务任职资格的药学、临床医学、护理和医院感染管理、医疗行政管理等人员组成；药事管理与药物治疗学组由药学、医务、护理、医院感染、临床科室等部门负责人和具有药师、医师以上专业技术职务任职资格人员组成。

药事管理与药物治疗学委员会（组）设主任委员 1 名，由医疗机构负责人担任，要求医疗机构负责人承担该医疗机构用药管理的责任；设副主任委员若干，由药学和医务部门负责人担任。医疗机构医务部门应当指定专人，负责与医疗机构药物治疗相关的行政事务管理工作。

地市级以上卫生健康主管部门组建药师专家库。医疗机构药事管理与药物治疗学委员会在确定采购目录和采购工作中,应当在卫生健康主管部门指导下,从药师专家库中随机抽取一定数量的药学专家参加,并加大药学专家意见的权重。卫生健康主管部门成立国家级、省级、地市级药事管理与药物治疗学委员会,分别为全国和本地区药事管理和药学服务提供技术支持。鼓励有条件的地区试点建立总药师制度,并将总药师纳入药师专家库管理。

2. 药学部门 医疗机构应当根据本机构功能、任务、规模设置相应的药学部门,配备和提供与药学部门工作任务相适应的专业技术人员、设备和设施。三级医院设置药学部,并可根据实际情况设置二级科室;二级医院设置药剂科;其他医疗机构设置药房。

现行主要相关法律法规

1.《中华人民共和国药品管理法》,中华人民共和国主席令第 31 号。

2.《中华人民共和国药品管理法实施条例》,中华人民共和国国务院令第 797 号。

3.《医疗机构药事管理规定》,卫医政发〔2011〕11 号。

4.《医疗机构管理条例》,中华人民共和国国务院令第 752 号。

5.《医疗机构管理条例实施细则》,中华人民共和国国家卫生和计划生育委员会令第 12 号。

任务二 医疗机构药品配备、采购和储存管理

一、医疗机构药品配备和采购管理

医疗机构药品采购管理,是指对医疗机构的医疗服务所需药品的供应渠道、采购方式及程序、采购计划、采购合同的综合管理。

医疗机构临床使用的药品应当由药学部门采购,严格执行药品购入检查、验收等制度。经药事管理与药物治疗学委员会(组)审核同意,核医学科可以购用、调剂本专业所需的放射性药品。其他科室或者部门不得从事药品的采购、调剂活动,不得在临床使用非药学部门采购供应的药品。因临床急需进口少量药品的,应当按照《药品管理法》及其实施条例的有关规定办理。

医疗机构药事管理与药物治疗学委员会要按照集体决策、程序公开、阳光采购的要求,根据省(区、市)药品集中采购结果,确定药品生产企业或药品上市许可持有人,由生产企业或药品上市许可持有人确定配送企业。医疗机构应当坚持以临床需求为导向,坚持合理用药,严格执行通用名处方规定。公立医疗机构应当认真落实国家和省(区、市)药品集中采购要求,切实做好药品集中采购和使用相关工作;依托省(区、市)药品集中采购平台,积极参与建设全国统一开放的药品公共采购市场。鼓励医疗联合体探索药品统一采购。研究医疗联合体内临床急需的医疗机构制剂调剂和使用管理制度,合理促进在医疗联合体内共享使用。

(一)医疗机构药品配备

1. 用药目录的制定 医疗机构要依据安全、有效、经济的用药原则和本机构疾病治疗特点,制定并完善本机构用药目录。医疗机构药事管理与药物治疗学委员会应当根据临床需要,优先选择国家基本药物、国家医疗保险用药目录中的药品,以及国家药品集中采购中

选药品作为本机构的用药。鼓励城市医疗集团、县域医疗共同体等建立药品联动管理机制，规范各级医疗机构用药目录，各级卫生健康主管部门要加强医疗机构药品使用监测，定期分析辖区内医疗机构药品配备使用情况，指导督促公立医疗机构不断优化用药目录，形成科学合理的用药结构。

2. 药品采购品种限制　医疗机构应当按照经药品监督管理部门批准并公布的药品通用名称购进药品。同一通用名称药品的品种，注射剂型和口服剂型各不得超过 2 种，处方组成类同的复方制剂 1～2 种，因特殊诊疗需要使用其他剂型和剂量规格药品的情况除外。即按照规定，除特殊情况外，医疗机构采购同一通用名称药品，只允许同一药品存在两种规格。对于医疗机构采购品种的限制，称为“一品两规”。在该项制度要求下，医疗机构应当加强对购进药品品种的管理，选择优质优价的药品。

（二）医疗机构药品集中采购管理

1. 公立医院药品集中采购　2021 年 1 月 28 日，国务院办公厅发布《关于推动药品集中带量采购工作常态化制度化开展的意见》（国办发〔2021〕2 号），从明确覆盖范围、完善采购规则、强化保障措施、完善配套政策、健全运行机制等五个方面提出了推动药品集中带量采购工作常态化制度化开展的具体举措。2021 年 8 月 25 日，国家医疗保障局医药价格和招标采购指导中心发布《关于印发药品和医用耗材集中采购公共服务事项清单的通知》（医保价采中心发〔2021〕2 号），要求各省级集采机构在省级医保局领导下，根据清单制定办事指南，推动药品和医用耗材集中采购公共服务质量和水平不断提升。

2023 年 3 月 1 日，国家医疗保障局办公室发布《关于做好 2023 年医药集中采购和价格管理工作的通知》（医保办函〔2023〕13 号），提出要持续扩大药品集采覆盖面，开展第八批国家组织药品集采并落地实施，适时推进新批次药品集采，同时扎实推进医用耗材集中带量采购，按照“一品一策”原则开展新批次国家组织高值医用耗材集采。

（1）合理确定采购范围和采购量。遵循临床常用必需、剂型规格适宜、包装使用方便的原则，医院要按照不低于上年度药品实际使用量的 80％ 制订采购计划，具体到通用名称、剂型和规格，每种药品采购的剂型原则上不超过 3 种，每种剂型对应的规格原则上不超过 2 种。药品采购预算一般不高于医院业务支出的 25％～30％。省（区、市）药品采购机构应及时汇总分析医院药品采购计划和采购预算，合理确定药品采购范围，编制公开招标采购的药品清单，落实带量采购，优先选择符合临床路径，纳入重大疾病保障、重大新药创制专项、重大公共卫生项目的药品，兼顾妇女、老年和儿童等特殊人群的用药需要，并与医疗保险报销政策做好衔接。

（2）实行药品分类采购。

① 招标采购药品：对临床用量大、采购金额高、多家企业生产的基本药物和非专利药品，发挥省（区、市）集中批量采购优势，由省（区、市）药品采购机构采取双信封制公开招标采购，医院作为采购主体，按中标价格采购药品。可根据上一年度药品采购总金额中各类药品的品规采购金额百分比排序，将占比排序累计不低于 80％，且有 3 家及以上企业生产的基本药物和非专利药品纳入招标采购范围。在此过程中，要进一步完善双信封评价办法。总体上要落实招采合一、带量采购、量价挂钩。

② 谈判采购药品：对部分专利药品、独家生产药品，建立公开透明、多方参与的价格谈

判机制。谈判结果在国家药品供应保障综合管理信息平台上公布，医院按谈判结果采购药品。

③ 直接挂网采购药品：包括妇儿专科非专利药品、急（抢）救药品、基础输液、临床用量小的药品（上述药品的具体范围由各省、区、市确定）和常用低价药品以及暂不列入招标采购的药品，实行集中挂网，由医院直接采购。

④ 国家定点生产的药品：对临床必需、用量小、市场供应短缺的药品，由国家招标定点生产议价采购。根据《关于 2016 年临床必需、用量小、市场供应短缺药品定点生产试点有关事项的通知》（国卫药政函〔2016〕365 号），国家卫生健康委员会目前已组织完成地高辛口服溶液、复方磺胺甲噁唑注射液、注射用对氨基水杨酸钠等 3 个药品品种的定点生产企业招标工作。定点生产企业按照所划分的区域，直接在省（区、市）集中采购平台上挂网销售相应品种。政府办基层医疗卫生机构使用的定点生产品种，应当委托省（区、市）药品采购机构按照统一价格，从定点生产企业集中采购、集中支付货款；公立医院也应当按照统一价格从定点生产企业采购相应品种；鼓励其他医疗卫生机构采购使用定点生产品种。

⑤ 仍按现行规定采购的药品：麻醉药品和第一类精神药品、防治传染病和寄生虫病的免费用药、国家免疫规划疫苗、计划生育药品及中药饮片。麻醉药品和第一类精神药品仍暂时实行最高出厂价格和最高零售价格管理。

医院使用的所有药品（不含中药饮片）均应通过省（区、市）药品集中采购平台采购。采购周期原则上一年一次。对采购周期内新批准上市的药品，各地可根据疾病防治需要，经过药物经济学和循证医学评价，另行组织以省（区、市）为单位的集中采购。

（3）改进药款结算方式。医院签订药品采购合同时应当明确采购品种、剂型、规格、价格、数量、配送批量和时限、结算方式和结算时间等内容。合同约定的采购数量应是采购计划申报的一个采购周期的全部采购量。医院应将药品收支纳入预算管理，严格按照合同约定的时间支付货款，从交货验收合格到付款不得超过 30 天。

2. 完善药品配送管理 药品可由中标产品的药品上市许可持有人直接配送或委托有配送能力的药品经营企业配送到指定医院。药品上市许可持有人委托的药品经营企业应在省（区、市）药品集中采购平台上备案，备案情况向社会公开。公立医院药品配送要兼顾基层供应特别是向广大农村地区倾斜。鼓励县乡村一体化配送，重点保障偏远、交通不便地区药品供应。进一步强化短缺药品监测和预警，按区域选择若干医院和基层医疗卫生机构作为短缺药品监测点，及时掌握分析短缺原因，理顺供需衔接，探索多种方式，保障患者基层用药需求。

3. 加强药品购销合同管理 《国务院办公厅关于进一步改革完善药品生产流通使用政策的若干意见》（国办发〔2017〕13 号）规定，卫生健康、商务等部门要制定购销合同范本，督促购销双方依法签订合同并严格履行。药品生产、流通企业要履行社会责任，保证药品及时生产、配送，医疗机构等采购方要及时结算货款。对违反合同约定，配送不及时影响临床用药或拒绝提供偏远地区配送服务的企业，省（区、市）药品采购机构应督促其限期整改；逾期不改正的，取消中标资格，记入药品采购不良记录并向社会公布，公立医院 2 年内不得采购其药品。对违反合同约定，无正当理由不按期回款或变相延长货款支付周期的医疗机构，卫生健康主管部门要及时纠正并予以通报批评，记入企事业单位信用记录。将药品按期回款情况作为公立医院年度考核和院长年终考评的重要内容。

4. 完善药品集中带量采购协议期满后的接续工作　2021 年 11 月 4 日，《国家医疗保障局办公室关于做好国家组织药品集中带量采购协议期满后接续工作的通知》（医保办发〔2021〕44 号）强调，各地要充分认识做好药品集中带量采购协议期满后工作的重要性，坚持以人民为中心，坚持“招采合一、量价挂钩”的原则，把准改革方向，着眼于稳定市场预期、稳定价格水平、稳定临床用药，平稳开展接续工作，引导社会形成长期稳定预期。对于集中带量采购协议期满的药品，应坚持分类接续带量采购，由医疗机构结合上年度实际使用量、临床使用状况和医疗技术进步等因素报送拟采购药品的需求量。医保部门汇总医疗机构报送的需求总量，结合带量比例确定约定采购量，原则上不少于上一年度约定采购量。对于报送需求量明显低于上年度采购量的医疗机构，应要求其作出说明，并加大对其采购行为的监管。

（三）药品购进渠道与质量管理

1. 药品购进渠道　医疗机构使用的药品，除少部分是自制制剂外，绝大部分都是从市场上购进的。医疗机构应当从药品上市许可持有人或者具有药品生产、经营资格的企业购进药品；但是，购进未实施审批管理的中药材除外。医疗机构购进药品，应当核实供货单位的药品生产许可证或者药品经营许可证、授权委托书，以及药品批准证明文件、药品合格证明等有效证明文件。首次购进药品的，应当妥善保存加盖供货单位印章的上述材料复印件，保存期限不得少于 5 年。医疗机构购进药品时应当索取、留存合法票据，包括税票及详细清单，清单上应当载明供货单位名称、药品通用名称、药品上市许可持有人（中药饮片标明生产企业、产地）、批准文号、产品批号、剂型、规格、销售数量、销售价格等内容。票据保存不得少于 3 年，且不少于药品有效期满后 1 年。

2. 采购药品质量管理和进货检查验收制度　采购合格的药品是医疗机构药品管理的首要环节。因此，医疗机构应当建立健全药品采购管理制度，在采购中加强计划性，确保药品质量，严格执行药品采购的相关规定。

（1）建立并执行进货检查验收制度，验明药品合格证明和其他标识。药品必须要有批准文号和生产批号，应有产品合格证。中药材和中药饮片应有包装并附有质量合格的标志，特殊管理药品和外用药品包装的标签或说明书上应有规定的标识和警示说明，处方药和非处方药的标签、说明书上应有相应的警示语或忠告语，非处方药的包装要有国家规定的专有标识，进口药品要有中文包装和说明书等。不符合规定要求的，不得购进和使用。

（2）医疗机构应当建立和执行药品购进验收制度，购进药品应当逐批验收，并建立真实、完整的记录。药品购进验收记录应当注明药品的通用名称、药品上市许可持有人（中药饮片标明生产企业、产地）、批准文号、产品批号、剂型、规格、有效期、供货单位、购进数量、购进价格、购进日期。药品购进验收记录保存不得少于 3 年，且不少于药品有效期满后 1 年。医疗机构接受捐赠药品、从其他医疗机构调入急救药品也应当遵守上述规定。

知识链接

货票同行和两票制

《关于在公立医疗机构药品采购中推行“两票制”的实施意见（试行）》（国医改办发〔2016〕4 号）中规定，公立医疗机构在药品验收入库时，必须验明票、货、账三者一致方可入库、使用。

“两票制”是指药品生产企业到流通企业开一次发票，流通企业到医疗机构开一次发票。药品流通集团型企业内部向全资（控股）子公司或全资（控股）子公司之间调拨药品可不视为一票，但最多允许开一次发票。“两票制”的目的是减少药品流通环节和附加成本，以降低药品销售价格。

(3) 个人设置的门诊部、诊所等医疗机构不得配备常用药品和急救药品以外的其他药品。

(4) 医疗机构应当制订本医疗机构药品采购工作流程；建立健全药品成本核算和账务管理制度。

(5) 医疗机构临床使用的药品应当由药学部门统一采购供应。经药事管理与药物治疗学委员会(组)审核同意，核医学科可以购用、调剂本专业所需的放射性药品。其他科室或者部门不得从事药品的采购、调剂活动，不得在临床使用非药学部门采购供应的药品。因临床急需进口少量药品的，应当按照《药品管理法》及其实施条例的有关规定办理。

（四）急（抢）救药品采购供应

各省级卫生健康主管部门、中医药管理部门根据本地区临床急(抢)救用药需求现状按照急(抢)救必需、安全有效、中西药并重、个人和医保可承受等原则，组织专家合理确定本省(区、市)各级医疗机构的急(抢)救药品遴选标准和范围，相关药品具体到通用名称、剂型、规格，并实行动态管理。各省(区、市)药品集中采购管理机构将本省(区、市)确定的急(抢)救药品直接挂网采购，公立医院通过该平台直接与企业议价采购。基层医疗卫生机构需要的急(抢)救药品委托省(区、市)药品采购机构集中议价采购。

（五）医疗机构儿童用药配备使用

遴选儿童用药(仅限于药品说明书中有明确儿童适应证和儿童用法用量的药品)时，可不受“一品两规”和药品总品种数限制，进一步拓宽儿童用药范围。

儿童用药应当满足不同年龄层次患儿需求，属于因特殊诊疗需要使用其他剂型和剂量规格药品的情况，各医疗机构要放宽对儿童适宜品种、剂型、规格的配备限制。在采购供应方面，对妇儿专科非专利药品等暂不列入招标采购的药品，各地可参照国家卫生健康委员会委托行业协会、学术团体公布的妇儿专科非专利药品遴选原则和示范药品，合理确定本地区药品的范围和具体剂型、规格，直接挂网采购，以满足妇儿专科临床需求。

2023年1月20日，国家卫生健康委办公厅发布《关于进一步加强儿童临床用药管理工作的通知》(国卫办医政函〔2023〕11号)，从加强儿童用药遴选和配备管理、强化儿童用药临床合理使用、加强药师配备及提供儿科药学服务、做好儿童用药处方调剂和专项点评、开展儿童用药临床监测、加强儿童用药指导和健康宣教六个方面提出了进一步加强儿童临床用药管理工作的要求。

（六）医疗机构短缺药品分类分级与替代使用技术指南

省级卫生健康主管部门要高度重视医疗机构短缺药品管理工作，充分发挥省(区、市)短缺药品供应保障工作会商联动机制作用，及时通报短缺信息和工作进展，加强协作配合，增强综合应对能力。

省级卫生健康主管部门应当加强对市县级卫生健康主管部门和医疗机构的短缺药品管

理工作指导，组织技术指南的学习培训。根据工作需要，委托辖区内药学服务能力较强的医疗机构，开展短缺药品信息分析评估和替代使用工作。医疗机构应当参照技术指南，制定院内短缺药品管理规范，科学评估、合理选择替代药品，保障临床药品供应。

地方卫生健康主管部门应当加强对医疗机构药品库存管理指导。医疗机构应当根据医院功能定位，合理设置临床必需急（抢）救药品库存警戒线，及时采购补充，原则上库存不少于3个月的用量。

二、医疗机构药品储存管理

药品有不同的理化性质，在储存过程中，受内在因素和外在因素的影响，可能会产生质量变化。要做好药品储存和保管工作就应根据药品本身的性质，提供适宜的储存条件，采取有效措施以确保药品质量、降低药品损耗，最大限度地实现药品的使用价值。《药品管理法》明确规定，医疗机构应当有与所使用药品相适应的场所、设备、仓储设施和卫生环境，制定和执行药品保管制度，采取必要的冷藏、防冻、防潮、防虫、防鼠等措施，保证药品质量。另外，《药品管理法实施条例》《医疗机构药事管理规定》《医疗机构药品监督管理办法（试行）》《药品经营和使用质量监督管理办法》对医疗机构库存管理进一步细化规定。

（一）药品保管养护

医疗机构应当具有与所使用药品相适应的场所、设备、仓储设施和卫生环境，配备相应的药学技术人员，并设立药品质量管理机构或者配备质量管理人员，建立药品保管制度。定期对库存药品进行养护与质量检查，并采取必要的冷藏、防冻、控温、防潮、避光、通风、防火、防虫、防鼠、防污染等措施，保证药品质量。

医疗机构应当建立药品效期管理制度。药品发放应当遵循“近效期先出”的原则。

（二）药品分类储存

医疗机构应当有专用的场所和设施、设备储存药品。药品的存放应当符合药品说明书标明的条件。在急诊室、病区护士站等场所需要临时存放药品的，应当配备符合药品存放条件的专柜。有特殊存放要求的，应当配备相应设备。

医疗机构应当按照有关规定，根据药品属性和类别分库、分区、分垛储存药品，并实行色标管理。药品与非药品分开存放；中药饮片、中成药、化学药、生物制品分类存放；过期、变质、被污染等的药品应当放置在不合格库（区）；麻醉药品、精神药品、医疗用毒性药品、放射性药品、药品类易制毒化学品以及易燃易爆、强腐蚀等危险性药品应当按照相关规定存放，并采取必要的安全措施。

（三）特殊药品专库或专柜储存

麻醉药品、精神药品、医疗用毒性药品、放射性药品等特殊管理的药品，应当专库或专柜存放，并具有相应的安全保障措施。

（四）配备药品养护人员，建立养护档案

医疗机构应当配备药品养护人员，定期对储存药品进行检查和养护，监测和记录储存区域的温湿度，维护储存设施设备，并建立相应的养护档案。

三、药品经济管理

药品经济管理将药品管理和财务管理相融合，合理安排收入、支出，通过有效管理手段优化管理流程，提高药品资源的使用效率，促进公立医院的公益性。因此，必须加强医疗机构药品经济管理，严格控制药品消耗，让有限的药品资源发挥更大的效益，对提高医疗机构经济效益起着重要作用。

（一）药品购销管理

医院应健全药品采购管理制度，明确采购计划，规范采购流程，逐步形成依法合规、运转高效、权责统一的管理制度。应根据保证医疗活动的实际需要及市场供应情况确定合理的药品储备定额，实行计划采购、及时供应。对药品需求的把握不当可能会导致药品库存增多，流动资金减少，养护成本增加，导致严重浪费。因此，必须严格核算库存定额，使在库药品数量合理，效期适当，质量稳定、可靠。

在药品使用时，应严格规范医疗服务行为，严禁超范围使用药品，避免过度诊疗等问题。同时依据政府医疗服务价格政策变动，及时调整医院价格管理系统的价格（含公示价格）标准，切实提高价格透明度，规范医院价格行为，在显著位置公示药品、医用材料和医疗服务价格信息。

（二）药品盘存管理

加强药品物资核对管理，建立、健全、定期盘点制度。药剂科应每月对药品进行一次全面盘点。由药品会计月末对药品进、销、存结账，并据此编制月末结账信息查询表。药品保管员要根据药品会计提供的月末盘存表逐一盘点药品库存，药品的购入和领用必须建立健全出入库手续，药库与药房应定期进行盘点，保证月末药房药品总账余额与药房药品明细账的余额之和相等。财会部门的工作人员还应及时与药库、各药房的明细及实物进行核对，定期对账，实地盘点，做到账账相符，账实相符，账卡相符。对盘盈、盘亏的药品要在盘点清册中反映，并要查明原因，按规定及时进行账务处理，充分发挥财务人员在货物清查中的作用。

（三）药品信息化管理

要想提高药房管理、服务的质量，必须实现信息化，建立起医疗机构信息化系统体系结构，实现单位内部运营管理平台系统与医疗教学科研等业务系统互联互通，数据共享共用，使药房流程更加科学化，同时加强数据管理和分析应用，强化数据资源整合，定期开展数据综合分析研究，以不断提高医疗机构的管理水平与效益。

现行主要相关法律法规

1.《中华人民共和国药品管理法》，中华人民共和国主席令第 31 号。

2.《医疗机构药事管理规定》，卫医政发〔2011〕11 号。

3.《医疗机构药品监督管理办法(试行)》，国食药监安〔2011〕442 号。

4.《国家卫生计生委关于落实完善公立医院药品集中采购工作指导意见的通知》，国卫药政发〔2015〕70 号。

5.《国务院办公厅关于印发国家组织药品集中采购和使用试点方案的通知》，国办发〔2019〕2 号。

任务三　处方管理

一、处方和处方开具

（一）处方管理的一般规定

1. 处方的界定　《处方管理办法》(卫生部令第 53 号)第二条规定：本办法所称处方，是指由注册的执业医师和执业助理医师（以下简称医师）在诊疗活动中为患者开具的、由取得药学专业技术职务任职资格的药学专业技术人员（以下简称药师）审核、调配、核对，并作为患者用药凭证的医疗文书。处方包括医疗机构病区用药医嘱单。

2. 处方内容　按照卫生健康主管部门统一规定的处方标准，处方由前记、正文和后记三部分组成。

（1）前记包括医疗机构名称，患者姓名、性别、年龄、门诊或住院病历号，科别或病区和床位号、临床诊断、开具日期等，可添列特殊要求的项目。麻醉药品和第一类精神药品处方还应当包括患者身份证明编号，代办人姓名、身份证明编号。

（2）正文以 R、Rp 或 Rx（拉丁文 Recipe“请取”的缩写）标示，分列药品名称、剂型、规格、数量、用法用量。此部分是处方的核心内容，直接关系到患者用药的安全、有效。

（3）后记由医师签名或者加盖专用签章，药品金额以及审核、调配，核对、发药药师签名或者加盖专用签章。

3. 处方颜色　普通处方的印刷用纸为白色；急诊处方印刷用纸为淡黄色，右上角标注“急诊”；儿科处方印刷用纸为淡绿色，右上角标注“儿科”；麻醉药品和第一类精神药品处方印刷用纸为淡红色，右上角标注“麻、精一”；第二类精神药品处方印刷用纸为白色，右上角标注“精二”。

4. 处方书写　处方书写应当符合的规则列举如下：

（1）患者一般情况、临床诊断填写清晰、完整，并与病历记载相一致。

（2）每张处方限于一名患者的用药。

（3）处方应当字迹清楚，不得涂改；如需修改，应当在修改处签名并注明修改日期；

（4）药品名称应当使用规范的中文名称书写，没有中文名称的可以使用规范的英文名称书写；医疗机构或者医师、药师不得自行编制药品缩写名称或者使用代号；书写药品名称、剂量、规格、用法、用量要准确规范，药品用法可用规范的中文、英文、拉丁文或者缩写体书写，但不得使用“遵医嘱”“自用”等含糊不清的字句。

（5）患者年龄应当填写实足年龄，新生儿、婴幼儿写日、月龄，必要时要注明体重。

（6）西药和中成药可以分别开具处方，也可以开具一张处方，中药饮片应当单独开具处方。

（7）开具西药、中成药处方，每一种药品应当另起一行，每张处方不得超过 5 种药品。

（8）中药饮片处方的书写，一般应当按照“君、臣、佐、使”的顺序排列；调剂、煎煮的特殊要求注明在药品右上方，并加括号，如布包、先煎、后下等；对饮片的产地、炮制有特殊要求的，应当在药品名称之前写明。

(9) 药品用法用量应当按照药品说明书规定的常规用法用量使用,特殊情况需要超剂量使用时,应当注明原因并再次签名。

(10) 除特殊情况外,应当注明临床诊断。

(11) 开具处方后的空白处画一斜线以示处方完毕。

(12) 处方医师的签名式样和专用签章应当与院内药学部门留样备查的式样相一致,不得任意改动,否则应当重新登记留样备案。

(二) 处方权和处方开具

1. 处方权 经注册的执业医师在执业地点取得相应的处方权。经注册的执业助理医师在乡、民族乡、镇、村的医疗机构独立从事一般的执业活动,可以在注册的执业地点取得相应的处方权。经注册的执业助理医师在医疗机构开具的处方,应当经所在执业地点执业医师签名或加盖专用签章后方有效。试用期人员开具处方,应当经所在医疗机构有处方权的执业医师审核并签名或加盖专用签章后方有效。

医师应当在注册的医疗机构签名留样或者专用签章备案后,方可开具处方。执业医师应当经过麻醉药品和精神药品使用知识和规范化管理的培训,并考核合格后取得麻醉药品和第一类精神药品的处方权,医师取得麻醉药品和第一类精神药品处方权后,方可在本医疗机构开具麻醉药品和第一类精神药品处方,但不得为自己开具该类药品处方。

2. 处方开具

(1) 药品名称。医师开具处方应当使用经药品监督管理部门批准并公布的药品通用名称、新活性化合物的专利药品名称和复方制剂药品名称;医师开具院内制剂处方时应当使用经省级卫生健康主管部门审核、药品监督管理部门批准的名称;医师可以使用由卫生健康主管部门公布的药品习惯名称开具处方。

(2) 处方限量。处方一般不得超过 7 日用量;急诊处方一般不得超过 3 日用量;对于某些慢性病、老年病或特殊情况,处方用量可适当延长,但医师应当注明理由。麻醉药品、精神药品、医疗用毒性药品、放射性药品的处方用量应当严格按照国家有关规定执行。

为门(急)诊一般患者开具的麻醉药品注射剂,每张处方为一次常用量;控缓释制剂每张处方不得超过 7 日常用量;其他剂型,每张处方不得超过 3 日常用量。第一类精神药品处方限量同麻醉药品;哌醋甲酯用于治疗儿童注意力缺陷、多动障碍时,每张处方不得超过 15 日常用量,哌醋甲酯缓释剂治疗注意缺陷多动障碍处方的限定时间延长为 30 天。第二类精神药品一般每张处方不得超过 7 日常用量,对于慢性病或某些特殊情况的患者,处方用量可以适当延长,医师应当注明理由。

为门(急)诊癌症疼痛患者和中、重度慢性疼痛患者开具的麻醉药品、第一类精神药品注射剂,每张处方不得超过 3 日常用量;控缓释制剂,每张处方不得超过 15 日常用量;其他剂型,每张处方不得超过 7 日常用量。

为住院患者开具的麻醉药品和第一类精神药品处方应当逐日开具,每张处方为 1 日常用量。

对于需要特别加强管制的麻醉药品,盐酸二氢埃托啡处方为一次常用量,仅限于二级以上医院内使用;盐酸哌替啶处方为一次常用量,仅限于医疗机构内使用。

(3) 利用计算机开具、传递、调剂处方的要求。医师利用计算机开具、传递普通处方时,应当同时打印出纸质处方，其格式与手写处方一致；打印的纸质处方经签名或者加盖签章后有效。药师核发药品时，应当核对打印的纸质处方，无误后发给药品，并将打印的纸质处方与计算机传递处方同时收存备查。

(4) 网上处方。医疗机构开展互联网诊疗活动应当严格遵守《处方管理办法》等规定，加强药品管理。处方应由接诊医师本人开具，严禁使用人工智能等自动生成处方。处方药应当凭医师处方销售、调剂和使用。严禁在处方开具前，向患者提供药品。严禁以商业目的进行统方。

(5) 处方有效期。处方开具当日有效。特殊情况下需延长有效期的，由开具处方的医师注明有效期限，最长不得超过 3 天。

3. 慢性病长期药品处方　2017 年 1 月 22 日，国务院办公厅印发《中国防治慢性疾病中长期规划(2017—2025 年)》提出，老年慢性疾病患者可以由家庭签约医师开具慢性病长期药品处方，探索以多种方式满足患者用药需求。2021 年 8 月 13 日，《国家卫生健康委办公厅 国家医保局办公室关于印发长期处方管理规范(试行)的通知》(国卫办医发〔2021〕17 号)明确了长期处方的适用对象、开具长期处方的医疗机构等实施主体、长期处方的组织管理、长期处方开具与终止的主要流程、长期处方调剂、长期处方用药管理、长期处方医保支付等相关事项。根据患者诊疗需要，长期处方的处方量一般在 4 周内；根据慢性病特点，病情稳定的患者适当延长，最长不超过 12 周。超过 4 周的长期处方，医师应当严格评估，强化患者教育，并在病历中记录，患者通过签字等方式确认。

二、处方调剂和审核

(一) 处方调剂

1. 处方调剂的概念　处方调剂，俗称配药、配方、发药，又称处方调配，是医院药学的重要工作。处方调剂是指药师从接收处方至给患者(或护士)发药，并交代和答复询问的全过程，也是药师、医师、护士、患者(或其家属)等协同的活动。药师根据医师处方或科室请领单，按照配方制度，及时、准确地调配和分发药剂。调配处方必须严格按照处方调配操作规程，仔细审查处方，认真调配操作，严格监督检查，耐心讲解药物用法、用量和注意事项。

处方调剂工作是医院药学部门的常规业务之一，调剂业务不仅是直接面对患者的服务窗口，也是联系病患与医护人员的纽带，最终目的是保障临床用药安全、有效。因此，调剂工作管理对药品使用过程的质量保证、医疗质量的优劣十分重要。

2. 调剂人员资格要求　医疗机构审核和调配处方的药剂人员必须是依法经资格认定的药师或者其他药学技术人员，非药学技术人员不得直接从事药剂技术工作。具有药师以上专业技术职务任职资格的人员负责处方审核、评估、核对、发药及安全用药指导；药士从事处方调配工作。

对于麻醉药品和第一类精神药品的调剂，医疗机构应当对本医疗机构药师进行麻醉药品和精神药品使用知识和规范化管理的培训，药师经考核合格后取得麻醉药品和第一类精神药品调剂资格，方可在本医疗机构调剂麻醉药品和第一类精神药品。

3. 调剂流程与步骤　调剂活动涉及多个部门、科室及不同种类的患者，以门诊调剂为例，一般来说调剂过程可分为 8 个步骤，具体流程如图 8－1 所示。

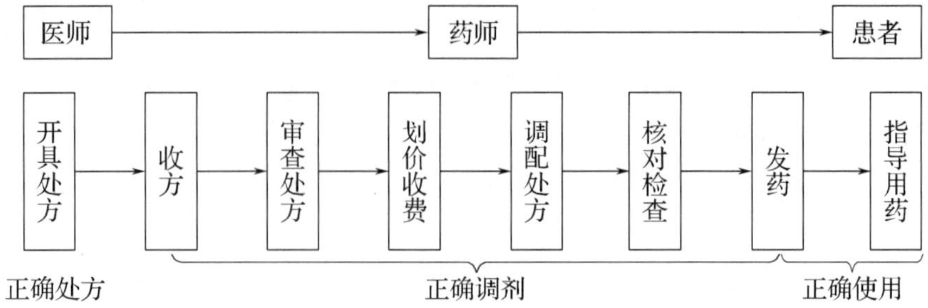

图 8－1　处方调剂流程图

在处方调剂中，由药剂人员完成的主要技术环节包括以下 6 个方面。

（1）收方：从患者处接收由医师开具的处方，或从病房医护人员处接收处方或药品请领单。

（2）审查处方：药师应当认真逐项检查处方前记、正文和后记书写是否清晰、完整，并确认处方的合法性。药师应当对处方用药适宜性进行审核，重点审查药品名称、用药剂量、用药方法、药物配伍变化和合理用药等。

（3）调配处方：根据审查后的正确处方调配药品或取出药品。

（4）包装与贴标签：正确书写药袋或粘贴标签，注明患者姓名和药品名称、用法、用量。

（5）核对处方：核对处方与调配的药品、规格、剂量、用法、用量是否一致，逐个检查药品的外观质量是否合格，有效期等均应正确无误，检查人员签字。

（6）发药与指导用药：发药时应呼唤患者全名，向患者交付药品时，按照药品说明书或者处方用法，进行发药交代与用药指导，包括每种药品的用法、用量、注意事项等，并答复询问。

药师应当凭医师处方调剂处方药品，非经医师处方不得调剂。药师在完成处方调剂后，应当在处方上签名或者加盖专用签章。除药品质量原因外，药品一经发出，不得退换。

4．“四查十对”原则　药师调剂处方时必须做到“四查十对”：查处方，对科别、姓名、年龄；查药品，对药名、剂型、规格、数量；查配伍禁忌，对药品性状、用法用量；查用药合理性，对临床诊断。

5．急诊调剂和住院调剂　医疗机构门急诊药品调剂室应当实行大窗口或者柜台式发药。住院（病房）药品调剂室对注射剂按日剂量配发，对口服制剂药品实行单剂量调剂配发。

6．静脉用药集中调配（Pharmacy Intravenous Admixture，PIVA）　肠外营养液、危害药品和其他静脉用药应当实行集中调配供应，医疗机构根据临床需要建立静脉用药调配中心（室），实行集中调配供应。静脉用药调配中心（室）应当符合《静脉用药集中调配质量管理规范》（卫办医政发〔2010〕62 号），由所在地设区的市级以上卫生健康主管部门组织技术审核、验收，合格后方可集中调配静脉用药。在静脉用药调配中心（室）以外调配静脉用药，参照《静脉用药集中调配质量管理规范》执行。医疗机构建立的静脉用药调配中心（室）应当报省级卫生健康主管部门备案。

危害药品是指能产生职业暴露危险或者危害的药品，即具有遗传毒性、致癌性、致畸性，或者对生育有损害作用，以及在低剂量下可产生严重的器官或其他方面毒性的药品，包括肿瘤化疗药物和细胞毒性药物。

7. 处方外流规定　除麻醉药品、精神药品、医疗用毒性药品和儿科处方外，医疗机构不得限制门诊就诊人员持处方到药品零售企业购药。

（二）处方审核

1. 处方审核的界定　处方审核是指药学专业技术人员运用专业知识与实践技能，根据相关法律法规、规章制度与技术规范等，对医师在诊疗活动中为患者开具的处方，进行合法性、规范性和适宜性审核，并作出是否同意调配发药决定的药学技术服务的决定。审核的处方包括纸质处方、电子处方和医疗机构病区用药医嘱单。《药品管理法》规定，医疗机构应当坚持安全有效、经济合理的用药原则，遵循药品临床应用指导原则、临床诊疗指南和药品说明书等合理用药，对医师处方、用药医嘱的适宜性进行审核。

2. 处方审核的基本要求　药师是处方审核工作的第一责任人。依法经过资格认定的药师或者其他药学技术人员调配处方，应当进行核对，对处方所列药品不得擅自更改或者代用。对有配伍禁忌或者超剂量的处方，应当拒绝调配；必要时，经处方医师更正或者重新签字，方可调配。医疗机构应当强化药师对处方的审核，规范和引导医师用药行为，并在药师薪酬中体现其技术劳务价值。医疗保障主管部门将药师审核处方情况纳入医保定点医疗机构绩效考核体系。

3. 处方审核的依据和流程　处方审核常用临床用药依据：国家药品管理相关法律法规和规范性文件，药品临床应用指导原则、临床诊疗指南和药品说明书等依据。

医疗机构可以结合实际，由药事管理与药物治疗学委员会充分考虑患者用药安全性、有效性、经济性、依从性等综合因素，参考专业学（协）会及临床专家认可的临床规范、指南等，制定适合本医疗机构的临床用药规范、指南，为处方审核提供依据。

处方审核流程：① 药师接收待审核处方，对处方进行合法性、规范性、适宜性审核；② 若经审核判定为合理处方，药师在纸质处方上手写签名（或加盖专用印章）、在电子处方上进行电子签名，处方经药师签名后进入收费和调配环节；③ 若经审核判定为不合理处方，由药师负责联系处方医师，请其确认或重新开具处方，并再次进入处方审核流程。

4. 处方审核内容　处方审核内容包括合法性审核、规范性审核和适宜性审核。

（1）合法性审核。合法性审核包括处方开具人是否根据《执业医师法》取得医师资格，并执业注册；处方开具时，处方医师是否根据《处方管理办法》在执业地点取得处方权；麻醉药品、第一类精神药品、医疗用毒性药品、放射性药品、抗菌药物等药品处方，是否由具有相应处方权的医师开具。

（2）规范性审核。规范性审核包括处方是否符合规定的标准和格式，处方医师签名或加盖的专用签章有无备案，电子处方是否有处方医师的电子签名；处方前记、正文和后记是否符合《处方管理办法》等有关规定，文字是否正确、清晰、完整；条目是否规范；中药饮片、中成药的处方书写应当符合《中药处方格式及书写规范》等。

（3）适宜性审核。西药及中成药处方，应当审核以下项目：① 处方用药与诊断是否相符；② 规定必须做皮试的药品，是否注明过敏试验及结果的判定；③ 处方剂量、用法是否正确，单次处方总量是否符合规定；④ 选用剂型与给药途径是否适宜；⑤ 是否有重复给药和相互作用情况，包括西药、中成药、中成药与西药、中成药与中药饮片之间是否存在重复给药和有临床意义的相互作用；⑥ 是否存在配伍禁忌；⑦ 是否有用药禁忌：儿童、老年人、孕妇及哺乳期妇女、脏器功能不全患者用药是否有禁忌使用的药物，患者用药是否有食物及药物过敏史禁忌证、诊断禁忌证、疾病史禁忌证与性别禁忌证；⑧ 溶媒的选择、用法用量是否适宜，静脉输注的药品给药速度是否适宜；是否存在其他用药不适宜情况。

中药饮片处方，应当审核以下项目：① 中药饮片处方用药与中医诊断（病名和证型）是否相符；② 饮片的名称、炮制品选用是否正确，煎法、用法、脚注等是否完整、准确；③ 毒、麻、贵细饮片是否按规定开方；④ 特殊人群如儿童、老年人、孕妇及哺乳期妇女、脏器功能不全患者用药是否有禁忌使用的药物；⑤ 是否存在其他用药不适宜情况。

5. 信息化管理 医疗机构应当积极推进处方审核信息化，通过信息系统为处方审核提供必要的信息，如医学相关检查、检验学资料、现病史、既往史、用药史、过敏史等电子病历信息。信息系统内置审方规则应当由医疗机构制定或经医疗机构审核确认，并有明确的临床用药依据来源。

知识链接

处方常用缩略语

给药途径

缩略语	中文	缩略语	中文
p. o	口服	ad us. ext.	外用
p. r	灌肠	i. v. gtt	静脉滴注
i. v	静脉注射	i. h/s. c	皮下注射
i. m	肌内注射	i. c	皮内注射

给药次数、时间

缩略语	中文	缩略语	中文
q. d.	每日 1 次	q. h.	每小时
b. i. d.	每日 2 次	q. 4h.	每 4 小时
t. i. d.	每日 3 次	q. n.	每晚 1 次
q. i. d.	每日 4 次	p. r. n	必要时
q. o. d.	隔日 1 次	st.	立即
a. c.	饭前	p. c.	饭后

三、处方点评制度

医院应当加强处方质量和药物临床应用管理，规范医疗机构和医务人员诊疗行为，推行处方点评制度，促进合理用药。处方点评是根据相关法规、技术规范，对处方书写的规范性及药物临床使用的适宜性（用药适应证、药物选择、给药途径、用法用量、药物相互作用、配伍禁忌等）进行评价，发现存在或潜在的问题，制定并实施干预和改进措施，促进临床药物合理应用的过程。处方点评是医院持续医疗质量改进和药品临床应用管理的重要组成部分，是提高临床药物治疗学水平的重要手段。

医院处方点评工作在医院药事管理与药物治疗学委员会(组)和医疗质量管理委员会领导下，由医院医疗管理部门和药学部门共同组织实施。医院药学部门成立处方点评工作小组，负责处方点评的具体工作。根据医院诊疗科目、科室设置、技术水平、诊疗量等实际情况，确定具体抽样方法和抽样率，其中门急诊处方的抽样率不应少于总处方量的0.1%，且每月点评处方绝对数不应少于100张；病房(区)医嘱单的抽样率(按出院病历数计)不应少于1%，且每月点评出院病历绝对数不应少于30份。

医院处方点评小组应当按照确定的处方抽样方法随机抽取处方，并按照处方点评工作表(表8-1)对门急诊处方进行点评；病房(区)用药医嘱的点评应当以患者住院病历为依据，实施综合点评，点评表格由医院根据本院实际情况自行制定。

三级以上医院应当逐步建立健全专项处方点评制度。专项处方点评是医院根据药事管理和药物临床应用管理的现状和存在的问题，确定点评的范围和内容，对特定的药物或特定疾病的药物(如国家基本药物、血液制品、中药注射剂、肠外营养制剂、抗菌药物、辅助治疗药物、激素等临床使用及超说明书用药、肿瘤患者和围手术期用药等)使用情况进行的处方点评。

处方点评工作应坚持科学、公正、务实的原则，有完整、准确的书面记录，并通报临床科室和当事人。处方点评小组在处方点评工作过程中发现不合理处方，应当及时通知医疗管理部门和药学部门。有条件的医院应当利用信息技术建立处方点评系统，逐步实现与医院信息系统的联网与信息共享。

表8-1　处方点评工作表

医疗机构名称：

点评人：　　　　　　　　　　　　　　　　填报日期：

序号	处方日期	年龄/岁	诊断	药品品种	抗菌药(0/1)	注射剂(0/1)	国家基本药物品种数	药品通用名数	处方金额	处方医师	审核、调配药师	核对、发药药师	是否合理(0/1)	存在问题(代码)
1														
2														
3														
4														
5														

……

总计					A=	C=	E=	G=	I=	K=			O=	
平均					B=					L=			P=	
%						D=	F=	H=	J=					

注：

1. 有=1，无=0；结果保留小数点后一位。

A：用药品种总数；B：平均每张处方用药品种数=A/处方总数；C：使用抗菌药的处方数；D：抗菌药使用百分率=C/处方总数；E：使用注射剂的处方数；F：注射剂使用百分率=E/处方总数；G：处方中基本药物品种总数；H：国家基本药物占处方用药的百分率=G/A；I：处方中使用药品通用名总数；J：药品通用名占处方用药的百分率=I/A；K：处方总金额；L：平均每张处方金额=K/处方总数；O：合理处方总数；P：合理处方百

分率＝O/处方总数。

2. 存在问题代码：

(1) 不规范处方：

1-1　处方的前记、正文、后记、内容缺项，书写不规范或者字迹难以辨认的；

1-2　医师签名、签章不规范或者与签名、签章的留样不一致的；

1-3　药师未对处方进行适宜性审核的(处方后记的审核、调配、核对、发药栏目无审核调配药师及核对发药药师签名，或者单人值班调剂未执行双签名规定)；

1-4　新生儿、婴幼儿处方未写明日、月龄的；

1-5　西药、中成药与中药饮片未分别开具处方的；

1-6　未使用药品规范名称开具处方的；

1-7　药品的剂量、规格、数量、单位等书写不规范或不清楚的；

1-8　用法、用量使用“遵医嘱”“自用”等含糊不清字句的；

1-9　处方修改未签名并注明修改日期，或药品超剂量使用未注明原因和再次签名的；

1-10　开具处方未写临床诊断或临床诊断书写不全的；

1-11　单张门急诊处方超过5种药品的；

1-12　无特殊情况下，门诊处方超过7日用量，急诊处方超过3日用量，慢性病、老年病或特殊情况下需要适当延长处方用量未注明理由的；

1-13　开具麻醉药品、精神药品、医疗用毒性药品、放射性药品等特殊管理药品处方未执行国家有关规定的；

1-14　医师未按照抗菌药物临床应用管理规定开具抗菌药物处方的；

1-15　中药饮片处方药物未按照“君、臣、佐、使”的顺序排列，或未按要求标注药物调剂、煎煮等特殊要求的。

(2) 用药不适宜处方：

1-16　适应证不适宜的；

1-17　遴选的药品不适宜的；

1-18　药品剂型或给药途径不适宜的；

1-19　无正当理由不首选国家基本药物的；

1-20　用法、用量不适宜的；

1-21　联合用药不适宜的；

1-22　重复给药的；

1-23　有配伍禁忌或者不良相互作用的；

1-24　有其他用药不适宜情况的。

(3) 出现下列情况之一的处方应当判定为超常处方：

1-25　无适应证用药的；

1-26　无正当理由开具高价药的；

1-27　无正当理由超说明书用药的；

1-28　无正当理由为同一患者同时开具2种以上药理作用相同的药物的。

四、监督管理

1. 人员资质的管理　非药学技术人员不得从事处方调剂工作。医疗机构应当配备依法经过资格认定的药师或者其他药学技术人员，负责本单位的药品管理、处方审核和调配、合理用药指导等工作。

2. 处方管理　处方由调剂处方药品的医疗机构妥善保存。普通处方、急诊处方、儿科处方保存期限为1年，医疗用毒性药品处方保存期限为2年。麻醉药品、精神药品等特殊药品处方保存期限按照特别规定。处方保存期满后，经医疗机构主要负责人批准、登记备案，方可销毁。一般来说，处方销毁申请由处方保管人向药剂科主任提出，药剂科主任填写医院处方销毁申请表，报医务处、业务主管院长审批，由药剂科与医务处执行销毁。处方在销毁时，必须由两位药学专业技术人员核对销毁，并建立销毁记录，销毁后要及时做好销毁登记，监销人要进行双签字。

3. 特殊药品的管理　医疗机构应当根据麻醉药品和精神药品处方开具的规定，按照麻醉药品和精神药品品种、规格对其消耗量进行专册登记，登记内容包括发药日期、患者姓名、用药数量。专册保存期限为3年。

现行主要相关法律法规

1.《中华人民共和国药品管理法》，中华人民共和国主席令第31号。

2.《处方管理办法》，中华人民共和国卫生部令第53号。

3.《关于印发医疗机构处方审核规范的通知》，国卫办医发〔2018〕14号。

4.《医院处方点评管理规范（试行）》，卫医管发〔2010〕28号。

5.《静脉用药集中调配质量管理规范》，卫办医政发〔2010〕62号。

6.《麻醉药品和精神药品管理条例》，中华人民共和国国务院令第797号。

7.《卫生部办公厅关于延长哌醋甲酯缓释剂治疗注意缺陷多动障碍处方限定时间的通知》，卫办医政函〔2011〕1120号。

任务四　医疗机构制剂管理

医疗机构制剂在我国医疗健康事业中发挥着重要的补充作用，在一定程度上缓解了无药可用的问题。《药品管理法》《药品管理法实施条例》对医疗机构制剂管理提出具体要求。同时，国家药品监督管理部门发布了一系列的规章和规范性文件，对医疗机构制剂配制条件和配制过程等进行审查、许可、监督管理活动进行规范。

一、医疗机构制剂许可管理

（一）医疗机构制剂和制剂室设立

1. 医疗机构制剂的界定及特征　医疗机构制剂，是指医疗机构根据本单位临床需要经批准而配制、自用的固定处方制剂。医疗机构配制的制剂，应当是本单位临床需要而市场上没有供应的品种。医疗机构配制制剂应当经所在地省级药品监督管理部门批准，取得医疗机构制剂许可证。无医疗机构制剂许可证的，不得配制制剂。

2. 医疗机构制剂室的设立条件　《药品管理法》规定，医疗机构配制制剂，应当有能够保证制剂质量的设施、管理制度、检验仪器和卫生环境；应当按照经核准的工艺进行，所需的原料、辅料和包装材料等应当符合药用要求。《中医药法》规定，医疗机构对其配制的中药制剂的质量负责；委托配制中药制剂的，委托方和受托方对所配制的中药制剂的质量分别承担相应责任。医疗机构设立制剂室，应当向所在地省级药品监督管理部门申请，取得医疗机构制剂许可证。申请时应明确拟配制剂型、配制能力、品种、规格，配制剂型的工艺流程图、质量标准（或草案），主要配制设备、检测仪器目录，制剂配制管理、质量管理文件目录。制剂室负责人、药检室负责人、制剂质量管理组织负责人应当为本单位在职药学专业人员，且制剂室负责人和药检室负责人不得互相兼任，医疗机构不得与其他单位共用配制场所、配制设备及检验设施等。

3. 医疗机构制剂许可证的管理

（1）制剂许可证的核发：省级药品监督管理部门应当自收到申请之后，按照《医疗机构制剂许可证验收标准》组织验收。验收合格的，予以批准，向申请人核发医疗机构制剂许可证，并将有关情况报国家药品监督管理局备案。

医疗机构制剂许可证是医疗机构配制制剂的法定凭证，应当载明证号、医疗机构名称、医疗机构类别、法定代表人、统一社会信用代码、制剂室负责人、配制范围、注册地址、配制地址、发证机关、发证日期、有效期限、举报电话等信息，并加附防伪二维码全息图片等项目。证号和配制范围按国家药品监督管理部门规定的编号方法和制剂类别填写。医疗机构制剂许可证有效期为 5 年，分正本和副本，具有同等法律效力。

（2）制剂许可证的变更：医疗机构制剂许可证变更分为许可事项变更和登记事项变更。许可事项变更是指制剂室负责人、配制地址、配制范围的变更；登记事项变更是指医疗机构名称、医疗机构类别、法定代表人、注册地址等事项的变更。

医疗机构变更医疗机构制剂许可证许可事项的，在许可事项发生变更前 30 日，向原批准机关申请变更登记。原发证机关应当自收到变更申请之日起 15 个工作日内作出准予变更或者不予变更的决定。医疗机构增加配制范围或者改变配制地址的，应当经省级药品监督管理部门验收合格后，依照规定办理医疗机构制剂许可证变更登记。医疗机构变更登记事项的，应当在有关部门核准变更后 30 日内，向原发证机关申请医疗机构制剂许可证变更登记，原发证机关应当在收到变更申请之日起 15 个工作日内办理变更手续。

（3）制剂许可证的换发：医疗机构制剂许可证有效期届满，需要继续配制制剂的，医疗机构应当在许可证有效期届满前 6 个月，向所在地省级药品监督管理部门提出换证申请。

（4）制剂许可证的注销：医疗机构终止配制制剂或者关闭的，由原发证机关注销医疗机构制剂许可证，同时报国家药品监督管理部门备案。

（5）制剂许可证的补发：遗失医疗机构制剂许可证的，持证单位应当在原发证机关指定的媒体上登载遗失声明并同时向原发证机关申请补发。遗失声明登载满 1 个月后原发证机关在 10 个工作日内补发医疗机构制剂许可证。

（二）“医院”类别医疗机构中药制剂委托配制

经省级药品监督管理部门批准，具有医疗机构制剂许可证且取得制剂批准文号，并属于“医院”类别的医疗机构的中药制剂，可以委托本省内取得医疗机构制剂许可证的医疗机构或者药品生产企业配制。委托配制的制剂剂型应当与受托方持有的医疗机构制剂许可证或者药品生产许可证所载明的范围一致。未取得医疗机构制剂许可证的“医院”类别的医疗机构，在申请中药制剂批准文号时申请委托配制的，应当按照《医疗机构制剂注册管理办法（试行）》的相关规定办理。《中医药法》明确规定，委托配制中药制剂，应当向委托方所在地省级药品监督管理部门备案。从 2017 年 7 月 1 日起，医疗机构无须再就委托配制中药制剂行为向药品监督管理部门单独申请许可，只需向省级药品监督管理部门办理备案。根据《中医药法》规定，办理备案的主体应当是委托方，即委托配制中药制剂的医疗机构。对委托配制中药制剂应当备案而未备案的处罚，其处罚对象应当是委托方。

委托方向所在地省级药品监督管理部门提交中药制剂委托配制的申请材料包括：① 医疗机构中药制剂委托配制申请表；② 委托方的医疗机构制剂许可证、制剂批准证明文件复印件；③ 受托方的药品生产许可证或者医疗机构制剂许可证复印件；④ 委托配制的制剂质量标准、配制工艺；⑤ 委托配制的制剂原最小包装、标签和使用说明书实样；⑥ 委托配制的制剂拟采用的包装、标签和说明书式样及色标；⑦ 委托配制合同；⑧ 受托方所在地药品监督管理机构组织对受托方技术人员，厂房（制剂室）、设施、设备等生产条件和能力，以及质检机构、检测设备等质量保证体系考核的意见。省级药品监督管理部门依法进行受理。

在配制中药制剂过程中，委托方或者受托方违反《中医药法》《药品管理法》及其实施条例或者相关规章和质量管理规范的，可以依据相关法律法规或者规章予以处罚。

二、医疗机构制剂注册、配制和使用

（一）医疗机构制剂注册制度

获得医疗机构制剂许可证的医疗机构，如果需要进行某种制剂的配制，应当向所在地省级药品监督管理部门申请，并报送有关资料和样品，经所在地省级药品监督管理部门批准，发给制剂批准文号后，方可配制。医疗机构制剂的申请人应当是持有医疗机构执业许可证并取得医疗机构制剂许可证的医疗机构。医疗机构配制制剂，应当按照经核准的工艺进行，所需的原料、辅料和包装材料等应当符合药用要求，不得擅自变更工艺、处方、配制地点和委托配制单位。需要变更的，申请人应当提出补充申请，报送相关资料，经批准后方可执行。

医疗机构制剂批准文号的有效期为 3 年。有效期届满需要继续配制的，申请人应当在有效期届满前 3 个月按照原申请配制程序提出再注册申请，报送有关资料。

医疗机构制剂的批准文号格式：×药制字 H(Z)＋4 位年号＋4 位流水号。其中，×为省、自治区、直辖市的简称，H 代表化学制剂，Z 代表中药制剂。

《中医药法》规定，医疗机构配制中药制剂，应当依照《药品管理法》的规定取得医疗机构制剂许可证，或者委托取得药品生产许可证的药品生产企业、取得医疗机构制剂许可证的其他医疗机构配制中药制剂。委托配制中药制剂，应当向委托方所在地省级药品监督管理部门备案。医疗机构配制的中药制剂品种，应当依法取得制剂批准文号。但是，仅应用传统工艺配制的中药制剂品种，向医疗机构所在地省级药品监督管理部门备案后即可配制，不需要取得制剂批准文号。

（二）医疗机构制剂品种范围

医疗机构配制的制剂，应当是本单位临床需要而市场上没有供应的品种。这里的“市场上没有供应的品种”包括国内尚未批准上市及虽批准上市但某些性质不稳定或有效期短的制剂，市场上不能满足的不同规格、剂量的制剂，临床常用而疗效确切的协定处方制剂，其他临床需要的以及科研用的制剂等。

根据《医疗机构制剂注册管理办法（试行）》，有下列情形之一的，不得作为医疗机构制剂申报：① 市场上已有供应的品种；② 含有未经国家药品监督管理部门批准的活性成分的品种；③ 除变态反应原外的生物制品；④ 中药注射剂；⑤ 中药、化学药组成的复方制剂；⑥ 麻醉药品、精神药品、医疗用毒性药品、放射性药品；⑦ 其他不符合国家有关规定的制剂。

《麻醉药品和精神药品管理条例》第四十三条规定，对临床需要而市场无供应的麻醉药品和精神药品，持有医疗机构制剂许可证和印鉴卡的医疗机构需要配制制剂的，应当经所在地省级药品监督管理部门批准。

（三）医疗机构制剂的质量管理

为加强医疗机构的制剂配制和质量管理，国家药品监督管理局于 2001 年 3 月发布并施行了《医疗机构制剂配制质量管理规范（试行）》（中华人民共和国国家药品监督管理局局令第 27 号），该规范是制剂配制和质量管理的基本准则，适用于制剂配制的全过程。

1. 人员管理 制剂室和药检室的负责人应具有大专以上药学或相关专业学历，具有相应管理的实践经验，有对工作中出现的问题做出正确判断和处理的能力。制剂室和药检室的负责人不得互相兼任。从事制剂配制操作及药检人员，应经专业技术培训，具有基础理论知识和实际操作技能。凡有特殊要求的制剂配制操作和药检人员还应经相应的专业技术培训。

2. 质量检验合格 医疗机构制剂需按规定进行质量检验，质量检验一般由医疗机构的药检室负责，检验合格后，凭医师处方使用。

3. 使用管理 制剂配发必须有完整的记录或凭据。内容包括领用部门、制剂名称、批号、规格、数量等。制剂在使用过程中出现质量问题时，制剂质量管理组织应及时进行处理，出现质量问题的制剂应立即收回，并填写收回记录。收回记录应包括制剂名称、批号、规格、数量、收回部门、收回原因、处理意见及日期等。制剂使用过程中发现的不良反应，应按《药品不良反应报告和监测管理办法》的规定予以记录，填表上报。保留病历和有关检验、检查报告单等原始记录至少 1 年备查。

（四）医疗机构制剂的调剂使用

医疗机构制剂一般只能是本医院自用，不得调剂使用。在特殊情况下，经国家或者省级药品监督管理部门批准，医疗机构配制的制剂可以在规定的期限内、在指定的医疗机构之间调剂使用，其中的"特殊情况"是指发生灾情、疫情、突发事件或者临床急需而市场没有供应时。在省内进行调剂是由省级药品监督管理部门批准；在各省之间进行调剂或者国家药品监督管理局规定的特殊制剂的调剂必须经国家药品监督管理局批准。医疗机构制剂的调剂使用，不得超出规定的期限、数量和范围。

取得制剂批准文号的医疗机构应当对调剂使用的医疗机构制剂的质量负责。接受调剂的医疗机构应当严格按照制剂的说明书使用，并对超范围使用或者使用不当造成的不良后果承担责任。

现行主要相关法律法规

1.《中华人民共和国药品管理法》，中华人民共和国主席令第 31 号。

2.《中华人民共和国中医药法》，中华人民共和国主席令第 59 号。

3.《医疗机构制剂配制质量管理规范（试行）》，国家药品监督管理局令第 27 号。

4.《医疗机构制剂配制监督管理办法（试行）》，国家食品药品监督管理局令第 18 号。

5.《医疗机构制剂注册管理办法（试行）》，国家食品药品监督管理局令第 20 号。

6.《关于印发加强医疗机构中药制剂管理意见的通知》，国中医药医政发〔2010〕39 号。

任务五　药物临床应用管理

一、临床用药管理

（一）合理用药的基本要求

合理用药是指安全、有效、经济地使用药物。医疗机构应当遵循有关药物临床应用指导原则、临床路径、临床诊疗指南和药品说明书等合理使用药物；对医师处方、用药医嘱的适宜性进行审核。

《关于加强医疗机构药事管理促进合理用药的意见》规定，医疗机构要依据安全、有效、经济的用药原则和本机构疾病治疗特点，及时优化本机构用药目录。各级卫生健康主管部门要加强医疗机构药品使用监测，定期分析辖区内医疗机构药品配备使用情况，指导督促公立医疗机构不断优化用药目录，形成科学合理的用药结构。

2019 年 12 月 20 日，《国家卫生健康委办公厅关于做好医疗机构合理用药考核工作的通知》（国卫办医函〔2019〕903 号）要求，取得医疗机构执业许可证且使用药物的医疗机构均应当接受考核，合理用药考核的重点内容，应当至少包括：① 麻醉药品和精神药品、放射性药品、医疗用毒性药品、药品类易制毒化学品、含兴奋剂药品等特殊管理药品的使用和管理情况；② 抗菌药物、抗肿瘤药物、重点监控药物的使用和管理情况；③ 公立医疗机构国家基本药物配备使用情况；④ 公立医疗机构国家组织药品集中采购中选品种配备使用情况；⑤ 医保定点医疗机构国家医保谈判准入药品配备使用情况。

2022 年 7 月 27 日，国家卫生健康委、国家中医药管理局发布《关于进一步加强用药安全管理提升合理用药水平的通知》（国卫医函〔2022〕122 号），在降低用药错误风险、提高用药安全水平，加强监测报告和分析、积极应对药品不良反应，加强用药安全监管、促进合理用药水平提高三个方面提出了工作要求，以进一步加强用药安全管理，提升合理用药水平，保障医疗质量安全和人民健康权益。

（二）药物临床应用管理规定

1. 药物临床应用管理的界定　药物临床应用管理是对医疗机构临床诊断、预防和治疗疾病用药全过程实施监督管理。医疗机构应当遵循安全、有效、经济的合理用药原则，尊重患者对药品使用的知情权和隐私权。

医院应当加强处方质量和药物临床应用管理，规范医师处方行为，落实处方审核、发药、核对与用药交代等相关规定；定期对医务人员进行合理用药知识培训与教育；制定并落实持续质量改进措施。

《医疗机构药事管理规定》第十六条明确指出：医疗机构应当依据国家基本药物制度，抗菌药物临床应用指导原则和中成药临床应用指导原则，制定本医疗机构基本药物临床应用管理办法，建立并落实抗菌药物临床应用分级管理制度。

2. 具体规定

（1）加强医疗机构药品安全管理。医疗机构应当建立覆盖药品采购、贮存、发放、调配、使用等全过程的监测系统，加强药品使用情况动态监测分析，对药品使用数量进行科学预估并实现药品来源、去向可追溯。按照药品贮存相关规定，配备与药品贮存条件相一致的场所和设施设备，定期对库存药品进行养护与质量检查。遵循“近效期先出”的原则，避免出现过期药品。严格规范特殊管理药品和高警示药品的管理，防止流入非法渠道。

（2）提高医师临床合理用药水平。医师要遵循合理用药原则，能口服不肌注，能肌注不输液，依据相关疾病诊疗规范、用药指南和临床路径合理开具处方，优先选用国家基本药物，国家组织集中采购和使用药品及国家医保目录药品。充分发挥各级药事质量控制中心作用加强对药品不良反应、用药错误和药害事件的监测，按规定及时上报，提高应急处置能力，保证用药安全。医疗联合体内上级医疗机构要加强对下级医疗机构的指导，推动提高基层药学服务水平和医疗服务质量。各级卫生健康主管部门要将药品合理使用培训作为继续教育重要内容，将药物临床应用指南、处方集纳入继续医学教育项目，重点加强对基本药物临床合理使用的培训，实现医疗机构医师药师培训全覆盖。

（3）强化药师或其他药学技术人员对处方的审核。建立处方点评和医师约谈制度，重点跟踪监控辅助用药、医院超常使用的药品。明确医师处方权限，当处方涉及贵重药品时，应主动与患者沟通，规范用量，努力减轻急性、长期用药患者药品费用负担。加大培养培训力度，完善管理制度，提高药师或其他药学技术人员参与药物治疗管理的能力。药师或其他药学技术人员负责处方的审核、调剂等药学服务，所有处方均应当经审核通过后方可进入划价收费和调配环节。要加大处方审核和点评力度，重点对处方的合法性、规范性、适宜性进行审核，对于不规范处方、用药不适宜处方及超常处方等，应当及时与处方医师沟通并督促修改，确保实现安全、有效、经济、适宜用药。建立健全以基本药物为重点的临床用药综合评价体系，推进药品剂型、规格、包装标准化。

（4）加强合理用药管理和绩效考核。卫生健康主管部门要将医疗机构药物合理使用等相关指标纳入医疗机构及医务人员绩效考核体系，并细化实化基本药物采购和使用等相关考核指标及内容。药师或其他药学技术人员发现不合理处方应当及时按有关规定进行处置。医保部门发现可能会对医疗保障基金支出造成影响或损失的处方，应当及时按有关规定和协议进行处理，并做好与医疗机构的沟通。

（5）开展药品使用监测和临床综合评价。建立覆盖各级公立医疗卫生机构的国家、省、地市、县药品使用监测信息网络，推广应用统一的药品编码。建立健全药品使用监测与临床综合评价工作机制和标准规范，突出药品临床价值，提升药品供应保障能力。各级医疗机构要充分利用药品使用监测数据，对药品临床使用的安全性、有效性、经济性等开展综合评价，加强评价结果的分析应用，作为医疗机构用药目录遴选、药品临床合理使用、提供药学服务、控制不合理药品费用支出等的重要依据。

（6）规范药品推广和公立医疗机构药房管理。医疗机构要加强对参加涉及药品耗材推广的学术活动的管理，由企业举办或赞助的学术会议、培训项目等邀请由医疗机构统筹安排并公示、备案备查。坚持公立医疗机构药房的公益性，公立医疗机构不得承包、出租药房，不得向营利性企业托管药房，不得以任何形式开设营利性药店。公立医疗机构与企业合作开展物流延伸服务的，应当按企业所提供的服务向企业支付相关费用，企业不得以任何形式参与医疗机构的药事管理工作。

（7）医疗机构应当建立药品不良反应、用药错误和药品损害事件监测报告制度。医疗机构临床科室发现药品不良反应、用药错误和药品损害事件后，应当积极救治患者，立即向药学部门报告，并做好观察与记录。医疗机构应当按照国家有关规定向相关部门报告药品不良反应，用药错误和药品损害事件应当立即向所在地县级卫生健康主管部门报告。

德润心田

拓展药学服务新领域

为加快药学服务模式转变，加强药学队伍建设，构建适应人民群众需求的药学服务体系，促进新时期药学服务高质量发展，某医院在以下三个方面进行了创新实践，全面升级药学服务：

一、建设智慧药房，提高药品调配效率和质量

引进自动化药品调配系统，解决取药排队问题。建设麻醉药品、精神药品电子身份证领取管理系统，保证取用溯源。

二、创新临床药学服务模式，提升患者用药满意度

实现慢性病患者出院后一体化远程用药管理；开设药学门诊，解决特殊患者用药咨询问题；推出网上审核处方及药物咨询服务，方便患者续药问诊；建设个体化用药监测平台，助力精准用药；开展多形式用药科普，协助患者识药用药。

三、创新医联体药学服务模式，助力分级诊疗

提升基层药师服务能力，保障基层患者获得较好的药学服务；依托手机 APP 远程实时审方和会诊，助力基层合理用药；借助手机 APP 远程实时协助医联体基层医院管理抗菌药物。

二、抗菌药物临床应用管理

抗菌药物是指治疗细菌、支原体、衣原体、立克次体、螺旋体、真菌等病原微生物所致感染性疾病病原的药物，不包括治疗结核病、寄生虫病和各种病毒所致感染性疾病的药物，以及具有抗菌作用的中药制剂。

（一）抗菌药物分级管理

1. 抗菌药物分级和分级标准　抗菌药物临床应用应当遵循安全、有效、经济的原则。抗菌药物临床应用实行分级管理。根据安全性、疗效、细菌耐药性、价格等因素，抗菌药物分为三级：非限制使用级、限制使用级与特殊使用级。

（1）非限制使用级：经长期临床应用证明安全、有效，对细菌耐药性影响较小，价格相对较低的抗菌药物。

（2）限制使用级：经长期临床应用证明安全、有效，对细菌耐药性影响较大，或者价格相对较高的抗菌药物。

（3）特殊使用级：① 具有明显或者严重不良反应，不宜随意使用的抗菌药物；② 需要严格控制使用，避免细菌过快产生耐药的抗菌药物；③ 疗效、安全性方面的临床资料较少的抗菌药物；④ 价格昂贵的抗菌药物。

2. 医院抗菌药物管理组织机构及职责　医疗机构主要负责人是本医疗机构抗菌药物临床应用管理的第一责任人。

医疗机构应当设立抗菌药物管理工作机构或者配备专（兼）职人员负责本医疗机构的抗

菌药物管理工作；二级以上的医院、妇幼保健院及专科疾病防治机构应当在药事管理与药物治疗学委员会下设立抗菌药物管理工作组。抗菌药物管理工作组由医务、药学、感染性疾病、临床微生物、护理、医院感染管理等部门负责人和具有相关专业高级技术职务任职资格的人员组成，医务、药学等部门共同负责日常管理工作；其他医疗机构设立抗菌药物管理工作小组或者指定专（兼）职人员，负责具体管理工作。

医疗机构抗菌药物管理工作机构或者专（兼）职人员的主要职责如下：① 贯彻执行抗菌药物管理相关的法律、法规、规章，制定本医疗机构抗菌药物管理制度并组织实施；② 审议本医疗机构抗菌药物供应目录，制定抗菌药物临床应用相关技术性文件，并组织实施；③ 对本医疗机构抗菌药物临床应用与细菌耐药情况进行监测，定期分析、评估、上报监测数据并发布相关信息，提出干预和改进措施；④ 对医务人员进行抗菌药物管理相关法律、法规、规章制度和技术规范培训，组织对患者合理使用抗菌药物的宣传教育。

（二）抗菌药物的购进、使用和评估

1. 抗菌药物分级管理目录及采购 医疗机构应当按照省级卫生健康主管部门制定的抗菌药物分级管理目录，制定本医疗机构抗菌药物供应目录，并向核发其医疗机构执业许可证的卫生健康主管部门备案。医疗机构抗菌药物供应目录包括采购抗菌药物的品种、品规。未经备案的抗菌药物品种、品规，医疗机构不得采购。医疗机构应当严格控制本医疗机构抗菌药物供应目录的品种数量。同一通用名称抗菌药物品种，注射剂型和口服剂型各不得超过 2 种。具有相似或者相同药理学特征的抗菌药物不得重复列入供应目录。其中碳青霉烯类抗菌药物注射剂型严格控制在 3 个品规内。要按照规定调整抗菌药物供应目录，调整周期原则上为 2 年，最短不少于 1 年，并在目录调整后 15 日内报核发其医疗机构许可证的卫生健康主管部门备案。

医疗机构应当按照国家药品监督管理部门批准并公布的药品通用名称购进抗菌药物，优先选用《国家基本药物目录》《国家处方集》和《国家基本医疗保险、工伤保险和生育保险药品目录》收录的抗菌药物品种。基层医疗卫生机构只能选用基本药物中的抗菌药物品种。

因特殊治疗需要，医疗机构需使用本医疗机构抗菌药物供应目录以外抗菌药物的，可以启动临时采购程序。临时采购应当由临床科室提出申请，说明申请购入抗菌药物名称、剂型、规格、数量、使用对象和使用理由，经本医疗机构抗菌药物管理工作组审核同意后，由药学部门临时一次性购入使用。医疗机构应当严格控制临时采购抗菌药物的品种和数量，同一通用名抗菌药物品种启动临时采购程序原则上每年不得超过 5 例次。如果超过 5 例次，应当讨论是否列入本医疗机构抗菌药物供应目录。调整后的抗菌药物供应目录总品种数不得增加。

2. 抗菌药物遴选和定期评估制度 医疗机构遴选和新引进抗菌药物品种，应当由临床科室提交申请报告，经药学部门提出意见后，由抗菌药物管理工作组审议。

抗菌药物管理工作组三分之二以上成员审议同意，并经药事管理与药物治疗学委员会三分之二以上委员审核同意后方可列入采购供应目录。抗菌药物品种或者品规存在安全隐患、疗效不确定、耐药率高、性价比差或者违规使用等情况的，临床科室、药学部门、抗菌药物管理工作组可以提出清退或者更换意见。清退意见经抗菌药物管理工作组二分之一以上成员同意后执行，并报药事管理与药物治疗学委员会备案，更换意见经药事管理与药物治疗学委员会讨论通过后执行。清退或者更换的抗菌药物品种或者品规原则上 12 个月内不得重新进入本医疗机构抗菌药物供应目录。

（三）抗菌药物处方权、调剂资格的授予

二级以上医院应当定期对医师和药师进行抗菌药物临床应用知识和规范化管理的培训。医师经本医疗机构培训并考核合格后，方可获得相应的处方权。其他医疗机构依法享有处方权的医师、乡村医生和从事处方调剂工作的药师，由县级以上地方卫生健康主管部门组织相关培训、考核。经考核合格的，授予相应的抗菌药物处方权或者抗菌药物调剂资格。

具有高级专业技术职务任职资格的医师，可授予特殊使用级抗菌药物处方权；具有中级以上专业技术职务任职资格的医师，可授予限制使用级抗菌药物处方权；具有初级专业技术职务任职资格的医师，在乡、民族乡、镇、村的医疗机构独立从事一般执业活动的执业助理医师及乡村医生，可授予非限制使用级抗菌药物处方权。

课堂互动

某县卫生健康委员会依法对某诊所开展监督检查。经查，该诊所执业医师王某具备初级专业技术职务任职资格，其为患者秦某开具“阿莫西林钠舒巴坦钠”处方一张。

请判断医师王某的行为是否违规。

（四）抗菌药物的应用监测和细菌耐药监测

1. 抗菌药物的应用监测 医疗机构和医务人员应当严格掌握使用抗菌药物预防感染的指征。预防感染、治疗轻度或者局部感染应当首选非限制使用级抗菌药物；严重感染、免疫功能低下合并感染或者病原菌只对限制使用级抗菌药物敏感时，方可选用限制使用级抗菌药物；特殊使用级抗菌药物不得在门诊使用，临床应用特殊使用级抗菌药物应当严格掌握用药指征，经抗菌药物管理工作组指定的专业技术人员会诊同意后，由具有相应处方权医师开具处方。特殊使用级抗菌药物会诊人员由具有抗菌药物临床应用经验的感染性疾病科、呼吸科、重症医学科、微生物检验科、药学部门等具有高级专业技术职务任职资格的医师、药师或具有高级专业技术职务任职资格的抗菌药物专业临床药师担任。

《关于进一步加强抗菌药物临床应用管理遏制细菌耐药的通知》(国卫办医发〔2017〕10 号)强调，医疗机构要重点加强预防使用、联合使用和静脉输注抗菌药物管理，要强化碳青霉烯类抗菌药物，以及替加环素等特殊使用级抗菌药物管理。特殊使用级抗菌药物紧急情况下未经会诊同意或确需越处方权限使用的，处方量不得超过 1 日用量，并作好相关病历记录。接受特殊使用级抗菌药物治疗的住院患者抗菌药物使用前微生物送检率不低于 80%。对碳青霉烯类抗菌药物及替加环素等特殊使用级抗菌药物先行实施专档管理。各临床科室使用碳青霉烯类抗菌药物及替加环素时，要按照要求及时填报有关信息。医疗机构要指定专人定期收集、汇总本单位碳青霉烯类抗菌药物及替加环素使用情况信息表，并进行分析，采取针对性措施，有效控制碳青霉烯类抗菌药物和替加环素耐药。对基层医疗机构及二级以上医疗机构中，抗菌药物临床使用量大、使用级别高、容易产生问题的重症监护病房(ICU)、新生儿室、血液科病房、呼吸科病房、神经科病房、烧伤病房等科室，要重点加强抗菌药物管理。

因抢救生命垂危的患者等紧急情况，医师可以越级使用抗菌药物。越级使用抗菌药物应当详细记录用药指征，并应当于 24 小时内补办越级使用抗菌药物的必要手续。

2. 细菌耐药监测 医疗机构应当开展细菌耐药监测工作，建立细菌耐药预警机制，并采取下列相应措施：① 主要目标细菌耐药率超过 30％的抗菌药物，应当及时将预警信息通报本医疗机构医务人员；② 主要目标细菌耐药率超过 40％的抗菌药物，应当慎重经验用药；③ 主要目标细菌耐药率超过 50％的抗菌药物，应当参照药敏试验结果选用；④ 主要目标细菌耐药率超过 75％的抗菌药物，应当暂停针对此目标细菌的临床应用，根据追踪细菌耐药监测结果，再决定是否恢复临床应用。

（五）抗菌药物临床应用监督管理

1. 抗菌药物临床应用的公示与报告 医疗机构应当建立本医疗机构抗菌药物临床应用情况排名、内部公示和报告制度。医疗机构应当对临床科室和医务人员抗菌药物使用量、使用率和使用强度等情况进行排名并予以内部公示；对排名后位或者发现严重问题的医师进行批评教育，情况严重的予以通报。医疗机构应当按照要求对临床科室和医务人员抗菌药物临床应用情况进行汇总，并向核发其医疗机构执业许可证的卫生健康主管部门报告。非限制使用级抗菌药物临床应用情况，每年报告一次；限制使用级和特殊使用级抗菌药物临床应用情况，每半年报告一次。

2. 抗菌药物临床应用异常情况调查 医疗机构应当对以下抗菌药物临床应用异常情况开展调查，并根据不同情况作出处理：① 使用量异常增长的抗菌药物；② 半年内使用量始终居于前列的抗菌药物；③ 经常超适应证、超剂量使用的抗菌药物；④ 企业违规销售的抗菌药物；⑤ 频繁发生严重不良事件的抗菌药物。

3. 抗菌药物临床应用的监管 县级以上卫生健康主管部门应当加强对本行政区域内医疗机构抗菌药物临床应用情况的监督检查，建立医疗机构抗菌药物临床应用管理评估制度，建立抗菌药物临床应用情况排名、公布和诫勉谈话制度。对本行政区域内医疗机构抗菌药物使用量、使用率和使用强度等情况进行排名，将排名情况向本行政区域内医疗机构公布，并报上级卫生健康主管部门备案；对发生重大、特大医疗质量安全事件或者存在严重医疗质量安全隐患的各级各类医疗机构的负责人进行诫勉谈话，情况严重的予以通报。

卫生健康主管部门建立全国抗菌药物临床应用监测网和全国细菌耐药监测网，对全国抗菌药物临床应用和细菌耐药情况进行监测；根据监测情况定期公布抗菌药物临床应用控制指标，开展抗菌药物临床应用质量管理与控制工作。省级卫生健康主管部门应当建立本行政区域的抗菌药物临床应用监测网和细菌耐药监测网，对医疗机构抗菌药物临床应用和细菌耐药情况进行监测，开展抗菌药物临床应用质量管理与控制工作。

卫生健康主管部门应当将医疗机构抗菌药物临床应用情况纳入医疗机构考核指标体系；将抗菌药物临床应用情况作为医疗机构定级、评审、评价重要指标，考核不合格的，视情况对医疗机构作出降级、降等、评价不合格处理。

医疗机构应当对出现抗菌药物超常处方 3 次以上且无正当理由的医师提出警告，限制其特殊使用级和限制使用级抗菌药物处方权。医师出现下列情形之一的，医疗机构应当取消其处方权：① 抗菌药物考核不合格的；② 限制处方权后，仍出现超常处方且无正当理由的;③ 未按照规定开具抗菌药物处方,造成严重后果的;④ 未按照规定使用抗菌药物,造成严重后果的;⑤ 开具抗菌药物处方牟取不正当利益的。药师未按照规定审核抗菌药物处方与用药医嘱,造成严重后果的,或者发现处方不适宜、超常处方等情况未进行干预且无正当理由的,二级以上医院药师由医疗机构取消其药物调剂资格,基层医院药师由县级卫生部门取消其药物调剂资格。医师处方权和药师药物调剂资格取消后,在 6 个月内不得恢复其处方权和药物调剂资格。

三、重点监控合理用药药品的管理

(一)辅助用药临床应用管理

为加强医疗机构辅助用药临床应用管理,规范辅助用药临床应用行为,提高合理用药水平,维护人民群众健康权益,2018 年 12 月 13 日,国家卫生健康委员会发布《关于做好辅助用药临床应用管理有关工作的通知》(国卫办医函〔2018〕1112 号)。

该通知要求制订并公布全国辅助用药目录,国家卫生健康委员会定期对全国辅助用药目录进行调整,调整时间间隔原则上不少于 1 年。在"国家版"目录基础上,各省份制订省(区、市)辅助用药目录,品种数量不得少于国家辅助用药目录。二级以上医疗机构在省(区、市)辅助用药目录基础上,增加本医疗机构上报的辅助用药品种,形成本医疗机构辅助用药目录。

对辅助用药管理目录中的全部药品进行重点监控,将辅助用药全部纳入审核和点评范畴,充分发挥药师在辅助用药管理和临床用药指导方面的作用。各级各类医疗机构要根据临床诊疗实际需求,制订本医疗机构辅助用药临床应用技术规范,明确限定辅助用药临床应用的条件和原则,要求医师严格掌握用药指征,严格按照药品说明书使用,不得随意扩大用药适应证、改变用药疗程、剂量等。同时,加强监测考核,推进辅助用药科学管理。

(二)重点监控合理用药药品目录管理

2019 年 7 月 1 日,国家卫生健康委员会等部门发布《关于印发第一批国家重点监控合理用药药品目录(化药及生物制品)的通知》(国卫办医函〔2019〕558 号)(以下简称《通知》),各省级卫生健康主管部门要会同中医药主管部门在国家目录的基础上,形成省(区、市)重点监控合理用药药品目录并公布。各级各类医疗机构在省(区、市)目录基础上,形成本医疗机构重点监控合理用药药品目录。《通知》要求,各医疗机构要建立重点监控合理用药药品管理制度,加强目录内药品临床应用的全程管理。进一步规范医师处方行为,对纳入目录中的药品制订用药指南或技术规范,明确规定临床应用的条件和原则。同时加强目录外药品的处方管理。各级卫生健康主管部门、中医药主管部门和各医疗机构要建立完善药品临床使用监测和超常预警制度。

为加强我国临床合理用药管理,促进国家重点监控合理用药药品目录的制订调整更加科学合理,不断规范临床用药行为,维护人民群众健康权益,2021 年 9 月 3 日,国家卫生健康委办公厅发布《关于印发国家重点监控合理用药药品目录调整工作规程的通知》(国卫办医函〔2021〕474 号),明确纳入目录管理的药品应当是临床使用不合理问题较多、使用金额异常偏高、对用药合理性影响较大的化学药品和生物制品。重点包括辅助用药、抗肿瘤药物、抗微生物药物、质子泵抑制剂、糖皮质激素、肠外营养药物等。目录更新调整的时间原则上不短于 3 年，纳入目录管理的药品品种一般为 30 个。目录的调整共包括启动调整、地方遴选推荐、专家汇总、公布结果 4 个阶段。对于调整出原目录的药品，地方卫生健康行政部门应当继续监控至少满 1 年，掌握其处方点评、使用量、使用金额等情况，促进临床合理用药水平的持续提高。

2023 年 1 月 13 日，国家卫生健康委办公厅发布《关于印发第二批国家重点监控合理用药药品目录的通知》(国卫办医政函〔2023〕9 号)，供各地在加强合理用药管理、开展公立医院绩效考核等工作中使用。通知指出，各地要以规范临床用药行为、促进合理用药为工作目标，对纳入本目录的药品制定完善临床应用指南，明确临床应用的条件和原则，加强合理用药监管。《第一批国家重点监控合理用药药品目录》(国卫办医函〔2019〕558 号)中的药品纳入本目录的，按照要求加强重点监控；未纳入本目录的，应当持续监控至少满 1 年后可不再监控，以促进临床合理用药水平持续提高。

现行主要相关法律法规

1.《医疗机构药事管理规定》，卫医政发〔2011〕11 号。

2.《处方管理办法》，中华人民共和国卫生部令 53 号。

3.《医疗机构药品监督管理办法(试行)》，国食药监安〔2011〕442 号。

4.《抗菌药物临床应用管理办法》，中华人民共和国卫生部令第 84 号。

5.《关于加强医疗机构药事管理促进合理用药的意见》，国卫医发〔2020〕2 号。

6.《国家卫生健康委办公厅关于做好医疗机构合理用药考核工作的通知》，国卫办医函〔2019〕903 号。

7.《关于印发第一批国家重点监控合理用药药品目录(化药及生物制品)的通知》，国卫办医函〔2019〕558 号。

实训十　模拟处方审核

【实训目的】

(1) 掌握处方审核判定标准。

(2) 掌握处方审核的流程、业务规则和操作规范。

【实训准备】

将学生随机分组，每组 3～4 名学生，每组选出 1 位组长，并由组长抽取处方，进行处方点评。

【实训内容】

处方 1

患者信息：女，38 岁

临床诊断：前庭大腺脓肿

备注：无

(1) 盐酸莫西沙星片（400 mg×3 片/盒×5 盒）
用法:400 mg po bid
(2) 甲硝唑片（0.2 g×100 片）
用法:0.4 g 阴道冲洗 tid

处方 2

患者信息:女,78 岁
临床诊断:社区获得性肺炎,高血压
备注:无
(1) 盐酸莫西沙星片(400 mg×6 片)
用法:400 mg po qd
(2) 头孢地尼胶囊(100 mg×20 粒)
用法:100 mg po tid
(3) 酒石酸美托洛尔缓释片(47.5 mg×20 片)
用法:47.5 mg po qd

处方 3

患者信息:女,75 岁
临床诊断:2 型糖尿病,骨质疏松症
备注:无
(1) 吡格列酮二甲双胍片(15 mg/500 mg)
用法:1 片 po bid
(2) 骨化三醇软胶囊(0.25 μg×10 粒)
用法:0.5 μg po tid
(3) 维生素 D 滴剂(400 单位)
用法:800 单位 po qd

处方 4

患者信息:男,28 岁
临床诊断:糖尿病不伴有并发症,肥胖
备注:无
(1) 格列美脲片(2 mg×14 片)
用法:2 mg po(饭前) qd
(2) 阿卡波糖片(50 mg×30 片)
用法:50 mg po(早餐后) tid

处方 5

患者信息:女,82 岁
临床诊断:慢性支气管炎急性发作
备注:无
(1) 头孢氨苄缓释片(0.25 g×20 片)
用法:0.5 g po tid
(2) 复方甲氧那明胶囊(60 粒/瓶)

用法:2 粒 po tid
(3) 氨茶碱缓释片(0.1 g×30 片)
用法:0.2 g po bid
(4) 盐酸二甲双胍片(0.5 g×30 片)
用法:0.5 g po bid

处方 6

患者信息:女,78 岁
临床诊断:慢性肝炎
备注:无

0.9%氯化钠注射液(500 mL/瓶)	500 mL	/	ivgtt bid
舒肝宁注射液(10 mL/支)	20 mL		

处方 7

患者信息:男,45 岁
临床诊断:功能性腹泻
备注:无
(1) 匹维溴铵片(50 mg/片)
用法:50 mg po(饭前) tid
(2) 蒙脱石散(3 g/袋)
用法:3 g po tid
(3) 双歧杆菌三联活菌胶囊(210 mg/粒)
用法:3 粒 po tid

处方 8

患者信息:女,35 岁
临床诊断:骨折术后感染
备注:无
(1)

混合糖电解质注射液(500 mL/瓶)	500 mL	/	ivgtt bid
注射用头孢曲松钠(1 g/支)	2 g		

(2) 多烯磷脂酰胆碱胶囊(228 mg/粒)
用法:2 粒 口服 tid

处方 9

患者信息:女,15 岁
临床诊断:消化道溃疡,幽门螺杆菌(+)
备注:体重 42 kg,青霉素皮试(-)
(1) 阿莫西林胶囊(0.25 g×24 粒)
用法:0.5 g po bid
(2) 左氧氟沙星片(0.5 g×24 片)

用法:0.5 g po qd

(3) 泮托拉唑钠肠溶片(40 mg×7 片)

用法:20 mg po bid

处方 10

患者信息:女,22 岁

临床诊断:咳嗽变异性哮喘

备注:无

(1) 布地奈德福莫特罗粉吸入剂(160 μg:4.5 μg×60 揿)

用法:1 揿 吸入 qd

(2) 孟鲁司特钠片(10 mg×7 片)

用法:10 mg po qd(早晨)

实训十一　模拟药师用药咨询

【实训目的】

提升药师的知识运用能力和沟通技能。

【实训准备】

(1) 将学生分组,每组 3 名学生,每组选出 1 位组长,由组长将任务角色分派给每位组员,教师进行监督、指导。

(2) 设计药学门诊场景或用药咨询情景,让药师参与角色扮演,模拟药师用药咨询情景。

【实训内容】

请扮演案例中的药师,解决患者问题。

案例一:医院药学门诊咨询处,一位 63 岁的妇女前来咨询,她进门问道:"药师您好! 我骨质疏松有十余年了,一直在吃钙片,但是经常忘记吃药。我也担心这样耽误病情。听说现在有个治疗骨质疏松的药,叫地舒单抗,打一针可以管半年,效果很好。我能不能不吃钙片了,换成这个药?"

案例二:医院药学服务咨询处,患者石女士前来咨询,她说:"药师您好! 我患有偏头痛,一周前医生开了托吡酯片每天 2 次,每次 1 片,我吃完之后偏头疼的症状缓解了,但手指微微发麻,以前从来没有过,就是加了托吡酯片之后才出现的。这种情况是正常的吗? 这是不是药物副作用呀? 我还能继续吃这个药吗?"

案例三:在医院药学门诊,65 岁的秦大爷前来咨询,他一脸担忧,迟疑地说:"我患有糖尿病 10 年了,长期使用二甲双胍降血糖,血糖控制得很好。最近看网上说二甲双胍伤肝,我眼神不好看不清说明书,就让孩子看,也说有肝病就不能用。我特别害怕,担心吃了这些年的药,把我的肝吃坏了。我还能继续吃这个药吗?"

目标检测

一、名词解释

1. 处方
2. 处方调剂
3. 医疗机构制剂

二、选择题

（一）A 型题（最佳选择题）

1. 医疗机构应建立并执行进货检查验收制度，关于此制度，说法错误的是________。（　　）
   A. 中药材和中药饮片应有包装并附有质量合格的标志
   B. 特殊管理药品和外用药品包装的标签或说明书上应有规定的标识和警示说明
   C. 处方药和非处方药的标签、说明书上应有相应的警示语或忠告语
   D. 进口药品要有外文包装盒说明书
2. 根据医疗机构药品集中采购管理规定，采购药品的剂型及每种剂型对应的规格原则上分别不得超过________。（　　）
   A. 2 种、3 种　　B. 3 种、2 种　　C. 1 种、2 种　　D. 3 种、1 种
3. 关于医疗机构药品配备和采购管理，说法错误的是________。（　　）
   A. 药学部门负责本机构药品的统一采购
   B. 应当严格执行药品购入检查、验收等制度
   C. 依据安全、有效、经济的用药原则和本机构疾病的治疗特点，及时优化本机构的用药目录
   D. 各地要推动各级医疗机构形成“1＋X”用药模式，其中“1”为非基本药物，“X”为基本药物
4. 医疗机构配制制剂批准文号的核发部门是________。（　　）
   A. 所在地省级卫生健康行政部门　　B. 所在地市级卫生健康行政部门
   C. 所在地省级药品监督管理部门　　D. 所在地市级药品监督管理部门
5. 某具有处方资格的执业医师为患有多动症的 9 岁患者开具哌醋甲酯处方，每张处方不得超过________。（　　）
   A. 一次常用量　　B. 3 日常用量　　C. 7 日常用量　　D. 15 日常用量
6. 《关于加快药学服务高质量发展的意见》提出，探索慢性病的长期处方管理，对评估后符合要求的慢性病患者，其处方限量为________。（　　）
   A. 不得超过 3 日用量　　B. 不得超过 7 日用量
   C. 不得超过 1 个月用量　　D. 不得超过 12 周用量
7. 根据《处方管理办法》，医疗机构对蛋白同化制剂处方的保存期限是________。（　　）
   A. 2 年　　B. 3 年　　C. 4 年　　D. 5 年
8. 根据《处方管理办法》，调剂处方应做到“四查十对”，其中“四查”指的是________。（　　）
   A. 查姓名、查药品、查剂量用法、查给药途径
   B. 查处方、查药品、查配伍禁忌、查用药合理性

C. 查剂量、查用法、查重复用药、查配伍禁忌

D. 查处方、查药名、查给药途径、查用药失误

9. 根据《处方管理办法》规定，医疗机构不得限制门诊就诊人员持处方到药品零售药店购买的药品是________。（　　）

A. 麻醉药品　　B. 儿科处方药品

C. 医疗用毒性药品　　D. 妇科处方药品

10. 下列关于医疗机构急诊调剂和住院调剂的相关管理，说法错误的是________。（　　）

A. 医疗机构门急诊药品调剂室应当实行大窗口或者柜台式发药

B. 住院(病房)药品调剂室对注射剂实行集中调配供应

C. 住院(病房)药品调剂对口服制剂药品实行单剂量调剂配发

D. 肠外营养液、危害药品和其他静脉用药应当实行集中调配供应

(二) B 型题(配伍选择题)

(11～14 题共用备选答案)

A. 分开存放	B. 分类定位存放	C. 另设仓库单独储存	D. 放置不合格区

11. 医疗机构储存药品，应当按照药品属性和类别分别分库、分区、分仓存放，并实行色标管理。易燃、易爆、强腐蚀性等危险性药品应当________。（　　）

12. 过期、变质、被污染等药品应当________。（　　）

13. 中药材、中药饮片、中成药应当________。（　　）

14. 药品与非药品应当________。（　　）

(15～17 题共用备选答案)

A. 特殊人群用药是否有禁忌使用的药物
B. 开具西药、中成药处方，是否每一种药品另起一行，每张处方不得超过 5 种药品
C. 处方开具人是否根据《执业医师法》取得医师资格，并执业注册
D. 处方上是否写明医疗机构负责人

15. 属于处方合法性审核内容的是________。（　　）

16. 属于处方规范性审核内容的是________。（　　）

17. 属于处方适宜性审核内容的是________。（　　）

(18～20 题共用备选答案)

A. 2 年	B. 3 年	C. 1 年	D. 5 年

18. 医疗机构制剂许可证的有效期为________。（　　）

19. 医疗机构制剂批准文号的有效期为________。（　　）

20. 医疗机构制剂的使用过程中，病历、检查报告单等原始记录应至少保留________。（　　）

(三) X 型题(多项选择题)

21. 医疗机构药事管理的主要内容包括________。（　　）

A. 组织机构管理　　B. 药物临床应用管理

C. 药剂管理　　D. 药学专业技术人员配置与管理

22. 根据《国家卫生健康委办公厅关于做好医疗机构合理用药考核工作的通知》，合理用药考核的重点内容有________。 （ ）
A. 特殊管理药品的使用和管理情况
B. 公立医疗机构国家基本药物配备使用情况
C. 医保定点医疗机构国家医保谈判准入药品配备使用情况
D. 公立医疗机构非处方药配备使用情况

23. 根据抗菌药物监督管理要求，医疗机构应对医师取消处方权的情形有________。 （ ）
A. 医师抗菌药物考核不合格
B. 医师被限制处方权后，仍出现超常处方且无正当理由的
C. 医师开具抗菌药物处方牟取不正当利益的
D. 医师未按照规定使用抗菌药物，造成严重后果的

24. 根据《抗菌药物临床应用管理办法》，属于应取消药师调剂资格的情形有________。 （ ）
A. 未及时开展细菌耐药监测工作的
B. 发现抗菌药物超常处方，不进行干预且无正当理由的
C. 发现抗菌药物处方不适宜，不进行干预且无正当理由的
D. 未按规定审核抗菌药物处方与用药医嘱，造成严重后果的

25. 关于辅助用药临床应用管理，下列说法正确的有________。 （ ）
A. 国家卫生健康委员会将定期对全国辅助用药目录进行调整，调整时间间隔原则上不少于 3 年
B. 二级以上医疗机构在省级辅助用药目录基础上，增加本机构上报的辅助用药品种，形成本机构辅助用药目录
C. 严格按照药品说明书使用，不得随意扩大用药适应证，改变用药疗程、剂量等
D. 对辅助用药管理目录中的全部药品进行重点监控，将辅助用药全部纳入审核和点评范畴

三、问答题

1. 简述处方的定义及分类。
2. 医疗机构制剂的审批流程是什么？

项目九 中药管理

项目目标

1. 知识目标

(1) 掌握中药的概念及分类，国家重点保护野生药材物种的分级、名录、采猎管理和出口管理规定，以及中药品种保护的范围、等级划分。

(2) 熟悉中药材的生产、经营和使用规定，中药饮片管理规定，以及中成药管理规定。

(3) 了解中药传承创新发展相关政策、中医药立法、中药材生产质量管理规范、进口药材规定。

2. 能力目标

能应用中药管理相关法律法规指导药品生产、经营和使用。

3. 素养目标

树立中药传承创新与发展意识，增强可持续发展能力。

项目导入

《中华人民共和国中医药法》(以下简称《中医药法》)是我国中医药领域的一部综合性、全局性、基础性的重要法律，其制定和施行实现了中医药领域立法的重大突破。该法共设九章六十三条，除总则、保障措施法律责任和附则外，分别对中医药服务、中药保护与发展、中医药人才培养、中医药科学研究、中医药传承与文化传播等内容作了规定，也是首次从法律层面明确了中医药的重要地位、发展方针和扶持措施，为中医药事业发展提供了法律保障。

问题：

(1) 我们应如何做好中药管理？

(2) 中药管理中又有哪些相关规定？

任务一 中药与中药传承创新

中医药是中华民族在与疾病长期斗争的过程中积累的宝贵财富，其丰富的实践经验和知识体系蕴含着深厚的科学内涵，是中华优秀传统文化的重要组成部分。中医药不仅为中华民族繁衍昌盛作出了卓越贡献，也对世界文明进步产生了积极影响。

党和政府始终高度重视中医药工作，通过中医药立法和制定一系列方针、政策，持续保护和促进中医药事业的发展。特别是改革开放以来，有关中医药的各项政策和法规得到进一步落实，中药现代化、中医药创新体系等一系列新举措陆续出台，为中医药在治病救人、康复保健等方面的应用奠定了坚实的基础。

一、中药的概念与分类

中药是指在中医药理论指导下使用的药用物质及其制剂。中药具有独特的理论体系和形式，充分反映了我国历史、文化、自然资源等方面的特点，是我国传统药物的重要组成部分，具有独特的理论体系和形式。

中药包括中药材、中药饮片和中成药（含民族药）等。

中药材是指来源于药用植物、药用动物等资源，经规范化的种植（含生态种植、野生抚育和仿野生栽培）、养殖、采收和产地加工后，用于生产中药饮片、中药制剂的药用原料。

中药饮片简称“饮片”，是指在中医药理论指导下，根据辨证施治和调剂、制剂的需要，对产地初加工的中药材进行特殊加工炮制后形成的制成品。只有中药饮片才可直接用于临床配方或制剂生产，中药处方调配和中成药生产投料均应为中药饮片，中药材不可直接入药。

中成药简称“成药”，是根据疗效确切、应用范围广泛的处方、验方或秘方，具备一定质量规格，批量生产供应的药物。为了有别于“西药”，这类“成药”称为“中成药”。

民族药是指我国某些地区少数民族经长期医疗实践的积累并用少数民族文字记载的药品，如藏药、蒙药、苗药、维吾尔族药等，在使用上有一定的地域性。各民族医药是中华民族传统医药的组成部分，应不断发掘、整理、总结，充分发挥其保护各族人民健康的作用。

二、国家关于中药传承创新发展的相关政策

2020 年 12 月，《国家药监局关于促进中药传承创新发展的实施意见》（国药监药注〔2020〕27 号）（以下简称《意见》）发布，从促进中药守正创新、健全符合中药特点的审评审批体系、强化中药质量安全监管、注重多方协调联动、推进中药监管体系和监管能力现代化等方面提出了 20 条具体措施，涵盖了中药审评审批、研制创新、安全性研究、质量源头管理、生产全过程质量控制、上市后监管、品种保护等，以及中药的法规标准体系、技术支撑体系、人才队伍、监管科学、国际合作等内容。该《意见》在推进实施调整中药注册分类、开辟具有中医药特色的注册申报路径、构建“三结合”的审评证据体系等创新举措的基础上，进一步加大鼓励开展以临床价值为导向的中药创新研制力度，要求如下：① 遵循中药研制规律，鼓励医疗机构制剂向中药新药创制转化，支持以病证结合、专病专药或证候类中药等多种方式研制中药复方制剂；② 推动开展中药多区域临床试验规范性研究能力与体系建设，鼓励开展以患者为中心的疗效评价，探索引入真实世界证据用于支持中药新药注册上市；③ 支持以提升临床应用优势和特点为目的，运用符合产品特点的新技术、新工艺研制中药新剂型、改进已上市中药剂型；④ 鼓励挖掘已上市中药的临床治疗潜力，促进已上市中药同品种质量竞争，推动质量提升；⑤ 建立以中医临床为导向的中药安全性分类分级评价策略，研究制定具有人用经验中药新药的安全性评价技术标准；⑥ 结合中药临床应用特殊情形，明确实施优先审评审批、附条件批准和特别审批的具体情形，鼓励有明显临床价值中药新药的研制，并加快其上市进程。

2022 年 3 月，国务院办公厅印发《“十四五”中医药发展规划》（国办发〔2022〕5 号），提出推动中药产业高质量发展，要求如下：① 加强中药资源保护与利用。支持珍稀濒危中药材人工繁育。公布实施中药材种子管理办法。制定中药材采收、产地加工、野生抚育及仿野生

栽培技术规范和标准。完成第四次全国中药资源普查,建立全国中药资源共享数据集和实物库,并利用实物样本建立中药材质量数据库,编纂中国中药资源大典。② 加强道地药材生产管理。制定发布全国道地药材目录,构建中药材良种繁育体系。加强道地药材良种繁育基地和生产基地建设,鼓励利用山地、林地推行中药材生态种植,优化生产区域布局和产品结构,开展道地药材产地和品质快速检测技术研发,集成创新、示范推广一批以稳定提升中药材质量为目标的绿色生产技术和种植模式,制定技术规范,形成全国道地药材生产技术服务网络,加强对道地药材的地理标志保护,培育一批道地药材知名品牌。③ 提升中药产业发展水平。健全中药材种植养殖、仓储、物流、初加工规范标准体系。鼓励中药材产业化、商品化和适度规模化发展,推进中药材规范化种植、养殖。鼓励创建以中药材为主的优势特色产业集群和以中药材为主导的农业产业强镇。制定实施全国中药饮片炮制规范,继续推进中药炮制技术传承基地建设,探索将具有独特炮制方法的中药饮片纳入中药品种保护范围。加强中药材第三方质量检测平台建设。研究推进中药材、中药饮片信息化追溯体系建设,强化多部门协同监管。加快中药制造业数字化、网络化、智能化建设,加强技术集成和工艺创新,提升中药装备制造水平,加速中药生产工艺、流程的标准化和现代化。④ 加强中药安全监管。提升药品检验机构的中药质量评价能力,建立健全中药质量全链条安全监管机制,建设中药外源性有害残留物监测体系。加强中药饮片源头监管,严厉打击生产销售假劣中药饮片、中成药等违法违规行为。建立中成药监测、预警、应急、召回、撤市、淘汰的风险管理长效机制。加强中药说明书和标签管理,提升说明书临床使用指导效果。

2023 年 1 月,《国家药监局关于印发进一步加强中药科学监管促进中药传承创新发展若干措施的通知》(国药监药注〔2023〕1 号)要求,加强中药材质量管理,强化中药饮片、中药配方颗粒监管,优化医疗机构中药制剂管理,完善中药审评审批机制,重视中药上市后管理,提升中药标准管理水平,加大中药安全监管力度等。

2023 年 2 月,国务院办公厅印发《中医药振兴发展重大工程实施方案》(国办发〔2023〕3 号),提出"中药质量提升及产业促进工程",要求围绕中药种植、生产、使用全过程,充分发挥科技支撑引领作用,加快促进中药材种业发展,大力推进中药材规范种植,提升中药饮片和中成药质量,推动中药产业高质量发展。

三、中医药立法

《药品管理法》涵盖了中药的管理,其中第四条规定,国家发展现代药和传统药,充分发挥其在预防、医疗和保健中的作用。国家保护野生药材资源和中药品种,鼓励培育道地中药材。第十六条第二款规定,国家鼓励运用现代科学技术和传统中药研究方法开展中药科学技术研究和药物开发,建立和完善符合中药特点的技术评价体系,促进中药传承创新。

2016 年 12 月 25 日,第十二届全国人民代表大会常务委员会第二十五次会议审议通过了《中医药法》,自 2017 年 7 月 1 日起施行。《中医药法》以继承和弘扬中医药,保障和促进中医药事业发展,保护人民健康为宗旨,遵循中医药发展规律,坚持继承和创新相结合,保持和发挥中医药特色和优势,运用现代科学技术,促进中医药理论和实践的发展,从法律层面明确了中医药的重要地位、发展方针和扶持措施,为中医药事业发展提供了法律保障。

2019 年 12 月 28 日,第十三届全国人民代表大会常务委员会第十五次会议通过《中华人民共和国基本医疗卫生与健康促进法》。该法第九条规定,国家大力发展中医药事业,坚持中西医并重、传承与创新相结合，发挥中医药在医疗卫生与健康事业中的独特作用；第六十六条规定，国家加强中药的保护与发展，充分体现中药的特色和优势，发挥其在预防、保健、医疗、康复中的作用。

课堂互动

请说说你熟知的中药材、中药饮片和中成药的名称。

现行主要相关法律法规

1.《中华人民共和国中医药法》，中华人民共和国主席令第59号。

2.《国家药监局关于促进中药传承创新发展的实施意见》，国药监药注〔2020〕27号。

3.《“十四五”中医药发展规划》，国办发〔2022〕5号。

任务二 中药材管理

一、中药材的生产、经营和使用规定

根据《中医药法》，国务院药品监督管理部门应当组织并加强对中药材质量的监测，定期向社会公布监测结果。国务院有关部门应当协助做好中药材质量监测有关工作。国家制定中药材种植养殖、采集、贮存和初加工的技术规范、标准，加强对中药材生产流通全过程的质量监督管理，建立追溯体系，保障中药材质量安全。中药材经营者应当建立进货查验和购销记录制度，并标明中药材产地。国家鼓励发展中药材现代流通体系，提高中药材包装、仓储等技术水平，建立中药材流通追溯体系。药品生产企业购进中药材应当建立进货查验记录制度。

（一）中药材生产管理

1. 中药材生产质量管理 为推进中药材规范化生产，保证中药材质量，促进中药高质量发展，依据《药品管理法》《中医药法》制定了《中药材生产质量管理规范》。中药材GAP是《中药材生产质量管理规范》(Good Agricultural Practice for Chinese Crude Drugs)的简称，其中，GAP是Good Agricultural Practice的缩写。该规范是中药材规范化生产和质量管理的基本要求，适用于中药材生产企业采用种植(含生态种植、野生抚育和仿野生栽培)、养殖方式规范生产中药材的全过程管理，野生中药材的采收加工可参考该规范。

中药材GAP强调从整体上树立全过程关键环节质量管理理念，明确了中药材生产企业统一规划生产基地，统一供应种子种苗或者其他繁殖材料，统一化肥、农药或饲料、兽药等投入品管理措施，统一种植或者养殖技术规程，统一采收与产地加工技术规程，统一包装与贮存技术规程的“六统一”要求，有利于更好地推进中药材生产规范化、集约化和高标准、高质量发展，强化中药材生产企业主体责任。

中药材GAP细化了中药材生产关键环节的技术要求，对基地选址、种子种苗或其他繁殖材料、种植与养殖、采收与产地加工等进行专章规定。明确根据中药材生长发育习性和对环境条件的要求，制定产地和种植地块或者养殖场所的选址标准并实施，同时强调生态环境保护；明确种子种苗或其他繁殖材料的具体要求和管理措施，保证中药材基原和种质纯正；

明确种植、养殖的技术规程、管理要求和肥料、农药等使用要求；禁止使用剧毒、高毒、高残留农药等，禁止使用壮根灵、膨大素等生长调节剂；禁止使用有毒、有害物质用于防霉、防腐、防蛀，禁止使用硫黄熏蒸。

中药材 GAP 立足中医药的特色，强调守正传承、鼓励创新发展。明确中药材生产基地一般应当选址于道地产区，选址非道地产区，则应当提供充分文献或者科学数据证明其适宜性，促进道地药材规范化发展。

2. 道地药材生产管理　国家鼓励培育道地中药材，对集中规模化栽培养殖，质量可以控制并符合国家药品监督管理部门规定条件的中药材品种，实行批准文号管理。

国家建立道地中药材评价体系，支持道地中药材品种选育，扶持道地中药材生产基地建设，加强道地中药材生产基地生态环境保护，鼓励采取地理标志产品保护等措施保护道地中药材。道地药材源自特定产区、具有独特药效，需要在特定地域内生产。

2018 年 12 月 18 日，农业农村部联合国家药品监督管理局、国家中医药管理局印发了《全国道地药材生产基地建设规划（2018—2025 年）》。该规划提出 2025 年的发展目标是，健全道地药材资源保护与监测体系，构建完善的道地药材生产和流通体系，建设涵盖主要道地药材品种的标准化生产基地，全面加强道地药材质量管理，良种覆盖率达到 50%以上，绿色防控实现全覆盖，全国建成道地药材生产基地总面积达到 2500 万亩以上。为实现上述发展目标，该规划要求在全国中药材资源普查的基础上结合本地中药材资源分布、自然环境条件、传统种植养殖历史和道地药材特性，加强中药材种植养殖的科学管理，按品种逐一制定并严格实施种植养殖和采集技术规范，统一建立种子种苗繁育基地，合理使用农药和化肥，按年限、季节和药用部位采收中药材，提高中药材种植养殖的科学化、规范化水平。建设濒危稀缺道地药材生产基地，开展野生资源保护和抚育，加强野生抚育与人工种植驯化技术研究。

（二）中药材采收与产地加工

企业应当制定种植、养殖、野生抚育或仿野生栽培中药材的采收与产地加工技术规程，明确采收的部位、采收过程中需除去的部分、采收规格等质量要求。应当采用适宜方法保存鲜用药材，如冷藏、砂藏、罐贮、生物保鲜等，并明确保存条件和保存时限；原则上不使用保鲜剂和防腐剂，如必须使用应当符合国家相关规定。涉及特殊加工要求的中药材，如切制、去皮、去心、发汗、蒸、煮等，应根据传统加工方法，结合国家要求，制定相应的加工技术规程。禁止使用有毒、有害物质用于防霉、防腐、防蛀；禁止染色增重、漂白、掺杂使假等。

企业根据中药材生长情况、采收时气候情况等，按照技术规程要求，在规定期限内，适时、及时完成采收。应当单独采收、处置受病虫草害等或者气象灾害等影响严重、生长发育不正常的中药材。采收过程应当除去非药用部位和异物，及时剔除破损、腐烂变质部分。不清洗直接干燥使用的中药材，采收过程中应当保证清洁，不受外源物质的污染或者破坏。

企业应当按照统一的产地加工技术规程开展产地加工管理，保证加工过程方法的一致性。清洗用水应当符合要求，及时、迅速完成中药材清洗，防止长时间浸泡。应当及时进行中药材晾晒，防止晾晒过程雨水、动物等对中药材的污染，控制环境尘土等污染；应当阴干药材不得暴晒。有特殊加工要求的中药材，应当严格按照制定的技术规程进行加工，如及时去皮、去心,控制好蒸、煮时间等。产地加工过程中品质受到严重影响的,原则上不得作为中药材销售。

2021 年 7 月 5 日,《国家药监局综合司关于中药饮片生产企业采购产地加工(趁鲜切制)中药材有关问题的复函》(药监综药管函〔2021〕367 号)对产地趁鲜切制中药材作了规定。① 产地加工属于中药材来源范畴,趁鲜切制是产地加工的方式之一,是按照传统加工方法将采收的新鲜中药材切制成片、块、段、瓣等,虽改变了中药材形态,但未改变中药材性质,且减少了中药材经干燥、浸润、切制、再干燥的加工环节,一定程度上有利于保障中药材质量。中药饮片生产企业可以采购具备健全质量管理体系的产地加工企业生产的产地趁鲜切制中药材用于中药饮片生产。② 采购鲜切药材的中药饮片生产企业,应当将质量管理体系延伸到该药材的种植、采收、加工等环节,应当与产地加工企业签订购买合同和质量协议并妥善保存,应当严格审核产地加工企业的质量管理体系。③ 中药饮片生产企业对采购的鲜切药材承担质量管理责任,对鲜切药材应当入库验收,按照中药饮片 GMP 要求和国家药品标准或者省(自治区、直辖市)中药饮片炮制规范进行净制、炮炙等生产加工,并经检验合格后,方可销售。中药饮片生产企业应当在产地加工企业质量追溯基础上进一步完善信息化追溯体系,保证采购的鲜切药材在种植、采收、加工、干燥、包装、仓储及生产的中药饮片炮制、销售等全过程可追溯。④ 中药饮片生产企业不得从各类中药材市场或个人等处购进鲜切药材用于中药饮片生产;也不得从质量管理体系不健全或者不具备质量管理体系的产地加工企业购进鲜切药材用于中药饮片生产;不得将采购的鲜切药材直接包装后作为中药饮片销售。

(三)自种自采自用中草药的管理

自种自采自用中草药是指乡村中医药技术人员自己种植、采收、使用,不需特殊加工炮制的植物中草药。《中共中央 国务院关于进一步加强农村卫生工作的决定》提出了"在规范农村中医药管理和服务的基础上,允许乡村中医药技术人员自种、自采、自用中草药"的要求。《中医药法》规定,在村医疗机构执业的中医医师、具备中药材知识和识别能力的乡村医生,按照国家有关规定可以自种、自采地产中药材并在其执业活动中使用。

2006 年 7 月 31 日,卫生部、国家中医药管理局发布《关于加强乡村中医药技术人员自种自采自用中草药管理的通知》(以下简称《通知》)。《通知》要求,自种自采自用中草药的人员应同时具备以下条件:① 熟悉中草药知识和栽培技术,具有中草药辨识能力;② 熟练掌握中医基本理论、技能和自种自采中草药的性味功用、临床疗效、用法用量、配伍禁忌、毒副反应、注意事项等。

乡村中医药技术人员不得自种自采自用下列中草药:① 国家规定需特殊管理的医疗用毒性中草药;② 国家规定需特殊管理的麻醉药品原植物;③ 国家规定需特殊管理的濒稀野生植物药材。根据当地实际工作需要,乡村中医药技术人员自种自采自用的中草药,只限于其所在的村医疗机构内使用,不得上市流通,不得加工成中药制剂。自种自采自用的中草药应当保证药材质量,不得使用变质、被污染等影响人体安全、药效的药材。对有毒副反应的中草药,乡村中医药技术人员应严格掌握其用法用量,并熟悉其中毒的预防和救治。发现可能与用药有关的毒副反应,应按规定及时向当地主管部门报告。乡村民族医药技术人员自种自采自用民族草药的管理参照上述要求执行。

拓展阅读

中药材生产质量管理规范

《中药材生产质量管理规范》是中药材规范化生产和质量管理的基本要求，适用于中药材生产企业采用种植(含生态种植、野生抚育和仿野生栽培)、养殖方式规范生产中药材的全过程管理，野生中药材的采收加工可参考该规范。其核心是药材质量要求的八字方针：真实、优质、可控、稳定。

2002 年 4 月 17 日，国家药品监督管理局发布《中药材生产质量管理规范(试行)》(国家药品监督管理局令第 32 号)，自 2002 年 6 月 1 日起施行。

2022 年 3 月 17 日，国家药品监督管理局、国家农业农村部、国家林业和草原局、国家中医药管理局联合发布《中药材生产质量管理规范》。内容包括：① 总则；② 质量管理；③ 机构与人员；④ 设施、设备与工具；⑤ 基地选址；⑥ 种子种苗或其他繁殖材料；⑦ 种植与养殖；⑧ 采收与产地加工；⑨ 包装、放行与储运；⑩ 文件；⑪ 质量检验；⑫ 内审；⑬ 投诉、退货与召回；⑭ 附则。

二、中药材专业市场管理

中药材专业市场是指经国家中医药管理局、原卫生部和国家工商行政管理局批准，并在工商行政管理部门核准登记的专门经营中药材的集贸市场。目前，共有 17 家全国性的中药材市场。

(一) 中药材专业市场的设立条件

(1) 各地区设立中药材专业市场，必须依据国务院药品生产经营行业主管部门的总体规划，建在中药材主要品种的集中产地或传统的中药材集散地，交通便利，布局合理。

(2) 具有与所经营中药材规模相适应的营业场所、营业设施和仓储运输及生活服务设施等配套条件。

(3) 有专业市场管理机构、称职的管理人员(其中要有中药材专业管理人员，或经县级以上药品生产经营行业主管部门、卫生行政部门认定的主管中药师、相当于主管中药师以上技术职称的人员或有经验的老药工)、严格的管理办法。具有与经营中药材规模相适应的质量检测人员和基本检测仪器、设备，负责对进入市场交易的中药材商品进行检查和监督。

(二) 进入中药材专业市场经营的条件

(1) 具有与所经营中药材规模相适应的药学技术人员，或有经县级以上药品生产经营行业主管部门、卫生行政部门认定的，熟悉并能鉴别所经营中药材药性的人员，了解国家有关法规、中药材商品规格标准和质量标准。

(2) 必须依照法定程序取得药品(中药材)经营企业合格证、药品经营企业许可证和营业执照。申请在中药材专业市场固定门店专门从事中药材批发业务的企业和个体工商户，由中药材专业市场所在地省、自治区、直辖市人民政府药品生产经营行业主管部门审查，经审查同意发给药品(中药材)经营企业合格证后，再向同级卫生行政部门申请并取得药品经营企业许可证，然后，持两证向工商行政管理部门申请办理营业执照。三证齐全准予进入中药材专业市场固定门店从事中药材批发业务。药品生产经营行业主管部门、卫生行政部门、工商行政管理部门未按照上述程序审批，发给证照的，该证照无效；由此造成的损失由核发证照机关负责依法赔偿，并追究直接责任人员和主管人员的责任。

(3) 申请在中药材专业市场租用摊位从事自产中药材业务的经营者，必须经所在中药材专业市场管理机构审查批准后，方可经营中药材。

(4) 在中药材专业市场从事中药材批发和零售业务的企业和个体工商户，必须遵纪守法，明码标价，照章纳税。中药材专业市场管理机构要加强监督管理，切实负起责任，把好审查审批关。

（三）中药材专业市场的管理措施

各省、自治区、直辖市人民政府药品生产经营行业主管部门要依据国务院药品监督管理部门的总体规划，对中药材专业市场的设立进行合理布局。各级药品监管部门对批准开办的中药材专业市场要加强行业管理，并帮助市场开办单位搞好中药材专业市场各项配套设施建设，建立质量检测、市场信息、业务培训等各项服务工作制度。

中药材专业市场所在地的药品监管部门要制定该市场的质量检查制度，对该市场经营品种组织抽验。发现中药材质量有问题的，依据《药品管理法》进行处罚。

各级工商行政管理部门要指导市场开办单位建立各项市场管理制度，规范经营行为，严禁国家规定禁止进入市场的中成药品及有关药品进入市场，查处制售假冒伪劣的行为，维护市场经营秩序。

1. 禁止开办非法中药材市场 除现有17个中药材专业市场外，各地一律不得开办新的中药材专业市场。

2. 明确市场管理责任 中药材专业市场所在地人民政府要按照“谁开办，谁管理”的原则，承担管理责任，明确市场开办主体及其责任。

3. 逐步建立公司化经营模式 中药材专业市场要建立健全交易管理部门和质量管理机构，完善市场交易和质量管理的规章制度，逐步建立起公司化的中药材经营模式。

4. 提高市场电子、信息、物流水平 构建中药材电子交易平台和市场信息平台，建设中药材流通追溯系统，配备使用具有药品现代物流水平的仓储设施设备，提高中药材仓储、养护技术水平，切实保障中药材质量。

5. 禁止性规定 严禁销售假劣中药材；严禁未经批准以任何名义或方式经营中药饮片、中成药和其他药品；严禁销售国家规定的27种毒性药材；严禁非法销售国家规定的42种濒危物种的药材。

拓展阅读

我国中药材专业市场

我国现有经国家批准的中药材专业市场17个。其中：① 安徽省亳州中药材专业市场，是全球规模最大的中药材专业市场、集散中心和价格形成中心；② 河北省安国中药材专业市场，素有“千年药都”之称，是全国重要的中药材集散地和出口基地；③ 成都荷花池中药材专业市场是西南地区最大的中药材批发市场；④ 河南省禹州中药材专业市场，是历史悠久的“四大药都”之一；⑤ 江西樟树中药材专业市场，位于江西省樟树市，以中药材品种丰富和品质优良著称；⑥ 广州市清平中药材专业市场，是国内开办时间最早的专业市场之一；⑦ 山东菏泽舜王城中药材专业市场，是鲁西南地区重要的药材交易中心；⑧ 重庆市解放路中药材专业市场，是重庆地区药材交易的重要枢纽；⑨ 哈尔滨三棵树中药材专业市场，是东北地区特色药材的重要集散地；⑩ 兰州市黄河中药材专业市场，是西北地区重要的药材交易市场；⑪ 西安万寿路中药材专业市场，是关中地区中药材流通的重要节点；⑫ 湖北省蕲州中药材专业市场，蕲州是道地药材蕲艾等品种的核心产区；⑬ 湖南岳阳花板桥中药材专业市场，是国家首批验收颁证的中药材专业市场之一；⑭ 湖南邵阳廉桥中药材专业市场，是湘中地区重要的药材集散中心；⑮ 广西玉林市中药材专业市场，是华南地区规模最大的药材交易市场；⑯ 广东普宁中药材专业市场，是粤东地区重要的南药交易中心；⑰ 昆明菊花园中药材专业市场，是云南特色药材的核心交易中心。

三、进口药材管理

为加强进口药材监督管理，保证进口药材质量，2019 年 5 月 16 日，国家市场监督管理总局发布修订后的《进口药材管理办法》（国家市场监督管理总局令第 9 号）。该办法共 7 章 35 条，适用于进口药材申请、审批、备案、口岸检验及监督管理。

1. 管理部门与管理要求　药材应当从国务院批准的允许药品进口的口岸或者允许药材进口的边境口岸进口。药材进口单位是指办理首次进口药材审批的申请人或者办理进口药材备案的单位，应当是中国境内的中成药上市许可持有人、中药生产企业，以及具有中药材或者中药饮片经营范围的药品经营企业。药材进口申请包括首次进口和非首次进口药材申请。首次进口药材，应当按照规定取得进口药材批件后，向口岸药品监督管理部门办理备案。首次进口药材，是指非同一国家（地区）、非同一申请人、非同一药材基原的进口药材。非首次进口药材，应当按照规定直接向口岸药品监督管理部门办理备案。非首次进口药材实行目录管理，具体目录由国家药品监督管理局制定并调整。尚未列入目录，但申请人、药材基原以及国家（地区）均未发生变更的，按照非首次进口药材管理。

进口的药材应当符合国家药品标准。《中国药典》现行版未收载的品种，应当执行进口药材标准；《中国药典》现行版、进口药材标准均未收载的品种，应当执行其他的国家药品标准。民族地区进口当地习用的民族药药材，尚无国家药品标准的，应当符合相应的省、自治区药材标准。

2. 首次进口药材申请与审批　首次进口药材，申请人应当通过国家药品监督管理局的信息系统（以下简称信息系统）填写进口药材申请表，并向所在地省级药品监督管理部门报送规定的资料。省级药品监督管理部门收到首次进口药材申报资料后如受理，应当出具受理通知书；申请人收到首次进口药材受理通知书后，应当及时将检验样品报送所在地省级药品检验机构。省级药品检验机构进行样品检验，向申请人出具进口药材检验报告书，并报送省级药品监督管理部门。省级药品监督管理部门对符合要求的，发给一次性进口药材批件。进口药材批件编号格式为（省、自治区、直辖市简称）药材进字＋4 位年号＋4 位顺序号。

变更进口药材批件批准事项的，申请人应当通过信息系统填写进口药材补充申请表，向原发出批件的省级药品监督管理部门提出补充申请。补充申请的申请人应当是原进口药材批件的持有者，并报送规定的资料，省级药品监督管理部门决定予以批准的，向申请人送达进口药材批件或者进口药材补充申请批件。

3. 进口药材的备案 首次进口药材申请人应当在取得进口药材批件后1年内，从进口药材批件注明的到货口岸组织药材进口。药材进口时，进口单位应当向口岸药品监督管理部门备案，通过信息系统填报进口药材报验单，并报送规定的资料。办理首次进口药材备案的，还应当报送进口药材批件的复印件。办理非首次进口药材备案的，还应当报送进口单位的药品生产许可证或者药品经营许可证复印件、出口商主体登记证明文件复印件、购货合同及其公证文书复印件。进口单位为中成药上市许可持有人的，应当提供相关药品批准证明文件复印件。

口岸药品监督管理部门应当对备案资料的完整性、规范性进行形式审查，符合要求的，发给进口药品通关单，收回首次进口药材批件，同时向口岸药品检验机构发出进口药材口岸检验通知书，并附备案资料一份。

药材经检验合格后，进口单位持进口药品通关单向海关办理报关验放手续。

4. 进口药材口岸检验 口岸药品检验机构收到进口药材口岸检验通知书后，按时到规定的存货地点进行现场抽样。现场抽样时，进口单位应当出示产地证明原件。口岸药品检验机构应当对产地证明原件和药材实际到货情况与口岸药品监督管理部门提供的备案资料的一致性进行核查。符合要求的，予以抽样，填写进口药材抽样记录单，在进口单位持有的进口药品通关单原件上注明"已抽样"字样，并加盖抽样单位公章。口岸药品检验机构完成检验工作，出具进口药材检验报告书。口岸药品检验机构应当将进口药材检验报告书报送口岸药品监督管理部门，并告知进口单位。经口岸检验合格的进口药材方可销售使用。

已列入《非首次进口药材品种目录》的中药材进口品种主要有儿茶、西洋参、高丽红参、西红花、苏合香、乳香、没药、血竭、沉香、檀香、丁香、小茴香等共93种。

四、野生药材资源保护

国家重视中药材资源的保护、利用和可持续发展。为了保护和合理利用野生药材资源，适应人民医疗保健事业的需要，1987年10月30日，国务院发布《野生药材资源保护管理条例》。国家对野生药材资源实行保护、采猎相结合的原则，加强中药材野生资源的采集和抚育管理，并创造条件开展人工种养。在我国境内采集使用国家防护品种的任何单位或个人，除国家另有规定外，都必须遵守该条例。另外，《中医药法》对药用野生动植物资源保护进行特别规定，明确国家保护药用野生动植物资源，对药用野生动植物资源实行动态监测和定期普查，建立药用野生动植物资源种质基因库，鼓励发展人工种植养殖，支持依法开展珍贵、濒危药用野生动植物的保护、繁育及其相关研究，扶持濒危动植物中药材人工代用品的研究和开发利用。

（一）国家重点保护野生药材物种的分级和管理部门

国家重点保护的野生药材物种分为三级管理。

一级保护野生药材物种指濒临灭绝状态的稀有珍贵野生药材物种。

二级保护野生药材物种指分布区域缩小，资源处于衰竭状态的重要野生药材物种。

三级保护野生药材物种指资源严重减少的主要常用野生药材物种。

《国家重点保护野生药材物种名录》共收载了野生药材物种 76 种，中药材 42 种。其中，一级保护的野生药材物种 4 种，中药材 4 种；二级保护的野生药材物种 27 种，中药材 17 种；三级保护的野生药材物种 45 种，中药材 21 种。

国家药品监督管理部门会同野生动物、植物管理部门负责制定《国家重点保护野生药材物种名录》的工作。县以上药品监督管理部门会同同级野生动物、植物管理部门制定采猎、收购二、三级保护野生药材物种的计划，报上一级药品监督管理部门批准。县以上药品监督管理部门会同同级野生动物、植物管理部门确定禁止采猎区、禁止采猎期和禁止使用采猎的工具。

国家药品监督管理部门负责确定采药证的格式，县以上药品监督管理部门会同同级野生动物、植物管理部门负责采药证的核发。国家药品监督管理部门会同国务院有关部门负责确定实行限量出口和出口许可证制度的品种，确定野生药材的规格、等级标准。

（二）国家重点保护野生药材采猎管理

禁止采猎一级保护野生药材物种。

采猎、收购二、三级保护野生药材物种必须按照批准的计划执行。采猎二、三级保护野生药材物种的，不得在禁止采猎区、禁止采猎期进行采猎，不得使用禁用工具进行采猎。采猎二、三级保护野生药材物种的，必须持有采药证。取得采药证后，需要进行采伐或狩猎的，必须分别向有关部门申请采伐证或狩猎证。二、三级保护野生药材物种属于国家计划管理的品种，由中国药材公司统一经营管理；其余品种由产地县药材公司或其委托单位按照计划收购。

（三）国家重点保护的野生药材出口管理规定

一级保护野生药材物种属于自然淘汰的，其药用部分由各级药材公司负责经营管理，但不得出口。

二、三级保护野生药材物种的药用部分，除国家另有规定外，实行限量出口。

违反保护野生药材物种出口管理相关规定的，由工商行政管理部门或有关部门没收其野生药材和全部违法所得，并处以罚款。

（四）国家重点保护的野生药材物种

1. 一级保护药材物种　虎骨、豹骨、羚羊角、鹿茸（梅花鹿）。

2. 二级保护药材物种　鹿茸（马鹿）、麝香（3 个品种）、熊胆（2 个品种）、穿山甲、蟾酥（2 个品种）、哈蟆油、金钱白花蛇、乌梢蛇、蕲蛇、蛤蚧、甘草（3 个品种）、黄连（3 个品种）、人参、杜仲、厚朴（2 个品种）、黄柏（2 个品种）、血竭。

3. 三级保护药材物种　川贝母（4 个品种）、伊贝母（2 个品种）、刺五加、黄芩、天冬、猪苓、龙胆（4 个品种）、防风、远志（2 个品种）、胡黄连、肉苁蓉、秦艽（4 个品种）、细辛（3 个品种）、紫草、五味子（2 个品种）、蔓荆子（2 个品种）、诃子（2 个品种）、山茱萸、石斛（5 个品种）、阿魏（2 个品种）、连翘（2 个品种）、羌活（2 个品种）。

课堂互动

以下不属于国家二级保护药材的是（　　）。

A. 羚羊角　　B. 黄芩　　C. 穿山甲　　D. 黄连

现行主要相关法律法规

1.《国家药监局 农业农村部 国家林草局 国家中医药局关于发布〈中药材生产质量管理规范〉的公告》，国家药监局、农业农村部、国家林草局、国家中医药局公告2022年第22号。

2.《国家中医药管理局国家医药管理局卫生部国家工商行政管理局关于严格执行〈整顿中药材专业市场标准〉加强中药材专业市场管理的通知》，国中医药生〔1996〕3号。

3.《进口药材管理办法》，国家市场监督管理总局令第9号。

4.《野生药材资源保护管理条例》，国发〔1987〕96号。

任务三 中药饮片管理

中药饮片既可根据中药处方直接调配煎汤（剂）服用，又可作为中成药生产的原料供制药厂使用，其质量管控，直接影响中医临床疗效，关系公众用药安全和中药现代化的进程。

一、中药饮片的生产、经营管理

（一）中药饮片生产管理

（1）《药品管理法》规定，中药饮片应当按照国家药品标准炮制；国家药品标准没有规定的，应当按照省级药品监督管理部门制定的炮制规范炮制。省级药品监督管理部门制定的炮制规范应当报国务院药品监督管理部门备案。不符合国家药品标准或者不按照省级药品监督管理部门制定的炮制规范炮制的，不得出厂、销售。

（2）《药品管理法实施条例》规定，生产中药饮片，应当选用与药品性质相适应的包装材料和容器；包装不符合规定的中药饮片，不得销售。

（3）《中医药法》规定，国家保护中药饮片传统炮制技术和工艺，支持应用传统工艺炮制中药饮片，鼓励运用现代科学技术开展中药饮片炮制技术研究。

（4）中药饮片包装必须印有或贴有标签。中药饮片的标签必须注明品名、规格、产地、生产企业、产品批号、生产日期，实施批准文号管理的中药饮片还必须注明批准文号。中药饮片在发运过程中必须有包装。每件包装上必须注明品名、产地、日期、调出单位等，并附有质量合格的标志。对不符合上述要求的中药饮片，一律不准销售。

（5）生产中药饮片必须持有药品生产许可证，应当遵守药品生产质量管理规范；必须以中药材为起始原料，使用符合药用标准的中药材（购进未实施审批管理的中药材除外），并应尽量固定药材产地；必须严格执行国家药品标准和地方中药饮片炮制规范、工艺规程；必须在符合药品GMP条件下组织生产，出厂的中药饮片应检验合格，并随货附纸质或电子版的检验报告书。

中药饮片生产企业履行药品上市许可持有人的相关义务，对中药饮片生产、销售实行全过程管理。建立中药饮片追溯体系，保证中药饮片安全、有效、可追溯。

（二）中药饮片经营管理

批发零售中药饮片必须持有药品经营许可证，遵守药品经营质量管理规范，建立健全药品经营质量管理体系，保证药品经营全过程持续符合法定要求。应当从药品上市许可持有人或具有药品生产、经营资格的企业购进药品；但是，购进未实施审批管理的中药材除外。

批发企业销售给医疗机构、药品零售企业和使用单位的中药饮片，应随货附加盖单位公章的生产、经营企业资质证书及检验报告证书(复印件)。

为保证中药饮片质量，《药品经营质量管理规范》对药品经营企业中影响中药饮片质量的关键环节及人员资质提出要求。

(三) 毒性中药饮片定点生产和经营管理

1. 定点管理　国家药品监督管理部门对毒性中药材的饮片实行统一规划，合理布局，定点生产。毒性中药饮片定点生产原则如下：① 对于市场需求量大，毒性药材生产较多的地区定点要合理布局，相对集中，按省区确定2～3个定点企业。② 对于一些产地集中的毒性中药材品种，如朱砂、雄黄、附子等，要全国集中统一定点生产，供全国使用。逐步实现以毒性中药材主产区为中心择优定点。③ 毒性中药材的饮片定点生产企业，要符合《医疗用毒性药品管理办法》等规范要求。

2. 生产管理　建立健全毒性中药材的饮片的各项生产管理制度，包括生产管理、质量管理、仓储管理、营销管理等。强化和规范毒性中药材的饮片生产工艺技术管理，制定切实可行的工艺操作规程，建立批生产记录，保证生产过程的严肃性、规范性。加强毒性中药材的饮片包装管理，毒性中药材的饮片严格执行《中药饮片包装管理办法》，包装要有突出、鲜明的毒药标志。建立毒性中药材的饮片生产、技术经济指标统计报告制度。定点生产的毒性中药饮片，应销往具有经营毒性中药饮片资格的经营单位或直销到医疗单位。

3. 经营管理　具有经营毒性中药资格的企业采购毒性中药饮片，必须从持有毒性中药材的饮片定点生产证的中药饮片生产企业和具有经营毒性中药资格的批发企业购进，严禁从非法渠道购进毒性中药饮片。毒性中药饮片必须按照国家有关规定，实行专人、专库(柜)、专账、专用衡器，双人双锁保管。做到账、货、卡相符。

二、医疗机构中药饮片的管理

为遵循中医药发展规律，发挥中医药特色优势，满足人民群众临床用药需求，《中医药法》中对医疗机构中药饮片炮制和使用进行特别规定。另外，国家中医药管理部门专门对医院中药饮片管理制定规范，加强医疗机构中药饮片管理。

(一)《中医药法》对医疗机构中药饮片管理的规定

对市场上没有供应的中药饮片，医疗机构可以根据本医疗机构医师处方的需要，在本医疗机构内炮制、使用。医疗机构应当遵守中药饮片炮制的有关规定，对其炮制的中药饮片的质量负责，保证药品安全。医疗机构炮制中药饮片，应当向所在地设区的市级人民政府药品监督管理部门备案。根据临床用药需要，医疗机构可以凭本医疗机构医师的处方对中药饮片进行再加工。

(二) 医院中药饮片管理规范

2007年3月12日，国家中医药管理局、卫生部印发《医院中药饮片管理规范》(国中医药发〔2007〕11号)，明确对各级各类医院中药饮片的人员配备要求、采购、验收、保管、调剂、临方炮制、煎煮等管理进行了规定。

1. 人员要求　医院应配备与医院级别相适应的中药学技术人员。直接从事中药饮片技术工作的，应当是中药学专业技术人员。三级医院应当至少配备一名副主任中药师以上专业技术人员，二级医院应当至少配备一名主管中药师以上专业技术人员，一级医院应当至少配备一名中药师或相当于中药师以上专业技术水平的人员。

负责中药饮片验收的，在二级以上医院应当是具有中级以上专业技术职称和饮片鉴别经验的人员；在一级医院应当是具有初级以上专业技术职称和饮片鉴别经验的人员。

负责中药饮片临方炮制工作的，应当是具有三年以上炮制经验的中药学专业技术人员。

中药饮片煎煮工作应当由中药学专业技术人员负责，具体操作人员应当经过相应的专业技术培训。

2. 采购 医院应当建立健全中药饮片采购制度。医院采购中药饮片，由仓库管理人员依据本单位临床用药情况提出计划，经本单位主管中药饮片工作的负责人审批签字后，依照药品监督管理部门有关规定从合法的供应单位购进中药饮片。应当验证生产经营企业的《药品生产许可证》或《药品经营许可证》《企业法人营业执照》和销售人员的授权委托书、资格证明、身份证，并将复印件存档备查。购进国家实行批准文号管理的中药饮片，还应当验证注册证书并将复印件存档备查。医院与中药饮片供应单位应当签订“质量保证协议书”。医院应当定期对供应单位供应的中药饮片质量进行评估，并根据评估结果及时调整供应单位和供应方案。严禁擅自提高饮片等级、以次充好，为个人或单位谋取不正当利益。

3. 验收 医院对所购的中药饮片应按有关规定验收。医院对所购的中药饮片，应当按照国家药品标准和省级药品监督管理部门制定的标准和规范进行验收，验收不合格的不得入库。对购入的中药饮片质量有疑义需要鉴定的，应当委托国家认定的药检部门进行鉴定。有条件的医院，可以设置中药饮片检验室、标本室，并能掌握《中国药典》收载的中药饮片常规检验方法。购进中药饮片时，验收人员应当对品名、产地、生产企业、产品批号、生产日期、合格标识、质量检验报告书、数量、验收结果及验收日期逐一登记并签字。购进国家实行批准文号管理的中药饮片，还应当检查核对批准文号。发现假冒、劣质中药饮片，应当及时封存并报告当地药品监督管理部门。

4. 保管 医院对中药饮片的保管应符合要求。中药饮片仓库应当有与使用量相适应的面积，具备通风、调温、调湿、防潮、防虫、防鼠等条件及设施。中药饮片出入库应当有完整记录。中药饮片出库前，应当严格进行检查核对，不合格的出库销毁。应当定期进行中药饮片养护检查并记录检查结果。养护中发现质量问题，应当及时上报本单位领导处理并采取相应措施。

5. 调剂与临方炮制 医院对中药饮片调剂和临方炮制要符合国家有关规定。中药饮片调剂室应当有与调剂量相适应的面积，配备通风、调温、调湿、防潮、防虫、防鼠、除尘设施，工作场地、操作台面应当保持清洁卫生。中药饮片调剂室的药斗等储存中药饮片的容器应当排列合理，有品名标签。药品名称应当符合《中国药典》或省级药品监督管理部门制定的规范名称。标签和药品要相符。

中药饮片装斗时要清斗，认真核对，装量适当，不得错斗、串斗。医院调剂用计量器具应当按照质量技术监督部门的规定定期校验，不合格的不得使用。

中药饮片调剂人员在调配处方时，应当按照《处方管理办法》和中药饮片调剂规程的有关规定进行审方和调剂。对存在“十八反”、“十九畏”、妊娠禁忌、超过常用剂量等可能引起用药安全问题的处方，应当由处方医生确认（“双签字”）或重新开具处方后方可调配。

中药饮片调配后，必须经复核后方可发出。二级以上医院应当由主管中药师以上专业技术人员负责调剂复核工作，复核率应当达到100%。医院应当定期对中药饮片调剂质量进行抽查并记录检查结果。中药饮片调配每剂重量误差应当在±5%以内。

罂粟壳不得单方发药，必须凭有麻醉药处方权的执业医师签名的淡红色处方方可调配，每张处方不得超过三日用量，连续使用不得超过七天，成人一次的常用量为每天3～6 g。处方保存三年备查。

医院进行临方炮制，应当具备与之相适应的条件和设施，严格遵照国家药品标准和省级药品监督管理部门制定的炮制规范炮制，并填写“饮片炮制加工及验收记录”，经医院质量检验合格后方可投入临床使用。

6. 煎煮　医院开展中药饮片煎煮服务，应当有与之相适应的场地及设备，卫生状况良好，具有通风、调温、冷藏等设施。医院应当建立健全中药饮片煎煮的工作制度、操作规程和质量控制措施并严格执行。中药饮片煎煮液的包装材料和容器应当无毒、卫生、不易破损，并符合有关规定。

案例分析

中医诊所违法购进中药饮片案

2024年6月，某区市场监督管理局开展基层药品经营使用质量安全专项检查时，在该区某中医诊所药品库房内查获无标签中药饮片三十多个品种，货值金额近三万九千元。经查，该诊所未留存中药饮片购买付款凭证，未开具票据，无供应商联系方式，亦未索取饮片检验报告等资料。

请讨论并指出该诊所的哪些行为违反了规范要求？应如何处理？

三、中药配方颗粒的管理

中药配方颗粒是由单味中药饮片经水提、分离、浓缩、干燥、制粒而成的颗粒，在中医药理论指导下，按照中医临床处方调配后供患者冲服使用，又称免煎中药饮片、新饮片等。

中药配方颗粒刚刚上市后，在疗效、价格及包装规格方面存在争议。有业内人士认为，中药配方颗粒作为传统饮片的代用品存在一些需要探讨的问题：中药配方颗粒不会有“群药共煎”的所有有效成分；单味中药浓缩颗粒的简单混合使用与饮片合煎可能存在差别而影响疗效，且价格远远高于饮片。

经过了长期、广泛的临床使用，根据临床观察和医生、患者的评价反馈，中药配方颗粒在中医药理论指导下，经配伍使用后，在临床上显示了一定疗效和使用方便、调配灵活的优势，确实存在一定的市场需求。

为加强对中药配方颗粒的管理，规范中药配方颗粒的生产，引导产业健康发展，更好满足中医临床需求，国家药品监督管理局、国家中医药管理局、国家卫生健康委员会、国家医疗保障局于2021年2月1日发布《关于结束中药配方颗粒试点工作的公告》（2021年第22号），该公告自2021年11月1日起施行。

2021年1月26日，国家药品监督管理局发布《中药配方颗粒质量控制与标准制定技术要求》（2021年第16号）。2021年10月29日，国家药品监督管理局综合司发布《国家药监局综合司关于中药配方颗粒备案工作有关事项的通知》（药监综药注〔2021〕94号）。2021年

11 月 16 日，国家卫生健康委办公厅、国家中医药管理局办公室联合发布《关于规范医疗机构中药配方颗粒临床使用的通知》(国中医药办医政函〔2021〕290 号)。

现行主要相关法律法规

1.《中华人民共和国中医药法》，中华人民共和国主席令第 59 号。

2.《医疗用毒性药品管理办法》，中华人民共和国国务院令第 23 号。

3.《医院中药饮片管理规范》，国中医药发〔2007〕11 号。

任务四 中成药管理

一、中成药生产经营管理和通用名称命名

（一）中成药生产经营管理

国家鼓励和支持中药新药的研制和生产。国家保护传统中药加工技术和工艺，支持传统剂型中成药的生产，鼓励运用现代科学技术研究开发传统中成药。中成药生产经营与化学药的生产经营一样，药品生产企业必须获得相应的生产许可，实施《药品生产质量管理规范》，药品经营企业必须获得相应的经营许可，实施《药品经营质量管理规范》。对于具体的中成药品种，还应当注册成功，获得相应的药品批准文号。

根据中医药特点，《中医药法》适当放宽限制，进一步丰富中药制剂组方来源，简化程序。生产符合国家规定条件的来源于古代经典名方的中药复方制剂，在申请药品批准文号时，可以仅提供非临床安全性研究资料。另外，实施中药品种保护，加强中药注射剂生产和临床使用管理。对应用传统工艺配制中药变审批制为备案制，弥补中药制剂新品种审批慢、供给不足的短板。将符合条件的中医诊疗项目、中药饮片、中成药和医疗机构中药制剂纳入基本医疗保险基金支付范围等，促进中药制剂的快速发展，充分体现中医药特色。

德润心田

古代经典名方中药复方制剂

古代经典名方，是指至今仍广泛应用、疗效确切、具有明显特色与优势的古代中医典籍所记载的方剂。具体目录由国务院中医药主管部门会同药品监督管理部门制定。

2018 年 4 月，国家中医药管理局会同国家药品监督管理局制定并发布了《古代经典名方目录(第一批)》。第一批古代经典名方目录中包含了桃核承气汤等 100 个名方，涉及汤剂、散剂、煮散和膏剂 4 种剂型。

2022 年 9 月，国家中医药管理局会同国家药品监督管理局制定《古代经典名方目录(第二批儿科部分)》，包括泻黄散、白术散等 7 个方子。

2023 年 8 月，国家中医药管理局会同国家药品监督管理局制定《古代经典名方目录(第二批)》，包括 93 个汉族医药名方、34 个藏医药名方、34 个蒙医药名方、38 个维医药名方和 18 个傣医药名方。

（二）中成药通用名称命名

中成药目前没有商品名，只有通用名。为规范中成药命名，体现中医药特色，2017 年

11 月 20 日，国家食品药品监督管理总局组织制定了《中成药通用名称命名技术指导原则》，中药新药应根据技术指导原则的要求进行命名。

1. 中成药通用名称命名基本原则

（1）科学简明、避免重名原则。中成药通用名称应科学、明确、简短、不易产生歧义和误导，避免使用生涩用语。一般字数不超过 8 个字（民族药除外，可采用约定俗成的汉译名）。不应采用封建迷信或低俗不雅用语。名称中应明确剂型，且剂型应放在名称最后。名称中除剂型外，不应与已有中成药通用名重复，避免同名异方、同方异名的产生。

（2）必要、合理原则。一般不采用人名、地名、企业名称命名，也不应用代号命名，如“×0×”等字样。不应采用固有特定含义名词的谐音命名，如名人名字的谐音等。一般不应含有濒危受保护动、植物名称。

（3）避免暗示、夸大疗效原则。避免采用可能给患者暗示的有关药理学、解剖学、生理学、病理学或治疗学相关用语命名，如名称中含“降糖、降压、降脂、消炎、癌”等字样。不应采用夸大、自诩、不切实际的用语，如“宝、灵、精、强力、速效”等。

（4）体现传统文化特色原则。将传统文化特色赋予中药方剂命名是中医药的文化特色之一，因此，中成药命名可借鉴古方命名充分结合美学观念的优点，使中成药的名称既科学规范，又体现一定的中华传统文化底蕴。但是，名称中所采用的具有文化特色的用语应当具有明确的文献依据或公认的文化渊源，并避免夸大疗效。

2. 已上市中成药通用名称命名的规范　对于已上市中成药，如存在以下三种情形的，必须更名：① 明显夸大疗效，误导医师和患者的；② 名称不正确、不科学，有低俗用语和迷信色彩的；③ 处方相同而药品名称不同，药品名称相同或相似而处方不同的。对于药品名称有地名、人名、姓氏，药品名称中有“宝”“精”“灵”等，但品种有一定的使用历史，已经形成品牌，公众普遍接受的，可不更名。来源于古代经典名方的各种中成药制剂也不予更名。

中成药通用名称更名工作由国家药典委员会负责。国家药典委员会组织专家提出需更名的已上市中成药名单。新的通用名称批准后，给予 2 年过渡期，过渡期内采取新名称后括注老名称的方式，让患者和医师逐步适应。

二、中药品种保护

《药品管理法》明确规定，国家保护中药品种。1992 年 10 月 14 日，国务院颁布了《中药品种保护条例》，自 1993 年 1 月 1 日起施行。2018 年 9 月 28 日，《关于修改部分行政法规的决定》（国务院令第 703 号），对《中药品种保护条例》部分条款进行修改。《中药品种保护条例》规定，国家鼓励研制开发临床有效的中药品种，对质量稳定、疗效确切的中药品种实行分级保护制度。另外，《中医药法》规定国家建立中医药传统知识保护数据库、保护名录和保护制度。中医药传统知识持有人对其持有的中医药传统知识享有传承使用的权利，对他人获取、利用其持有的中医药传统知识享有知情同意和利益分享等权利。国家对经依法认定属于国家秘密的传统中药处方组成和生产工艺实行特殊保护。

（一）中药品种保护的目的和意义

根据《中药品种保护条例》，实施中药品种保护的目的是提高中药品种的质量，保护中药生产企业的合法权益、促进中药事业的发展。中药品种保护制度的实施，促进了中药质量和信誉的提升,起到了保护先进、促进老药再提高的作用;保护了中药生产企业的合法权益,使一批传统名贵中成药和创新中药免除了被低水平仿制,调动了企业研究开发中药新药的积极性;维护了正常的生产秩序,促进了中药产业的集约化、规模化和规范化生产,以及中药名牌产品的形成和科技进步。

(二)中药保护品种的范围和等级划分

1. 中药保护品种的范围 适用于中国境内生产制造的中药品种,包括中成药、天然药物的提取物及其制剂和中药人工制品。申请专利的中药品种,依照专利法的规定办理,不适用《中药品种保护条例》。依照条例受保护的中药品种,必须是列入国家药品标准的品种。

2. 中药保护品种的等级划分 对受保护的中药品种分为一级和二级进行管理。中药一级保护品种的保护期限分别为30年、20年、10年,中药二级保护品种的保护期限为7年。

(1) 符合下列条件之一的中药品种,可以申请一级保护:① 对特定疾病有特殊疗效的;② 相当于国家一级保护野生药材物种的人工制成品;③ 用于预防和治疗特殊疾病的。

对特定疾病有特殊疗效,是指对某一疾病在治疗效果上取得重大突破性进展。

相当于国家一级保护野生药材物种的人工制成品是指列为国家一级保护物种药材的人工制成品;或目前虽属于二级保护物种,但其野生资源已处于濒危状态物种药材的人工制成品。

"特殊疾病",是指严重危害百姓身体健康和正常社会生活、经济秩序的重大疑难疾病、危急重症、烈性传染病和罕见病。用于预防和治疗特殊疾病的中药品种,其疗效应明显优于现有治疗方法。

(2) 符合下列条件之一的中药品种,可以申请二级保护:① 符合上述一级保护的品种或者已经解除一级保护的品种;② 对特定疾病有显著疗效的;③ 从天然药物中提取的有效物质及特殊制剂。

对特定疾病有显著疗效,是指能突出中医辨证施治、对症下药的理法特色,具有显著临床应用优势,或对主治的疾病、证候或症状的疗效优于同类品种。

从天然药物中提取的有效物质及特殊制剂,是指从中药、天然药物中提取的有效成分、有效部位制成的制剂,且具有临床应用优势。

课堂互动

下列中药品种可以申请为一级保护的是(　　)。

A. 对特定疾病有显著疗效的

B. 对特定疾病有特殊疗效的

C. 相当于国家一级保护野生药材物种的人工制成品

D. 从天然药物中提取的有效物质及特殊制剂

E. 用于预防和治疗特殊疾病的

(三)中药保护品种的保护措施

1. 中药一级保护品种的保护措施

(1) 该品种的处方组成、工艺制法在保护期内由获得中药保护品种证书的生产企业和有关的药品监督管理部门、单位和个人负责保密，不得公开。负有保密责任的有关部门、企业和单位应按照国家有关规定，建立必要的保密制度。

（2）向国外转让中药一级保护品种的处方组成、工艺制法，应当按照国家有关保密的规定办理。

（3）因特殊情况需要延长保护期的，由生产企业在该品种保护期满前 6 个月，依照中药品种保护的申请办理程序申报。由国家药品监督管理部门确定延长的保护期限，不得超过第一次批准的保护期限。

2. 中药二级保护品种的保护措施　中药二级保护品种在保护期满后可以延长保护期限，时间为 7 年，由生产企业在该品种保护期满前 6 个月，依据条例规定的程序申报。

3. 其他规定　除临床用药紧张的中药保护品种另有规定外，被批准保护的中药品种在保护期内仅限于已获得中药保护品种证书的企业生产。

对已批准保护的中药品种，如果在批准前是由多家企业生产的，其中未申请中药保护品种证书的企业应当自公告发布之日起 6 个月内向国家药品监督管理部门申报，按规定提交完整的资料，经指定的药品检验机构对申报品种进行质量检验。达到国家药品标准的，补发中药保护品种证书；对未达到国家药品标准的，国家药品监督管理部门依照药品管理的法律、行政法规的规定，撤销该中药品种的批准文号。

中药保护品种在保护期内向国外申请注册时，必须经过国家药品监督管理部门批准同意。否则，不得办理。

对临床用药紧缺的中药保护品种的仿制，须经国务院药品监督管理部门批准并发给批准文号。仿制企业应当付给持有中药保护品种证书并转让该中药品种的处方组成、工艺制法的企业合理的使用费。

（四）中药品种保护申请

1. 中药品种保护的申请程序　中药生产企业向所在地省级药品监督管理部门提出申请，经初审签署意见后，报国家药品监督管理部门。在特殊情况下，中药生产企业也可直接向国家药品监督管理部门提出申请。国家药品监督管理部门委托国家中药品种保护审评委员会进行审评并根据审评结论，决定对申请的中药品种是否给予保护。批准保护的中药品种，由国家药品监督管理部门发给中药保护品种证书。

2. 中药品种保护的指导原则　2009 年 2 月 3 日，国家食品药品监督管理局发布《关于印发中药品种保护指导原则的通知》（国食药监注〔2009〕57 号），就加强中药品种保护管理工作，突出中医药特色，鼓励创新，促进提高，保护先进，保证中药品种保护工作的科学性、公正性和规范性，针对进一步做好中药品种保护管理工作的有关事项通知如下。

（1）对已受理的中药品种保护申请，将在国家药品监督管理部门网站予以公示。自公示之日起至作出行政决定期间，各地一律暂停受理该品种的仿制申请。

（2）对批准保护的品种，国家药品监督管理部门将在网站和《中国医药报》上予以公告。生产该品种的其他生产企业应自公告发布之日起 6 个月内向国家药品监督管理部门受理中心提出同品种保护申请并提交完整资料；对逾期提出申请的国家药品监督管理部门受理中心将不予受理。申请延长保护期的生产企业，应当在该品种保护期届满 6 个月前向国家药品监督管理部门受理中心提出申请并提交完整资料。

(3) 有下列情形之一的,国家药品监督管理部门将终止中药品种保护审评审批,予以退审:① 在审评过程中发现申报资料不真实的,或在资料真实性核查中不能证明其申报资料真实性的;② 未在规定时限内按要求提交资料的;③ 申报企业主动提出撤回申请的;④ 其他不符合国家法律、法规及有关规定的。

(4) 未获得同品种保护的企业,应按《中药品种保护条例》规定停止该品种的生产,如继续生产的,将中止其该品种药品批准文号的效力,并按《中药品种保护条例》第二十三条的有关规定进行查处。

已受理同品种保护申请和延长保护期申请的企业,在该品种审批期间可继续生产、销售。

(5) 在保护期内的品种,有下列情形之一的,国家药品监督管理部门将提前终止保护,收回其保护审批件及证书:① 保护品种生产企业的药品生产许可证被撤销、吊销或注销的;② 保护品种的药品批准文号被撤销或注销的;③ 申请企业提供虚假的证明文件、资料、样品,或者采取其他欺骗手段取得保护审批件及证书的;④ 保护品种生产企业主动提出终止保护的;⑤ 累计 2 年不缴纳保护品种年费的;⑥ 未按照规定完成改进提高工作的;⑦ 其他不符合法律、法规规定的。已被终止保护的品种的生产企业,不得再次申请该品种的中药品种保护。

(6) 申请企业对审批结论有异议的,可以在收到审批意见之日起 60 日内向国家药品监督管理部门提出复审申请并说明复审理由。复审仅限于原申报资料,国家药品监督管理部门应当在 50 日内作出结论,如需进行技术审查的,由国家中药品种保护审评委员会按照原申请时限组织审评。

三、医疗机构中药制剂管理

医疗机构中药制剂是医疗机构根据本单位临床需要经批准而配制、自用的固定的中药处方制剂。国家鼓励医疗机构根据本医疗机构临床用药需要配制和使用中药制剂,支持应用传统工艺配制中药制剂,支持以中药制剂为基础研制中药新药。

医疗机构配制中药制剂,应当依照《药品管理法》的规定取得医疗机构制剂许可证,或者委托取得药品生产许可证的药品生产企业、取得医疗机构制剂许可证的其他医疗机构配制中药制剂。委托配制中药制剂,应当向委托方所在地省、自治区、直辖市人民政府药品监督管理部门备案。医疗机构对其配制的中药制剂的质量负责;委托配制中药制剂的,委托方和受托方对所配制的中药制剂的质量分别承担相应责任。

医疗机构配制的中药制剂品种,应当依法取得制剂批准文号。但是,仅应用传统工艺配制的中药制剂品种,向医疗机构所在地省、自治区、直辖市人民政府药品监督管理部门备案后即可配制,不需要取得制剂批准文号。

2018 年 2 月 9 日,国家食品药品监督管理总局发布《关于对医疗机构应用传统工艺配制中药制剂实施备案管理的公告》(2018 年第 19 号),对传统中药制剂的备案管理事项进一步明确。备案管理的传统中药制剂包括:① 由中药饮片经粉碎或仅经水或油提取制成的固体(丸剂、散剂、丹剂、锭剂等)、半固体(膏滋、膏药等)和液体(汤剂等)传统剂型;② 由中药饮片经水提取制成的颗粒剂,以及由中药饮片经粉碎后制成的胶囊剂;③ 由中药饮片用传统方法提取制成的酒剂、酊剂。医疗机构所备案的传统中药制剂应与其医疗机构执业许可证所载明的诊疗范围一致。属于下列情形之一的，不得备案：①《医疗机构制剂注册管理办法(试行)》中规定的不得作为医疗机构制剂申报的情形；② 与市场上已有供应品种相同处方的不同剂型品种；③ 中药配方颗粒；④ 其他不符合国家有关规定的制剂。另外，根据卫生部、国家中医药管理局、国家食品药品监督管理局于2010年8月24日发布的《关于加强医疗机构中药制剂管理的意见》规定，下列情况不纳入医疗机构中药制剂管理范围：① 中药加工成细粉，临用时加水、酒、醋、蜜、麻油等中药传统基质调配、外用，在医疗机构内由医务人员调配使用；② 鲜药榨汁；③ 受患者委托，按医师处方(一人一方)应用中药传统工艺加工而成的制品。

医疗机构应严格论证中药制剂立题依据的科学性、合理性和必要性，并对其配制的中药制剂实施全过程的质量管理，对制剂安全、有效负总责。医疗机构应当进一步积累临床使用中的有效性数据，严格履行不良反应报告责任，建立不良反应监测及风险控制体系。

传统中药制剂备案号格式为：×药制备字Z+4位年号+4位顺序号+3位变更顺序号(首次备案3位变更顺序号为000)。×为省份简称。

传统中药制剂不得在市场上销售或者变相销售，不得发布医疗机构制剂广告。传统中药制剂限于取得该制剂品种备案号的医疗机构使用，一般不得调剂使用，需要调剂使用的，按照国家相关规定执行。

现行主要相关法律法规

《中药品种保护条例》，中华人民共和国国务院令第703号。

实训十二　调研当地中药保护品种情况

【实训目的】

(1) 利用所学知识，了解当地中药保护品种具体情况。

(2) 培养中药传承创新与发展意识。

【实训准备】

(1) 中药一级保护品种(如云南白药)的历史资料及其相关纪录片。

(2)《中药品种保护条例》等相关法律法规。

【实训步骤】

一、分组

将学生分成8组，每组6～7名学生，并选出1位组长，由组长将任务分派给每位组员，教师实施监督、指导。

二、具体实施

(一) 调研准备

(1) 根据调研内容，各组提前查阅、熟悉《中药品种保护条例》，以及关于中药一级保护品种的历史文化。

(2) 各自拟出调研提纲、设计好调查问卷。调研提纲与问卷须经任课教师审核修改并认可同意。

(3) 在教师的帮助下联系当地中药生产企业,调研某一具体中药品种的受保护情况。

(4) 准备好身份证明、介绍信、笔记本、调查问卷等。在企业允许的情况下,可准备录音、录像设备。

(二) 调研内容

(1) 调研中药生产企业中药保护品种具体情况,包括受保护品种的名称、历史、等级等。

(2) 调研国家、地方对中药保护品种的保护力度及相应的保护措施。

(三) 调研报告

根据每组设计的调查问卷进行实地调研后,形成不少于800字的调研报告。

【实训思考】

(1) 为什么要实施中药品种保护?

(2) 受保护的中药品种可分几级管理?哪些中药品种可以申请一级保护?

(3) 对中药一级保护品种有哪些具体的保护措施?

(4) 简述中药品种保护的申请程序。

目标检测

一、名词解释

1. 中药材
2. 中药饮片
3. 中成药
4. 中药配方颗粒

二、选择题

(一) A型题(最佳选择题)

1. 乡村中医药技术人员不得自种、自采、自用的中草药是________。 (　　)

A. 人参　　B. 菊花　　C. 枸杞

D. 天冬　　E. 罂粟

2. 限量出口的是________。 (　　)

A. 一、二级保护野生药材物种　　B. 二、三级保护野生药材物种

C. 一级保护野生药材物种　　D. 二级保护野生药材物种

E. 三级保护野生药材物种

3. 国家对野生药材资源实行________。 (　　)

A. 严禁采猎的原则　　B. 限量采猎的原则

C. 绝对保护的原则　　D. 限量收购的原则

E. 保护、采猎相结合的原则

4. 中药二级保护品种的保护期限为________。（　　）

A. 5 年　B. 7 年　C. 10 年　D. 15 年　E. 20 年

（二）B 型题（配伍选择题）

（5～8 题共用备选答案）

A. 大黄	B. 羚羊角	C. 甘肃贝母	D. 凹叶厚朴	E. 云南白药气雾剂

5. 属于一级保护野生药材的是________。（　　）
6. 属于二级保护野生药材的是________。（　　）
7. 属于三级保护野生药材的是________。（　　）
8. 属于中药一级保护品种的是________。（　　）

（三）X 型题（多项选择题）

9. 根据《野生药材资源保护管理条例》，下列属于分布区域缩小、资源处于衰竭状态的重要野生药材是________。（　　）

A. 人参　B. 石斛　C. 甘草

D. 黄芩　E. 黄连

10. 生产中药饮片必须持有________。（　　）

A. 药品生产许可证　B. 药品经营许可证

C. 药品 GMP 证书　D. 药品 GSP 证书

E. 中药材 GAP 证书

三、问答题

1. 思考并回答为什么要对中药品种实行保护。
2. 结合 GSP，简述药品经营企业经营中药材、中药饮片的相关规定。

项目十　特殊管理药品的管理

项目目标

1. 知识目标

(1) 掌握国家对实行特殊管理药品的生产、经营、运输、储存、使用等方面的管理规定。

(2) 熟悉药品监督管理部门对实行特殊管理药品的生产、检验、销售等各环节的监管要求及违反规定的法律责任。

(3) 了解国家对实行特殊管理药品提出特殊要求的必要性，以及滥用此类药品的危害性。

2. 能力目标

(1) 通过实际案例，分析实行特殊管理药品在管理过程中可能出现的问题及解决方法，培养分析能力和解决问题的能力。

(2) 通过小组讨论，分享对实行特殊管理药品的管理规定的理解和看法，提升交流与合作能力。

3. 素养目标

(1) 认识实行特殊管理药品管理的重要性，树立对药品安全负责的态度。

(2) 通过学习相关法律法规，增强法治观念，自觉遵守国家法律法规。

项目导入

某区市场监督管理局在日常监管中，发现一家药店存在未凭处方销售处方药的违规行为。经调查核实，当事人长期在未核验处方的情况下，销售处方药复方曲马多片。并且，在明知复方曲马多片已被列为二类精神药品后，仍多次将该涉案药品售予个人。基于此，该区市场监督管理局依法对当事人及其负责人作出没收违法所得、罚款，以及禁止从事药品生产经营活动等行政处罚；该市市场监督管理局则给予当事人吊销药品经营许可证的行政处罚，并将当事人列入严重违法失信名单。

问题：

(1) 销售二类精神药品有什么要求？

(2) 国家对哪些药品实行特殊管理？

任务一　麻醉药品和精神药品的管理

一、麻醉药品和精神药品的概念及品种范围

《麻醉药品和精神药品管理条例》将麻醉药品和精神药品界定为列入麻醉药品目录、精

神药品目录的药品和其他物质。药用类精神药品分为第一类精神药品和第二类精神药品。药用类麻醉药品和精神药品目录由国务院药品监督管理部门会同国务院公安部门、卫生主管部门制定、调整并公布。上市销售但尚未列入目录的药品和其他物质或者第二类精神药品发生滥用，已经造成或者可能造成严重社会危害的，主管部门应当及时将该药品和该物质列入目录或者将该第二类精神药品调整为第一类精神药品。

《麻醉药品品种目录(2013 年版)》共 121 个品种，其中我国生产及使用的品种和包括的制剂、提取物、提取物粉共有 27 个品种：可卡因、罂粟浓缩物(包括罂粟果提取物、罂粟果提取物粉)、二氢埃托啡、地芬诺酯、芬太尼、氢可酮、氢吗啡酮、美沙酮、吗啡(包括吗啡阿托品注射液)、阿片(包括复方樟脑酊、阿桔片)、羟考酮、哌替啶、瑞芬太尼、舒芬太尼、蒂巴因、可待因、右丙氧芬、双氢可待因、乙基吗啡、福尔可定、布桂嗪、罂粟壳。

《精神药品品种目录(2013 年版)》(以下简称《目录》)共有 149 个品种，该《目录》确定的我国生产及使用的第一类精神药品有 7 个品种：哌醋甲酯、司可巴比妥、丁丙诺啡、γ-羟丁酸、氯胺酮、马吲哚、三唑仑。

《目录》确定的我国生产及使用的第二类精神药品有 28 个品种：异戊巴比妥、格鲁米特、喷他佐辛、戊巴比妥、阿普唑仑、巴比妥、氯硝西泮、地西泮、艾司唑仑、氟西泮、劳拉西泮、甲丙氨酯、咪达唑仑、硝西泮、奥沙西泮、匹莫林、苯巴比妥、唑吡坦、丁丙诺啡透皮贴剂、布托啡诺及其注射剂、咖啡因、安钠咖、地佐辛及其注射剂、麦角胺咖啡因片、氨酚氢可酮片、曲马多、扎来普隆、佐匹克隆。

二、麻醉药品药用原植物的种植

(一) 麻醉药品药用原植物的种植规定

国家根据麻醉药品和精神药品的医疗、国家储备和企业生产所需原料的需要确定需求总量，对麻醉药品药用原植物的种植实行总量控制。国务院药品监督管理部门和农业主管部门根据麻醉药品年度生产计划，制订麻醉药品药用原植物年度种植计划。

麻醉药品药用原植物种植企业应当根据年度种植计划，种植麻醉药品药用原植物；并且应当向国务院药品监督管理部门和农业主管部门定期报告种植情况。麻醉药品药用原植物种植企业由国务院药品监督管理部门和农业主管部门共同确定，其他单位和个人不得种植麻醉药品药用原植物。

(二) 非法种植毒品原植物应承担的法律责任

(1)《中华人民共和国治安管理处罚法》第八十三条规定，有下列行为之一的，处十日以上十五日以下拘留，可以并处五千元以下罚款；情节较轻的，处五日以下拘留或者一千元以下罚款：① 非法种植罂粟不满五百株或者其他少量毒品原植物的；② 非法买卖、运输、携带、持有少量未经灭活的罂粟等毒品原植物种子或者幼苗的；③ 非法运输、买卖、储存、使用少量罂粟壳的。

有前款第一项行为的，在成熟前自行铲除的，不予处罚。

(2)《中华人民共和国刑法》第三百五十一条规定，非法种植罂粟、大麻等毒品原植物的，一律强制铲除。有下列情形之一的，处五年以下有期徒刑、拘役或者管制，并处罚金：

① 种植罂粟五百株以上不满三千株或者其他毒品原植物数量较大的；② 经公安机关处理后又种植的；③ 抗拒铲除的。

非法种植罂粟三千株以上或者其他毒品原植物数量大的，处五年以上有期徒刑，并处罚金或者没收财产。

非法种植罂粟或者其他毒品原植物，在收获前自动铲除的，可以免除处罚。

三、麻醉药品和精神药品的实验研究管理

开展麻醉药品和精神药品实验研究活动应当具备下列条件，并经国务院药品监督管理部门批准：① 以医疗、科学研究或者教学为目的；② 有保证实验所需麻醉药品和精神药品安全的措施和管理制度；③ 单位及其工作人员 2 年内没有违反有关禁毒的法律、行政法规规定的行为。

麻醉药品和精神药品的实验研究单位申请相关药品批准证明文件，应当依照药品管理法的规定办理；需要转让研究成果的，应当经国务院药品监督管理部门批准。药品研究单位在普通药品的实验研究过程中，产生本条例规定的管制品种的，应当立即停止实验研究活动，并向国务院药品监督管理部门报告。国务院药品监督管理部门应当根据情况，及时作出是否同意其继续实验研究的决定。麻醉药品和第一类精神药品的临床试验，不得以健康人为受试对象。

四、麻醉药品和精神药品的生产管理

1. 总量控制、定点生产　国家根据麻醉药品和精神药品的医疗、国家储备和企业生产所需原料的需要确定需求总量，对麻醉药品和精神药品的生产实行总量控制。国家对麻醉药品和精神药品实行定点生产制度。国务院药品监督管理部门应当根据麻醉药品和精神药品的需求总量，确定麻醉药品和精神药品定点生产企业的数量和布局，并根据年度需求总量对数量和布局进行调整、公布。

2. 生产许可　从事麻醉药品、精神药品生产的企业，应当经所在地省、自治区、直辖市人民政府药品监督管理部门批准。

3. 生产管理　定点生产企业生产麻醉药品和精神药品，应当依照药品管理法的规定取得药品批准文号。未取得药品批准文号的，不得生产麻醉药品和精神药品。定点生产企业应当严格按照麻醉药品和精神药品年度生产计划安排生产，并依照规定向所在地省、自治区、直辖市人民政府药品监督管理部门报告生产情况。

五、麻醉药品和精神药品的经营管理

（一）定点经营制度

国家对麻醉药品和精神药品实行定点经营制度。国务院药品监督管理部门根据麻醉药品和第一类精神药品的需求总量，确定麻醉药品和第一类精神药品的定点批发企业布局，并应当根据年度需求总量对布局进行调整、公布。

（二）定点经营企业的审批

跨省、自治区、直辖市从事麻醉药品和第一类精神药品批发业务的企业（以下称全国性

批发企业)，应当经国务院药品监督管理部门批准；在本省、自治区、直辖市行政区域内从事麻醉药品和第一类精神药品批发业务的企业(以下称区域性批发企业)，应当经所在地省、自治区、直辖市人民政府药品监督管理部门批准。专门从事第二类精神药品批发业务的企业，也需要经所在地省级药品监督管理部门批准。在批准全国性批发企业及区域性批发企业时，都应当综合各地区人口数量、交通、经济发展水平、医疗服务情况等因素，确定其所承担供药责任的区域。麻醉药品和第一类精神药品的定点批发企业，必须具有保证供应责任区域内医疗机构所需麻醉药品和第一类精神药品的能力，并具有保证麻醉药品和第一类精神药品安全经营的管理制度。

（三）销售管理

1. 销售范围规定

(1) 全国性批发企业可以向区域性批发企业，或者经批准可以向取得麻醉药品和第一类精神药品使用资格的医疗机构，以及其他经过批准的单位销售麻醉药品和第一类精神药品。

(2) 区域性批发企业可以向本省、自治区、直辖市行政区域内取得麻醉药品和第一类精神药品使用资格的医疗机构销售麻醉药品和第一类精神药品。

(3) 全国性批发企业和区域性批发企业可以从事第二类精神药品批发业务。第二类精神药品定点批发企业可以向医疗机构、定点批发企业和符合规定的药品零售企业及其他经批准的单位销售第二类精神药品。

2. 销售规定

(1) 麻醉药品和第一类精神药品不得零售。禁止使用现金进行麻醉药品和精神药品交易，但是个人合法购买麻醉药品和精神药品的除外。

(2) 经所在地设区的市级药品监督管理部门批准，实行统一进货、统一配送、统一管理的药品零售连锁企业可以从事第二类精神药品零售业务。第二类精神药品零售企业应当凭执业医师出具的处方，按规定剂量销售第二类精神药品，并将处方保存 2 年备查；禁止超剂量或者无处方销售第二类精神药品；不得向未成年人销售第二类精神药品。

(3) 药用类麻醉药品中的罂粟壳只能用于中药饮片和中成药的生产及医疗配方使用。

(4) 全国性批发企业和区域性批发企业向医疗机构销售麻醉药品和第一类精神药品，应当将药品送至医疗机构。医疗机构不得自行提货。

(5) 麻醉药品和第一类精神药品实行政府指导价。具体办法由国务院医疗保障主管部门制定。

（四）购进管理

1. 以生产为目的的购进　药品生产企业需要以麻醉药品和第一类精神药品为原料生产普通药品的，应当向所在地省、自治区、直辖市药品监督管理部门报送年度需求计划，由省级药品监督管理部门汇总报国务院药品监督管理部门批准后，向定点生产企业购买。药品生产企业需要以第二类精神药品为原料生产普通药品的，应当将年度需求计划报所在地省、自治区、直辖市药品监督管理部门，并向定点批发企业或者定点生产企业购买。

2. 以经营为目的的购进 全国性批发企业应当从定点生产企业购进麻醉药品和第一类精神药品。区域性批发企业可以从全国性批发企业购进麻醉药品和第一类精神药品；经所在地省、自治区、直辖市药品监督管理部门批准，也可以从定点生产企业购进麻醉药品和第一类精神药品。

六、麻醉药品和精神药品的使用管理

（一）印鉴卡管理

医疗机构需要使用麻醉药品和第一类精神药品，须经所在地设区的市级卫生行政部门批准，取得麻醉药品、第一类精神药品购用印鉴卡（以下简称印鉴卡）。医疗机构凭印鉴卡向本省、自治区、直辖市行政区域内的定点批发企业购买麻醉药品和第一类精神药品。

对于首次申请印鉴卡的医疗机构，市级卫生行政部门在作出是否批准决定前，还应当组织现场检查，并留存现场检查记录。印鉴卡有效期为三年。印鉴卡有效期满前三个月，医疗机构应当向市级卫生行政部门重新提出申请。

（二）处方医师资格和处方注意事项

医疗机构按照国务院卫生主管部门的规定，对本单位执业医师进行有关麻醉药品和精神药品使用知识的培训、考核，经考核合格的，授予麻醉药品和第一类精神药品处方资格。执业医师取得麻醉药品和第一类精神药品的处方资格后，方可在本医疗机构开具麻醉药品和第一类精神药品处方，但不得为自己开具该种处方。

（三）配制麻醉药品、精神药品制剂的管理

持有医疗机构制剂许可证和印鉴卡的医疗机构必须经过所在地省级药品监督管理部门批准，方可配制临床需要而市场无供应的麻醉药品和精神药品制剂。医疗机构配制的麻醉药品和精神药品制剂只能在本医疗机构使用，不得对外销售。

（四）处方管理

麻醉药品、精神药品处方格式由三部分组成。① 前记：医疗机构名称、处方编号，患者姓名、性别、年龄、身份证明编号、门诊病历号，代办人姓名、性别、年龄、身份证明编号，科别、开具日期等，并可添列专科要求的项目。② 正文：病情及诊断；以 Rp 或者 R 标示，分列药品名称、规格、数量、用法用量。③ 后记：医师签章、药品金额，以及审核、调配、核对、发药的药学专业技术人员签名。

执业医师应当使用专用处方开具麻醉药品和精神药品，单张处方的最大用量应当符合国务院卫生主管部门的规定。对麻醉药品和第一类精神药品处方，处方的调配人、核对人应当仔细核对，签署姓名，并予以登记；对不符合本条例规定的，处方的调配人、核对人应当拒绝发药。麻醉药品和精神药品专用处方的格式由国务院卫生主管部门规定。医疗机构应当对麻醉药品和精神药品处方进行专册登记，加强管理。麻醉药品处方至少保存三年，精神药品处方至少保存两年。

（五）以戒毒为目的的使用管理

医疗机构、戒毒机构以开展戒毒治疗为目的，可以使用美沙酮或者国家确定的其他用于戒毒治疗的麻醉药品和精神药品。

七、麻醉药品和精神药品的储存和运输管理

（一）储存要求

麻醉药品药用原植物种植企业、定点生产企业、全国性批发企业和区域性批发企业，以及国家设立的麻醉药品储存单位，应当设置储存麻醉药品和第一类精神药品的专库。该专库符合下列要求：① 安装专用防盗门，实行双人双锁管理；② 具有相应的防火设施；③ 具有监控设施和报警装置，报警装置应当与公安机关报警系统联网。

麻醉药品和第一类精神药品的使用单位应当设立专库或者专柜储存麻醉药品和第一类精神药品。专库应当设有防盗设施并安装报警装置；专柜应当使用保险柜。专库和专柜应当实行双人双锁管理。

麻醉药品药用原植物种植企业、定点生产企业、全国性批发企业和区域性批发企业、国家设立的麻醉药品储存单位，以及麻醉药品和第一类精神药品的使用单位，应当配备专人负责管理工作，并建立储存麻醉药品和第一类精神药品的专用账册。药品入库双人验收，出库双人复核，做到账物相符。专用账册的保存期限应当自药品有效期期满之日起不少于五年。

第二类精神药品经营企业应当在药品库房中设立独立的专库或者专柜储存第二类精神药品，并建立专用账册，实行专人管理。专用账册的保存期限应当自药品有效期期满之日起不少于五年。

（二）运输要求

托运、承运和自行运输麻醉药品和精神药品的，应当采取安全保障措施，防止麻醉药品和精神药品在运输过程中被盗、被抢、丢失。

托运或者自行运输麻醉药品和第一类精神药品的单位，应当向所在地设区的市级药品监督管理部门申请领取运输证明。运输证明有效期为一年。运输证明应当由专人保管，不得涂改、转让、转借。

托运人办理麻醉药品和第一类精神药品运输手续，应当将运输证明副本交付承运人。承运人应当查验、收存运输证明副本，并检查货物包装。没有运输证明或者货物包装不符合规定的，承运人不得承运。承运人在运输过程中应当携带运输证明副本，以备查验。

邮寄麻醉药品和精神药品时，寄件人应当提交所在地设区的市级药品监督管理部门出具的准予邮寄证明。邮政营业机构应当查验、收存准予邮寄证明；没有准予邮寄证明的，邮政营业机构不得收寄。

省、自治区、直辖市邮政主管部门指定符合安全保障条件的邮政营业机构负责收寄麻醉药品和精神药品。邮政营业机构收寄麻醉药品和精神药品，应当依法对收寄的麻醉药品和精神药品予以查验。

八、监督管理和法律责任

（一）监督管理

（1）在确定定点生产企业和定点批发企业时，审批部门应当在经审查符合条件的企业中，根据布局的要求，通过公平竞争的方式初步确定定点生产企业和定点批发企业，并予公布。其他符合条件的企业可以自公布之日起十日内向审批部门提出异议。审批部门应当自

收到异议之日起二十日内对异议进行审查,并作出是否调整的决定。

(2) 药品监督管理部门应当根据规定的职责权限,对麻醉药品药用原植物的种植,以及麻醉药品和精神药品的实验研究、生产、经营、使用、储存、运输活动进行监督检查。

(3) 省级以上药品监督管理部门根据实际情况建立监控信息网络,对定点生产企业、定点批发企业和使用单位的麻醉药品和精神药品生产、进货、销售、库存、使用的数量及流向实行实时监控,并与同级公安机关做到信息共享。

(4) 对已经发生滥用,造成严重社会危害的麻醉药品和精神药品品种,国务院药品监督管理部门应当采取在一定期限内中止生产、经营、使用,或者限定其使用范围和用途等措施。对不再作为药品使用的麻醉药品和精神药品,国务院药品监督管理部门应当撤销其药品批准文号和药品标准,并予以公布。

(5) 麻醉药品和精神药品的生产、经营企业和使用单位对过期、损坏的麻醉药品和精神药品应当登记造册,并向所在地县级药品监督管理部门申请销毁。药品监督管理部门应当自接到申请之日起五日内到场监督销毁。医疗机构对存放在本单位的过期、损坏麻醉药品和精神药品,应当按规定的程序向卫生主管部门提出申请,由卫生主管部门负责监督销毁。

(6) 县级以上人民政府卫生主管部门应当对执业医师开具麻醉药品和精神药品处方的情况进行监督检查。

(7) 药品监督管理部门、卫生主管部门和公安机关应当互相通报麻醉药品和精神药品生产、经营企业和使用单位的名单及其他管理信息。各级药品监督管理部门应当将在麻醉药品药用原植物的种植,以及麻醉药品和精神药品的实验研究、生产、经营、使用、储存、运输等各环节的管理中的审批、撤销等事项通报同级公安机关。麻醉药品和精神药品的经营企业、使用单位报送各级药品监督管理部门的备案事项,应当同时报送同级公安机关。

(8) 发生麻醉药品和精神药品被盗、被抢、丢失或者其他流入非法渠道的情形的,案发单位应当立即采取必要的控制措施,同时报告所在地县级公安机关和药品监督管理部门。医疗机构发生上述情形的,还应当报告其主管部门。公安机关接到报告、举报,或者有证据证明麻醉药品和精神药品可能流入非法渠道时,应当及时开展调查,并可以对相关单位采取必要的控制措施。药品监督管理部门、卫生主管部门,以及其他有关部门配合公安机关开展工作。

(二) 法律责任

药品监督管理部门、卫生主管部门违反规定,由其上级行政机关或者监察机关责令改正;情节严重的,对直接负责的主管人员和其他直接责任人员依法给予行政处分;构成犯罪的,依法追究刑事责任。

麻醉药品药用原植物种植企业、定点生产企业、定点批发企业等违反规定,由监督管理部门依法给予相应的处罚措施。

案例分析

某县药品监督管理分局执法人员与缉毒干警密切协作,依法查处了一起违法销售二类精神药品“安定注射液”的案件,缴获“安定注射液”200 多支,涉案的乡村医生依法被公安机关处以拘留 15 日,罚款 2 000 元的处罚。

该县药品监督管理分局接到群众举报，称有人整盒销售精神药品“安定注射液”，购买者大多为吸毒人员。接到举报后，县分局立即与县缉毒大队取得联系，并出动执法人员迅速赶往涉案的某镇卫生室。在该卫生室的隐蔽处，执法人员发现了规格为 2 mL×10 支装的“安定注射液”共 20 余盒。经查，该卫生室医生张某总共购进了 30 盒“安定注射液”，既没有严格按照规定管理也没有凭处方给患者合理使用，而是以零售的方式随意销售给消费者，总共售出约 100 支。据张某交代，前来购买此注射液的多为一些吸毒人员。张某因涉嫌向他人提供毒品被公安机关依法采取行政强制措施。

提问：

(1) 本案涉及违法销售哪类特殊管理药品？

(2) 本案中张某的行为违反了哪些法律法规？

现行主要相关法律法规

1.《中华人民共和国药品管理法》，中华人民共和国主席令第 31 号。

2.《麻醉药品和精神药品管理条例》，中华人民共和国国务院令第 797 号。

3.《麻醉药品和精神药品生产管理办法(试行)》，国食药监安〔2005〕528 号。

4.《麻醉药品和精神药品经营管理办法(试行)》，国食药监安〔2005〕527 号。

5.《中华人民共和国治安管理处罚法》，中华人民共和国主席令第 49 号。

任务二 医疗用毒性药品的管理

为加强医疗用毒性药品的管理，防止中毒或死亡事故的发生，国家制定了《医疗用毒性药品管理办法》，对医疗用毒性药品实行特殊管理。

一、医疗用毒性药品的界定和品种

医疗用毒性药品(以下简称毒性药品)，系指毒性剧烈，治疗剂量与中毒剂量相近，使用不当会致人中毒或死亡的药品。医疗用毒性药品分为中药品种和西药品种两大类。

(一) 毒性药品中药品种(包括原药材和饮片)

毒性药品中药品种共 27 种：砒石(红砒、白砒)、砒霜、生川乌、生马钱子、生甘遂、雄黄、生草乌、红娘子、生白附子、生附子、水银、生巴豆、白降丹、生千金子、生半夏、斑蝥、青娘虫、洋金花、生天仙子、生南星、红粉、生藤黄、蟾酥、雪上一枝蒿、生狼毒、轻粉、闹羊花。

(二) 毒性药品西药品种

毒性药品西药品种共 13 种：去乙酰毛花苷丙、阿托品、洋地黄毒苷、氢溴酸后马托品、三氧化二砷、毛果芸香碱、升汞、水杨酸毒扁豆碱、亚砷酸钾、氢溴酸东莨菪碱、士的宁、亚砷酸注射液、A 型肉毒毒素及其制剂。

二、医疗用毒性药品的生产管理

毒性药品年度生产、收购、供应和配制计划，由省、自治区、直辖市药品监督管理部门根据医疗需要制定，经省级卫生行政部门审核后，由药品监督管理部门下达给指定的毒性药品生产、收购、供应单位，并抄报国家卫生健康委员会、国家药品监督管理局和国家中医药管理局。生产单位不得擅自改变生产计划，自行销售。

药厂必须由医药专业人员负责生产、配制和质量检验，并建立严格的管理制度，严防与其他药品混杂。每次配料，必须经两人以上复核无误，并详细记录每次生产所用原料和成品数，经手人要签字备查。所有工具、容器要处理干净，以防污染其他药品。标示量要准确无误，包装容器要有毒药标志。生产毒性药品及其制剂，必须严格执行生产工艺操作规程，在本单位药品检验人员的监督下准确投料，并建立完整的生产记录，保存五年备查。在生产毒性药品过程中产生的废弃物，必须妥善处理，不得污染环境。

凡加工炮制毒性中药，必须按照《中华人民共和国药典》，或者省、自治区、直辖市卫生行政部门制定的炮制规范进行。药材符合药用要求的，方可供应、配方和用于中成药生产。

三、医疗用毒性药品的经营管理

毒性药品的收购、经营，由各级药品监督管理部门指定的药品经营单位负责；配方用药由国营药店、医疗机构负责。其他任何单位或者个人均不得从事毒性药品的收购、经营和配方业务。收购、经营、加工、使用毒性药品的单位必须建立健全保管、验收、领发、核对等制度；严防收假、发错，严禁与其他药品混杂，做到划定仓间或仓位，专柜加锁并由专人保管。

1. 处方调配使用管理 医疗机构供应和调配毒性药品，凭医生签名的正式处方。国营药店供应和调配毒性药品，凭盖有医生所在的医疗机构公章的正式处方。每次处方剂量不得超过二日极量。调配处方时，必须认真负责，计量准确，按医嘱注明要求，并由配方人员及具有药师以上技术职称的复核人员签名盖章后方可发出。对处方未注明“生用”的毒性中药，应当付炮制品。如发现处方有疑问时，须经原处方医生重新审定后再行调配。处方一次有效，取药后处方保存二年备查。

2. 科研和教学单位的使用管理 科研和教学单位所需的毒性药品，必须持本单位的证明信，经单位所在地县以上卫生行政部门批准后，供应部门方能发售。

3. 群众自配的使用管理 群众自配民间单、秘、验方需用毒性中药，购买时要持有本单位，或者城市街道办事处、乡（镇）人民政府的证明信，供应部门方可发售。每次购用量不得超过二日极量。

拓展阅读

A型肉毒毒素是肉毒杆菌在繁殖过程中分泌的一种有毒的蛋白质，一般利用注射肉毒毒素阻断面部表情肌部分功能达到除皱目的。五六年前，肉毒毒素开始进入国内市场，越来越多的爱美人士开始青睐这种便捷的去皱方式，但按照规定，注射肉毒毒素针不是一般生活美容行为，必须在正规医院由专业医生进行操作，否则这种去皱针也可能毁容。

肉毒毒素本身是一种剧毒药，如果一次注射2 000单位即可致死。美容除皱注射的A型肉毒毒素一次只用25～50单位，是致死量的1%～3%，属于微小剂量。非专业的整形外科医生，使用该技术时如不熟悉面部肌肉、神经解剖结构，注射部位不准确，或使用浓度、剂量过大，都会导致严重后果。

四、法律责任

对违反规定，擅自生产、收购、经营毒性药品的单位或者个人，由县以上卫生行政部门没收其全部毒性药品，并处以警告或按非法所得的五至十倍罚款。情节严重、致人伤残或死亡，构成犯罪的，由司法机关依法追究其刑事责任。

当事人对处罚不服的，可在接到处罚通知之日起十五日内，向作出处理的机关的上级机关申请复议。但申请复议期间仍应执行原处罚决定。上级机关应在接到申请之日起十日内作出答复。对答复不服的，可在接到答复之日起十五日内，向人民法院起诉。

现行主要相关法律法规

1.《中华人民共和国药品管理法》，中华人民共和国主席令第 31 号。

2.《医疗用毒性药品管理办法》，中华人民共和国国务院令第 23 号。

3.《关于将 A 型肉毒毒素列入毒性药品管理的通知》，国食药监办〔2008〕405 号。

4.《国家食品药品监管总局办公厅关于加强注射用 A 型肉毒毒素管理的通知》，食药监办药化监〔2016〕88 号。

任务三 放射性药品的管理

一、放射性药品的定义

放射性药品是指用于临床诊断或者治疗的放射性核素制剂或者其标记药物，包括裂变制品、推照制品、加速器制品、放射性同位素发生器及其配套药盒、放射免疫分析药盒等。

二、放射性药品的生产和经营管理

开办放射性药品生产、经营企业，必须具备《药品管理法》规定的条件，符合国家有关放射性同位素安全和防护的规定与标准，并履行环境影响评价文件的审批手续；开办放射性药品生产企业，经所在省、自治区、直辖市国防科技工业主管部门审查同意，所在省、自治区、直辖市药品监督管理部门审核批准后，由所在省、自治区、直辖市药品监督管理部门发给放射性药品生产企业许可证；开办放射性药品经营企业，经所在省、自治区、直辖市药品监督管理部门审核并征求所在省、自治区、直辖市国防科技工业主管部门意见后批准的，由所在省、自治区、直辖市药品监督管理部门发给放射性药品经营企业许可证。无许可证的生产、经营企业，一律不准生产、销售放射性药品。

放射性药品生产企业许可证、放射性药品经营企业许可证的有效期为五年，期满前六个月，放射性药品生产、经营企业应当分别向原发证的药品监督管理部门重新提出申请，按审批程序批准后，换发新证。放射性药品生产企业生产已有国家标准的放射性药品，必须经国务院药品监督管理部门征求国务院国防科技工业主管部门意见后审核批准，并发给批准文号。凡是改变国务院药品监督管理部门已批准的生产工艺路线和药品标准的，生产单位必须按原报批程序提出补充申请，经国务院药品监督管理部门批准后方能生产。

放射性药品生产、经营企业，必须配备与生产、经营放射性药品相适应的专业技术人员，具有安全、防护和废气、废物、废水处理等设施，并建立严格的质量管理制度。放射性药品生产、经营企业，必须建立质量检验机构，严格实行生产全过程的质量控制和检验。产品出厂前，须经质量检验。符合国家药品标准的产品方可出厂，不符合标准的产品一律不准出厂。

经国务院药品监督管理部门审核批准的含有短半衰期放射性核素的药品，可以边检验边出厂，但发现质量不符合国家药品标准时，该药品的生产企业应当立即停止生产、销售，并立即通知使用单位停止使用，同时报告国务院药品监督管理、卫生行政、国防科技工业主管部门。

三、放射性药品的进出口管理

进口的放射性药品品种，必须符合我国的药品标准或者其他药用要求，并依照《药品管理法》的规定取得进口药品注册证书。进出口放射性药品，应当按照国家有关对外贸易、放射性同位素安全和防护的规定，办理进出口手续。进口放射性药品，必须经国务院药品监督管理部门指定的药品检验机构抽样检验；检验合格的，方准进口。

对于经国务院药品监督管理部门审核批准的含有短半衰期放射性核素的药品，在保证安全使用的情况下，可以采取边进口检验，边投入使用的办法。进口检验单位发现药品质量不符合要求时，应当立即通知使用单位停止使用，并报告国务院药品监督管理、卫生行政、国防科技工业主管部门。

四、放射性药品的包装和运输

放射性药品的包装必须安全实用，符合放射性药品质量要求，具有与放射性剂量相适应的防护装置。包装必须分内包装和外包装两部分，外包装必须贴有商标、标签、说明书和放射性药品标志，内包装必须贴有标签。标签必须注明药品品名、放射性比活度、装量。

说明书除注明前款内容外，还须注明生产单位、批准文号、批号、主要成分、出厂日期、放射性核素半衰期、适应证、用法、用量、禁忌证、有效期和注意事项等。放射性药品的运输，按国家运输、邮政等部门制定的有关规定执行。严禁任何单位和个人随身携带放射性药品乘坐公共交通运输工具。

五、放射性药品的使用

医疗单位使用放射性药品应当符合国家有关放射性同位素安全和防护的规定，具有与所使用放射性药品相适应的场所、设备、卫生环境和专用的仓储设施。医疗单位使用配制的放射性制剂，应当向所在地省、自治区、直辖市药品监督管理部门申请核发相应等级的放射性药品使用许可证。放射性药品使用许可证有效期为五年，期满前六个月，医疗单位应当向原发证的行政部门重新提出申请，经审核批准后，换发新证。

医疗单位设置核医学科、室（同位素室），必须配备与其医疗任务相适应的并经核医学技术培训的技术人员。非核医学专业技术人员未经培训，不得从事放射性药品使用工作。

医疗单位负责对使用的放射性药品进行临床质量检验、收集药品不良反应等项工作，并定期向所在地药品监督管理、卫生行政部门报告。由省、自治区、直辖市药品监督管理、卫生行政部门汇总后分别报国务院药品监督管理、卫生行政部门。

放射性药品使用后的废物（包括患者排出物），必须按国家有关规定妥善处置。

现行主要相关法律法规

《放射性药品管理办法》，中华人民共和国国务院令第797号。

任务四　药品类易制毒化学品的管理

为加强药品类易制毒化学品管理，防止流入非法渠道，根据《易制毒化学品管理条例》，原卫生部发布了《药品类易制毒化学品管理办法》，规范了药品类易制毒化学品的生产、经营、购买及监督管理。

一、药品类易制毒化学品的界定

药品类易制毒化学品是指《易制毒化学品管理条例》中所确定的麦角酸、麻黄素等物质，是可以用于制毒的主要原料。

药品类易制毒化学品品种目录所列物质有：① 麦角酸；② 麦角胺；③ 麦角新碱；④ 麻黄素、伪麻黄素、消旋麻黄素、去甲麻黄素、甲基麻黄素、麻黄浸膏、麻黄浸膏粉等麻黄素类物质。以上所列物质包括可能存在的盐类；药品类易制毒化学品包括原料药及其单方制剂。

二、药品类易制毒化学品的管理

国务院批准调整易制毒化学品分类和品种，涉及药品类易制毒化学品的，由国家药品监督管理局负责及时调整并予公布。

国家药品监督管理局主管全国药品类易制毒化学品生产、经营、购买等方面的监督管理工作。

（一）生产许可

1. 药品类易制毒化学品的生产许可　生产药品类易制毒化学品，应当依照《易制毒化学品管理条例》（以下简称《条例》）和《药品类易制毒化学品管理办法》（以下简称《办法》）的规定取得药品类易制毒化学品生产许可。药品生产企业申请生产药品类易制毒化学品，应当符合《条例》规定的条件，向所在地省级药品监督管理部门提出申请，报送资料。

生产药品类易制毒化学品中属于药品的品种，还应当依照《药品管理法》和相关规定取得药品批准文号。

2. 药品类易制毒化学品不得委托生产　药品类易制毒化学品，以及含有药品类易制毒化学品的制剂不得委托生产。

药品生产企业不得接受境外厂商委托加工药品类易制毒化学品，以及含有药品类易制毒化学品的产品；特殊情况需要委托加工的，须经国家药品监督管理局批准。

（二）经营许可

1. 药品类易制毒化学品的经营许可　经营药品类易制毒化学品，应当依照《条例》和《办法》的规定取得药品类易制毒化学品经营许可。

2. 药品类易制毒化学品经营许可的办理　药品类易制毒化学品的经营许可，由省级药品监督管理部门办理。

（1）药品类易制毒化学品单方制剂和小包装麻黄素，纳入麻醉药品销售渠道经营，仅能由麻醉药品全国性批发企业和区域性批发企业经销，不得零售。

（2）未实行药品批准文号管理的品种，纳入药品类易制毒化学品原料药渠道经营。申请经营药品类易制毒化学品原料药的药品经营企业，应当具有麻醉药品和第一类精神药品定点经营资格或者第二类精神药品定点经营资格。

（三）购买许可

1. 药品类易制毒化学品的购买许可 国家对药品类易制毒化学品实行购买许可制度。购买药品类易制毒化学品的，应当办理药品类易制毒化学品购用证明（以下简称购用证明）。

2. 购用证明申请范围 ① 经批准使用药品类易制毒化学品用于药品生产的药品生产企业；② 使用药品类易制毒化学品的教学、科研单位；③ 具有药品类易制毒化学品经营资格的药品经营企业；④ 取得药品类易制毒化学品出口许可的外贸出口企业；⑤ 经农业农村部会同国家药品监督管理局下达兽用盐酸麻黄素注射液生产计划的兽药生产企业；⑥ 药品类易制毒化学品生产企业自用药品类易制毒化学品原料药用于药品生产。

3. 购用证明的使用 购用证明由国家药品监督管理局统一印制，有效期为 3 个月。只能在有效期内一次使用，不得转借、转让。购买药品类易制毒化学品时必须使用购用证明原件，不得使用复印件、传真件。

4. 豁免办理购用证明的情形 ① 医疗机构凭麻醉药品、第一类精神药品购用印鉴卡购买药品类易制毒化学品单方制剂和小包装麻黄素的；② 麻醉药品全国性批发企业、区域性批发企业持麻醉药品调拨单购买小包装麻黄素及单次购买麻黄素片剂 6 万片以下、注射剂 1.5 万支以下的；③ 按规定购买药品类易制毒化学品标准品、对照品的；④ 药品类易制毒化学品生产企业凭药品类易制毒化学品出口许可自营出口药品类易制毒化学品的。

（四）购销管理

1. 药品类易制毒化学品原料药购销 药品类易制毒化学品生产企业应当将药品类易制毒化学品原料药销售给取得购用证明的药品生产企业、药品经营企业和外贸出口企业。

药品类易制毒化学品经营企业应当将药品类易制毒化学品原料药销售给本省、自治区、直辖市行政区域内取得购用证明的单位。药品类易制毒化学品经营企业之间不得购销药品类易制毒化学品原料药。

2. 教学科研单位购买药品类易制毒化学品 教学科研单位只能凭购用证明从麻醉药品全国性批发企业、区域性批发企业和药品类易制毒化学品经营企业购买药品类易制毒化学品。

3. 药品类易制毒化学品单方制剂和小包装麻黄素购销 药品类易制毒化学品生产企业应当将药品类易制毒化学品单方制剂和小包装麻黄素销售给麻醉药品全国性批发企业。麻醉药品全国性批发企业、区域性批发企业应当按照《麻醉药品和精神药品管理条例》规定的渠道销售药品类易制毒化学品单方制剂和小包装麻黄素。麻醉药品区域性批发企业之间不得购销药品类易制毒化学品单方制剂和小包装麻黄素。

麻醉药品区域性批发企业之间因医疗急需等特殊情况需要调剂药品类易制毒化学品单方制剂的，应当在调剂后 2 日内将调剂情况分别报所在地省级药品监督管理部门备案。

4. 禁止使用现金或者实物交易 药品类易制毒化学品禁止使用现金或者实物进行交易。

5. 建立药品类易制毒化学品购买方档案 药品类易制毒化学品生产企业、经营企业销售药品类易制毒化学品，应当逐一建立购买方档案。

(1) 购买方为非医疗机构的，档案内容至少包括：① 购买方药品生产许可证、药品经营许可证、企业营业执照等资质证明文件复印件；② 购买方企业法定代表人、主管药品类易制毒化学品负责人、采购人员姓名及其联系方式；③ 法定代表人授权委托书原件及采购人员身份证明文件复印件；④ 购用证明或者麻醉药品调拨单原件；⑤ 销售记录及核查情况记录。

(2) 购买方为医疗机构的，档案应当包括医疗机构麻醉药品、第一类精神药品购用印鉴卡复印件和销售记录。

6. 建立核查记录　药品类易制毒化学品生产企业、经营企业销售药品类易制毒化学品时，应当核查采购人员身份证明和相关购买许可证明，无误后方可销售，并保存核查记录。

发货应当严格执行出库复核制度，认真核对实物与药品销售出库单是否相符，并确保将药品类易制毒化学品送达购买方药品生产许可证或者药品经营许可证所载明的地址，或者医疗机构的药库。

在核查、发货、送货过程中发现可疑情况的，应当立即停止销售，并向所在地药品监督管理部门和公安机关报告。

7. 药品类易制毒化学品使用、退货

(1) 除药品类易制毒化学品经营企业外，购用单位应当按照购用证明载明的用途使用药品类易制毒化学品，不得转售；外贸出口企业购买的药品类易制毒化学品不得内销。

(2) 购用单位需要将药品类易制毒化学品退回原供货单位的，应当分别报其所在地和原供货单位所在地省级药品监督管理部门备案。原供货单位收到退货后，应当分别向其所在地和购用单位所在地省级药品监督管理部门报告。

（五）安全管理

药品类易制毒化学品生产企业、经营企业、使用药品类易制毒化学品的药品生产企业和教学科研单位，应当配备保障药品类易制毒化学品安全管理的设施，建立层层落实责任制的药品类易制毒化学品管理制度。

1. 药品类易制毒化学品储存　药品类易制毒化学品生产企业、经营企业和使用药品类易制毒化学品的药品生产企业，应当设置专库或者在药品仓库中设立独立的专库(柜)储存药品类易制毒化学品。

麻醉药品全国性批发企业、区域性批发企业可在其麻醉药品和第一类精神药品专库中设专区存放药品类易制毒化学品。教学科研单位应当设立专柜储存药品类易制毒化学品。专库应当设有防盗设施，专柜应当使用保险柜；专库和专柜应当实行双人双锁管理。

药品类易制毒化学品生产企业、经营企业和使用药品类易制毒化学品的药品生产企业，其关键生产岗位、储存场所应当设置电视监控设施，安装报警装置并与公安机关联网。

2. 药品类易制毒化学品专用账册　药品类易制毒化学品生产企业、经营企业和使用药品类易制毒化学品的药品生产企业，应当建立药品类易制毒化学品专用账册。专用账册保存期限应当自药品类易制毒化学品有效期期满之日起不少于 2 年。

3. 药品类易制毒化学品进出库　药品类易制毒化学品入库应当双人验收，出库应当双人复核，做到账物相符。

（六）监督管理

1. 监督检查机构　县级以上地方药品监督管理部门负责本行政区域内药品类易制毒

化学品生产企业、经营企业，使用药品类易制毒化学品的药品生产企业和教学科研单位的监督检查。

2. 监督检查内容 药品监督管理部门应当建立对本行政区域内相关企业的监督检查制度和监督检查档案。监督检查至少应当包括药品类易制毒化学品的安全管理状况、销售流向、使用情况等内容；对企业的监督检查档案应当全面翔实，应当有现场检查等情况的记录。每次检查后应当将检查结果以书面形式告知被检查单位；需要整改的应当提出整改内容及整改期限，并实施跟踪检查。

药品类易制毒化学品生产企业、经营企业应当于每月 10 日前，向所在地县级药品监督管理部门、公安机关及中国麻醉药品协会报送上月药品类易制毒化学品生产、经营和库存情况；每年 3 月 31 日前向所在地县级药品监督管理部门、公安机关及中国麻醉药品协会报送上年度药品类易制毒化学品生产、经营和库存情况。药品监督管理部门应当将汇总情况及时报告上一级药品监督管理部门。

3. 过期、损坏的药品类易制毒化学品处理 药品类易制毒化学品生产企业、经营企业、使用药品类易制毒化学品的药品生产企业和教学科研单位，对过期、损坏的药品类易制毒化学品应当登记造册，并向所在地县级以上地方药品监督管理部门申请销毁。药品监督管理部门应当自接到申请之日起 5 日内到现场监督销毁。

（七）法律责任

（1）有下列行为之一的，由负有监督管理职责的行政主管部门给予警告，责令限期改正，处 1 万元以上 5 万元以下的罚款；对违反规定生产、经营、购买的易制毒化学品可以予以没收；逾期不改正的，责令限期停产停业整顿；逾期整顿不合格的，吊销相应的许可证：① 药品类易制毒化学品生产企业、经营企业，使用药品类易制毒化学品的药品生产企业、教学科研单位，未按规定执行安全管理制度的；② 药品类易制毒化学品生产企业自营出口药品类易制毒化学品，未按规定在专用账册中载明或者未按规定留存出口许可、相应证明材料备查的。

（2）有下列情形之一的，由县级以上药品监督管理部门给予警告，责令限期改正，可以并处 1 万元以上 3 万元以下的罚款：① 药品类易制毒化学品生产企业连续停产 1 年以上未按规定报告的，或者未经所在地省、自治区、直辖市药品监督管理部门现场检查即恢复生产的；② 药品类易制毒化学品生产企业、经营企业未按规定渠道购销药品类易制毒化学品的；③ 麻醉药品区域性批发企业因特殊情况调剂药品类易制毒化学品后未按规定备案的；④ 药品类易制毒化学品发生退货，购用单位、供货单位未按规定备案、报告的。

（3）生产、经营、购买、运输或者进口、出口易制毒化学品的单位或者个人拒不接受有关行政主管部门监督检查的，由负有监督管理职责的行政主管部门责令改正，对直接负责的主管人员以及其他直接责任人员给予警告；情节严重的，对单位处 1 万元以上 5 万元以下的罚款，对直接负责的主管人员及其他直接责任人员处 1000 元以上 5000 元以下的罚款；有违反治安管理行为的，依法给予治安管理处罚；构成犯罪的，依法追究刑事责任。

现行主要相关法律法规

1.《麻醉药品和精神药品管理条例》，中华人民共和国国务院令第 797 号。

2.《易制毒化学品管理条例》，中华人民共和国国务院令第 703 号。

3.《药品类易制毒化学品管理办法》,中华人民共和国卫生部令第72号。

任务五 疫苗的管理

疫苗是关系人民群众尤其是婴幼儿健康的特殊药品,也是现代医学中预防和控制传染病最经济、最有效的公共卫生干预措施。疫苗管理涵盖研发、生产、流通、接种和监测全流程,须通过严格监管与科学规范,确保其安全性和有效性。

一、疫苗分类与监管部门

(一)疫苗的定义、分类和包装标识

1. 疫苗的定义 疫苗是指为预防、控制疾病的发生、流行,用于人体免疫接种的预防性生物制品。

2. 疫苗的分类 《疫苗管理法》规定,疫苗分为两类,即免疫规划疫苗和非免疫规划疫苗。

免疫规划疫苗是指居民应当按照政府的规定接种的疫苗,包括国家免疫规划确定的疫苗,省(区、市)人民政府在执行国家免疫规划时增加的疫苗,以及县级以上人民政府或者其卫生健康主管部门组织的应急接种或者群体性预防接种所使用的疫苗。国家实行免疫规划制度。居住在中国境内的居民,依法享有接种免疫规划疫苗的权利,履行接种免疫规划疫苗的义务。政府免费向居民提供免疫规划疫苗,接种单位接种免疫规划疫苗不得收取任何费用。

非免疫规划疫苗是指由居民自愿受种的其他疫苗。接种单位接种非免疫规划疫苗,除收取疫苗费用外,还可以收取接种服务费。接种服务费的收费标准由省(区、市)人民政府价格主管部门会同财政部门制定。

3. 疫苗的包装标识

(1) 国家免疫规划的疫苗包括卡介苗、乙肝疫苗、脊髓灰质炎灭活疫苗、百白破混合疫苗、麻疹活疫苗、A群流脑疫苗、乙型脑炎减毒活疫苗、甲肝减毒活疫苗,以及各省、自治区、直辖市人民政府增加的免费向居民提供的疫苗。

(2)"免费"字样应当标注在疫苗最小外包装的显著位置,字样颜色为红色,宋体字,大小可与疫苗通用名称相同。

(3)"免疫规划"专用标识应当印刷在疫苗最小外包装的顶面的正中处,标识样式如图10-1所示(颜色为宝石蓝色)。

EPI

图10-1 "免疫规划"专用标识

(4) 自2006年1月1日起，上市的纳入国家免疫规划的疫苗，其包装必须标注“免费”字样及“免疫规划”专用标识。

（二）疫苗监督管理部门

县级以上人民政府及其有关部门应当保障适龄儿童接种免疫规划疫苗。监护人应当依法保证适龄儿童按时接种免疫规划疫苗。县级以上人民政府应当将疫苗安全工作和预防接种工作纳入本级国民经济和社会发展规划，加强疫苗监督管理能力建设，建立健全疫苗监督管理工作机制。县级以上地方人民政府对本行政区域疫苗监督管理工作负责，统一领导、组织、协调本行政区域疫苗监督管理工作。

国务院药品监督管理部门负责全国疫苗监督管理工作。国务院卫生健康主管部门负责全国预防接种监督管理工作。国务院其他有关部门在各自职责范围内负责与疫苗有关的监督管理工作。

省、自治区、直辖市人民政府药品监督管理部门负责本行政区域疫苗监督管理工作。设区的市级、县级人民政府药品监督管理部门负责本行政区域疫苗监督管理工作。县级以上地方人民政府卫生健康主管部门负责本行政区域预防接种监督管理工作。县级以上地方人民政府其他有关部门在各自职责范围内负责与疫苗有关的监督管理工作。

二、疫苗研制管理

1. 疫苗上市许可　国家根据疾病流行情况、人群免疫状况等因素，制定相关研制规划，安排必要资金，支持多联多价等新型疫苗的研制。国家组织疫苗上市许可持有人、科研单位、医疗卫生机构联合攻关，研制疾病预防、控制急需的疫苗。国家鼓励疫苗上市许可持有人加大研制和创新资金投入，优化生产工艺，提升质量控制水平，推动疫苗技术进步。

① 在中国境内上市的疫苗应当经国务院药品监督管理部门批准，取得药品注册证书；申请疫苗注册，应当提供真实、充分、可靠的数据、资料和样品。对疾病预防、控制急需的疫苗和创新疫苗，国务院药品监督管理部门应当予以优先审评审批。

② 应对重大突发公共卫生事件急需的疫苗或者国务院卫生健康主管部门认定急需的其他疫苗，经评估获益大于风险的，国务院药品监督管理部门可以附条件批准疫苗注册申请。出现特别重大突发公共卫生事件或者其他严重威胁公众健康的紧急事件，国务院卫生健康主管部门根据传染病预防、控制需要提出紧急使用疫苗的建议，经国务院药品监督管理部门组织论证同意后可以在　定范围和期限内紧急使用。

③ 国务院药品监督管理部门在批准疫苗注册申请时，对疫苗的生产工艺、质量控制标准和说明书、标签予以核准。国务院药品监督管理部门应当在其网站上及时公布疫苗说明书、标签内容。

2. 疫苗临床试验要求

(1) 开展疫苗临床试验，应当经国务院药品监督管理部门依法批准。疫苗临床试验应当由符合国务院药品监督管理部门和国务院卫生健康主管部门规定条件的三级医疗机构或省级以上疾病预防控制机构实施或组织实施。国家鼓励符合条件的医疗机构、疾病预防控制机构等依法开展疫苗临床试验。

(2) 疫苗临床试验申办者应当制定临床试验方案，建立临床试验安全监测与评价制度，审慎选择受试者，合理设置受试者群体和年龄组，并根据风险程度采取有效措施，保护受试者合法权益。

(3) 开展疫苗临床试验，应当取得受试者的书面知情同意；受试者为无民事行为能力人的，应当取得其监护人的书面知情同意；受试者为限制民事行为能力人的，应当取得本人及其监护人的书面知情同意。

三、疫苗生产管理和批签发制度

1. 疫苗生产管理

(1) 国家对疫苗生产实行严格准入制度。从事疫苗生产活动，应当经省级以上人民政府药品监督管理部门批准，取得药品生产许可证。从事疫苗生产活动，除符合《药品管理法》规定的从事药品生产活动的条件外，还应当具备下列条件：① 具备适度规模和足够的产能储备；② 具有保证生物安全的制度和设施、设备；③ 符合疾病预防、控制需要。

疫苗上市许可持有人应当具备疫苗生产能力；超出疫苗生产能力确需委托生产的，应当经国务院药品监督管理部门批准。接受委托生产的，应当遵守《疫苗管理法》规定和国家有关规定，保证疫苗质量。

(2) 疫苗上市许可持有人的法定代表人、主要负责人应当具有良好的信用记录，生产管理负责人、质量管理负责人、质量受权人等关键岗位人员应当具有相关专业背景和从业经历。疫苗上市许可持有人应当加强对上述规定人员的培训和考核，及时将其任职和变更情况向省、自治区、直辖市人民政府药品监督管理部门报告。

(3) 疫苗应当按照经核准的生产工艺和质量控制标准进行生产和检验，生产全过程应当符合《药品生产质量管理规范》的要求。疫苗上市许可持有人应当按照规定对疫苗生产全过程和疫苗质量进行审核、检验。

(4) 疫苗上市许可持有人应当建立完整的生产质量管理体系，持续加强偏差管理，采用信息化手段如实记录生产、检验过程中形成的所有数据，确保生产全过程持续符合法定要求。

2. 疫苗批签发制度

(1) 每批疫苗销售前或者进口时，应当经国务院药品监督管理部门指定的批签发机构按照相关技术要求进行审核、检验。符合要求的，发给批签发证明；不符合要求的，发给不予批签发通知书。

不予批签发的疫苗不得销售，并应当由省、自治区、直辖市人民政府药品监督管理部门监督销毁；不予批签发的进口疫苗应当由口岸所在地药品监督管理部门监督销毁或者依法进行其他处理。国务院药品监督管理部门、批签发机构应当及时公布上市疫苗批签发结果，供公众查询。

(2) 申请疫苗批签发应当按照规定向批签发机构提供批生产及检验记录摘要等资料和同批号产品的样品。进口疫苗还应当提供原产地证明、批签发证明；在原产地免予批签发的，应当提供免予批签发证明。

(3) 预防、控制传染病疫情，或者应对突发事件急需的疫苗，经国务院药品监督管理部门批准，免予批签发。

(4) 疫苗批签发应当逐批进行资料审核和抽样检验。疫苗批签发检验项目和检验频次应当根据疫苗质量风险评估情况进行动态调整。对疫苗批签发申请资料或者样品的真实性有疑问，或者存在其他需要进一步核实的情况的，批签发机构应当予以核实，必要时应当采用现场抽样检验等方式组织开展现场核实。

(5) 批签发机构在批签发过程中发现疫苗存在重大质量风险的，应当及时向国务院药品监督管理部门和省、自治区、直辖市人民政府药品监督管理部门报告。接到报告的部门应当立即对疫苗上市许可持有人进行现场检查，根据检查结果通知批签发机构对疫苗上市许可持有人的相关产品或者所有产品不予批签发或者暂停批签发，并责令疫苗上市许可持有人整改。疫苗上市许可持有人应当立即整改，并及时将整改情况向责令其整改的部门报告。

(6) 对生产工艺偏差、质量差异、生产过程中的故障和事故及采取的措施，疫苗上市许可持有人应当如实记录，并在相应批产品申请批签发的文件中载明；可能影响疫苗质量的，疫苗上市许可持有人应当立即采取措施，并向省、自治区、直辖市人民政府药品监督管理部门报告。

四、疫苗上市后管理

(一) 疫苗采购和配送要求

国家免疫规划疫苗由国务院卫生健康主管部门会同国务院财政部门等组织集中招标或者统一谈判，形成并公布中标价格，或者成交价格，各省、自治区、直辖市实行统一采购。国家免疫规划疫苗以外的其他免疫规划疫苗、非免疫规划疫苗由各省、自治区、直辖市通过省级公共资源交易平台组织采购。

疫苗上市许可持有人应当按照采购合同约定，向疾病预防控制机构供应疫苗。疾病预防控制机构应当按照规定向接种单位供应疫苗。疾病预防控制机构以外的单位和个人不得向接种单位供应疫苗，接种单位不得接收该疫苗。

疫苗上市许可持有人应当按照采购合同约定，向疾病预防控制机构或者疾病预防控制机构指定的接种单位配送疫苗。疫苗上市许可持有人、疾病预防控制机构自行配送疫苗应当具备疫苗冷链储存、运输条件，也可以委托符合条件的疫苗配送单位配送疫苗。疾病预防控制机构配送非免疫规划疫苗可以收取储存、运输费用，具体办法由国务院财政部门会同国务院价格主管部门制定，收费标准由省、自治区、直辖市人民政府价格主管部门会同财政部门制定。

疫苗上市许可持有人在销售疫苗时，应当提供加盖其印章的批签发证明复印件或者电子文件；销售进口疫苗的，还应当提供加盖其印章的进口药品通关单复印件或者电子文件。

疫苗上市许可持有人应当按照规定，建立真实、准确、完整的销售记录，并保存至疫苗有效期满后不少于五年备查。疾病预防控制机构、接种单位、疫苗配送单位应当按照规定，建立真实、准确，完整的接收、购进、储存、配送、供应记录，并保存至疫苗有效期满后不少于五年备查。疾病预防控制机构、接种单位接收或者购进疫苗时，应当索取本次运输、储存全过程温度监测记录，并保存至疫苗有效期满后不少于五年备查；对不能提供本次运输、储存全过程温度监测记录或者温度控制不符合要求的，不得接收或者购进，并应当立即向县级以上地方人民政府药品监督管理部门、卫生健康主管部门报告。

疾病预防控制机构、接种单位应当建立疫苗定期检查制度，对存在包装无法识别、储存温度不符合要求、超过有效期等问题的疫苗，采取隔离存放、设置警示标志等措施，并按照国务院药品监督管理部门、卫生健康主管部门、生态环境主管部门的规定处置。疾病预防控制机构、接种单位应当如实记录处置情况，处置记录应当保存至疫苗有效期满后不少于五年备查。

（二）疫苗上市后风险管理要求

疫苗上市许可持有人应当建立健全疫苗全生命周期质量管理体系，制定并实施疫苗上市后风险管理计划，开展疫苗上市后研究，对疫苗的安全性、有效性和质量可控性进行进一步确证。对批准疫苗注册申请时提出进一步研究要求的疫苗，疫苗上市许可持有人应当在规定期限内完成研究；逾期未完成研究或者不能证明其获益大于风险的，国务院药品监督管理部门应当依法处理，直至注销该疫苗的药品注册证书。

疫苗上市许可持有人应当对疫苗进行质量跟踪分析，持续提升质量控制标准，改进生产工艺，提高生产工艺稳定性。生产工艺、生产场地、关键设备等发生变更的，应当进行评估、验证，按照国务院药品监督管理部门有关变更管理的规定备案或者报告；变更可能影响疫苗安全性、有效性和质量可控性的，应当经国务院药品监督管理部门批准。

疫苗上市许可持有人应当根据疫苗上市后研究、预防接种异常反应等情况持续更新说明书、标签，并按照规定申请核准或者备案。国务院药品监督管理部门应当在其网站上及时公布更新后的疫苗说明书、标签内容。

疫苗上市许可持有人应当建立疫苗质量回顾分析和风险报告制度，每年将疫苗生产流通、上市后研究、风险管理等情况按照规定如实向国务院药品监督管理部门报告。

国务院药品监督管理部门可以根据实际情况，责令疫苗上市许可持有人开展上市后评价或者直接组织开展上市后评价。对预防接种异常反应严重或者其他原因危害人体健康的疫苗，国务院药品监督管理部门应当注销该疫苗的药品注册证书。

国务院药品监督管理部门可以根据疾病预防、控制需要和疫苗行业发展情况，组织对疫苗品种开展上市后评价，发现该疫苗品种的产品设计、生产工艺、安全性、有效性或者质量可控性明显劣于预防、控制同种疾病的其他疫苗品种的，应当注销该品种所有疫苗的药品注册证书并废止相应的国家药品标准。

（三）疫苗全程信息化追溯制度

疫苗上市许可持有人应当加强疫苗全生命周期质量管理，对疫苗的安全性、有效性和质量可控性负责。从事疫苗研制、生产、流通和预防接种活动的单位和个人，应当遵守法律、法规、规章、标准和规范，保证全过程信息真实、准确、完整和可追溯，依法承担责任，接受社会监督。

国家实行疫苗全程电子追溯制度。国务院药品监督管理部门会同国务院卫生健康主管部门制定统一的疫苗追溯标准和规范，建立全国疫苗电子追溯协同平台，整合疫苗生产、流通和预防接种全过程追溯信息，实现疫苗可追溯。疫苗上市许可持有人应当建立疫苗电子追溯系统，与全国疫苗电子追溯协同平台相衔接，实现生产、流通和预防接种全过程最小包装单位疫苗可追溯、可核查。疾病预防控制机构、接种单位应当依法如实记录疫苗流通、预防接种等情况，并按照规定向全国疫苗电子追溯协同平台提供追溯信息。

（四）疫苗全程冷链储运管理制度

冷链，是指为保证疫苗从疫苗生产企业到接种单位运转过程中的质量而装备的储存、运输冷藏设施、设备。《疫苗管理法》规定，疫苗上市许可持有人、疾病预防控制机构自行配送疫苗应当具备疫苗冷链储存、运输条件。疾病预防控制机构、接种单位、疫苗上市许可持有人、疫苗配送单位应当遵守疫苗储存、运输管理规范，保证疫苗质量。疫苗在储存、运输全过程中应当处于规定的温度环境，冷链储存、运输应当符合要求，并定时监测、记录温度。疫苗储存、运输管理规范由国务院药品监督管理部门、国务院卫生健康主管部门共同制定。

《疫苗储存和运输管理规范（2017 年版）》规定，疾病预防控制机构、接种单位、疫苗生产企业、疫苗配送企业、疫苗仓储企业应当装备保障疫苗质量的储存、运输冷链设施设备。有条件的地区或单位应当建立自动温度监测系统。自动温度监测系统的测量范围、精度、误差等技术参数能够满足疫苗储存、运输管理需要，具有不间断监测、连续记录、数据存储、显示及报警功能。疾病预防控制机构、接种单位、疫苗生产企业、疫苗配送企业、疫苗仓储企业应当建立健全冷链设备档案，并对疫苗储存、运输设施设备运行状况进行记录。

省级疾病预防控制机构、疫苗生产企业、疫苗配送企业、疫苗仓储企业应当根据疫苗储存、运输的需要，配备普通冷库、低温冷库、冷藏车和自动温度监测器材或设备等。设区的市级、县级疾病预防控制机构应当配备普通冷库、冷藏车或疫苗运输车、低温冰箱、普通冰箱、冷藏箱（包）、冰排和温度监测器材或设备等。接种单位应当配备普通冰箱、冷藏箱（包）、冰排和温度监测器材或设备等。

疾病预防控制机构、接种单位用于疫苗储存的冷库容积应当与储存需求相适应，应当配有自动监测、调控、显示、记录温度状况及报警的设备，备用制冷机组、备用发电机组或安装双路电路。冷藏车能自动调控、显示和记录温度状况。冰箱的补充、更新应当选用具备医疗器械注册证的医用冰箱。冷藏车、冰箱、冷藏箱（包）在储存、运输疫苗前应当达到相应的温度要求。自动温度监测设备，温度测量精度明要求在±0.5 ℃范围内；冰箱监测用温度计，温度测量精度要求在±1 ℃范围内。

疫苗配送企业、疾病预防控制机构、接种单位应对疫苗运输过程进行温度监测，填写“疫苗运输温度记录表”，记录表内容包括疫苗运输工具、疫苗冷藏方式、疫苗名称、生产企业、规格、批号、有效期、数量、用途、启运和到达时间、启运和到达时疫苗储存温度和环境温度、启运至到达行驶里程、送/收疫苗单位、送/收疫苗人签名。运输时间超过六小时，须记录途中温度。途中温度记录时间间隔不超过六小时。

案例 分析

孔某、乔某等人涉嫌生产、销售假疫苗案

2020 年 8 月，孔某、乔某产生制造某疫苗并销售牟利的想法，为此二人通过互联网查找、了解了正规疫苗的针剂样式和包装样式。随后，二人购买预灌封注射器，在酒店房间和租住房内用生理盐水制造假疫苗。为扩大制造规模，乔某从老家找来亲属、朋友 3 人帮助制造。后期因生理盐水不足，乔某以矿泉水代替。应孔某委托，殷某等 3 人利用制图技术、印刷技术和印制条件，为孔某设计制作了标签和包装盒。制作完成后，孔某对外称是

“从内部渠道拿到的正品疫苗”，销售给王某等人。

2020年11月，公安机关发现孔某等人的犯罪线索，决定立案侦查，并于当天将携赃款出逃的孔某、乔某抓获。初步查明，孔某、乔某等人制造并销售该疫苗约5.8万支，获利约1 800万元。

讨论：孔某、乔某的行为是否违法？违反了哪些法律、法规？将追究哪些法律责任？

现行主要相关法律法规

1.《中华人民共和国疫苗管理法》，中华人民共和国主席令第30号。

2.《国务院关于修改〈疫苗流通和预防接种管理条例〉的决定》，中华人民共和国国务院第668号。

3.《关于纳入国家免疫规划疫苗包装标注特殊标识的通知》，国食药监注〔2005〕257号。

4.《疫苗储存和运输管理规范(2017年版)》，国卫疾控发〔2017〕60号。

任务六　含兴奋剂药品的管理

含兴奋剂的药品在医疗临床上应用广泛，有许多含兴奋剂药品品种在零售药店中可以购买到，就其治疗作用和不良反应而言，并无特别之处。对于普通患者，只要按药品说明书和医嘱服用含兴奋剂药品，就是安全无危害的。加强含兴奋剂药品的管理，主要是针对运动员的职业要求及滥用兴奋剂对人体健康造成的危害而言。

为提高竞技能力而使用的能暂时性改变身体条件和精神状态的药物和技术，不仅违背运动竞赛精神，破坏运动竞赛的公平原则，而且严重危害运动员身体健康。为此，国际奥委会等机构严禁运动员使用兴奋剂。我国政府对兴奋剂实行严格管理，禁止使用兴奋剂。

一、含兴奋剂药品

（一）兴奋剂的含义

兴奋剂是一个约定俗成的概念，无论是世界反兴奋剂机构公布的规范性文件，还是各国有关反兴奋剂方面的立法，均未对兴奋剂作出明确定义。兴奋剂作为体育词汇使用时，其含义与临床医学或毒品称谓中的“兴奋剂”并不完全一致。因此，通常所说的兴奋剂不单指那些起兴奋作用的药物，而是对禁用药物的统称。《反兴奋剂条例》所称的兴奋剂，是指兴奋剂目录所列的禁用物质等。

（二）兴奋剂目录

兴奋剂目录由国务院体育主管部门会同国务院药品监督管理部门、卫生健康主管部门、商务主管部门和海关总署制定、调整并公布。现行兴奋剂目录是《2024年兴奋剂目录》。

国家体育总局、商务部、国家卫生健康委、海关总署、国家药品监督管理局于2023年12月29日联合发布《2024年兴奋剂目录公告》，《2024年兴奋剂目录》自2024年1月1日起施行。《2024年兴奋剂目录》分为两个部分：第一部分是兴奋剂品种，第二部分是对运动员进行兴奋剂检查的有关规定。

（三）兴奋剂分类

1. 刺激剂 这类药物能增加运动员的机敏性，暂时减轻疲劳感并增加攻击性，是最早使用和最早禁用的兴奋剂，也是最原始意义上的兴奋剂，因为只有这一类兴奋剂对神经肌肉的药理作用才是真正的“兴奋作用”。

2. 蛋白同化制剂（合成类固醇） 这类药物又称同化激素，俗称合成类固醇，是合成代谢类药物，能够促进肌肉的生长，提高动作力度和增强男性的性特征。滥用这类药物会导致人生理、心理的不良后果，还会形成强烈的心理依赖。

3. 麻醉止痛剂 长期使用这类药物会导致成瘾，即使停止服用也会出现诸如流泪、流涕、呕吐、腹痛、腹泻等戒断症状。使用过量时会出现呼吸抑制、昏睡等强烈反应，对服用者身心健康危害极大。这类药物按药理学特点和化学结构可分为两大类。

（1）哌替啶类：包括哌替啶（杜冷丁）、二苯哌己酮、美沙酮，以及它们的盐类和衍生物，其主要功能性化学基团是哌替啶。

（2）阿片生物碱类：包括吗啡、可待因、乙基吗啡（狄奥宁）、海洛因、喷他佐辛（镇痛新），以及它们的盐类和衍生物，化学核心基团是从阿片中提取出来的吗啡生物碱。

4. 利尿剂 此类药物的临床效应是通过影响肾脏的尿液生成过程来增加排尿。在体育运动中常被用于迅速减轻体重，也被用来增加尿量以尽快减少体液和排泄物中含有禁用药物的浓度，从而逃避药检。滥用利尿剂可发生严重的副作用，对健康造成损害。

5. 血液兴奋剂 这类药物使用的技术又称血液红细胞回输技术，是采用输血的手段诱发红细胞增多以提高运动能力的一种手段。这种兴奋剂的副作用是加重心血管的血液循环，引起代谢性休克。若输别人的血，会出现过敏反应，引起急性溶血并伴随肾功能损害；另外，还有感染肝炎、艾滋病等血液传染病的危险。

6. 肽类激素及类似物 肽类激素的作用是通过刺激肾上腺皮质生长、红细胞生成等促进人体生长发育。红细胞生成素是这类药物的代表，它可以促进红细胞的生成，使血液中红细胞的浓度保持在一个较高的水平。

7. β受体阻滞剂 这种药物通常用来降低血压、心率和稳定情绪，减轻比赛前的紧张和焦虑，有时还用于帮助休息和睡眠。β受体阻滞剂的副作用包括可导致心功能抑制和继发性的心力衰竭，哮喘患者的突发性支气管痉挛以及引起中枢神经系统的抑郁症，甚至男性性功能障碍。

二、含兴奋剂药品的管理

《反兴奋剂条例》规定，国家对兴奋剂目录所列禁用物质实行严格管理，任何单位和个人不得非法生产、销售、进出口。兴奋剂目录所列禁用物质属于麻醉药品、精神药品、医疗用毒性药品和易制毒化学品的，其生产、销售、进口、运输和使用，依照药品管理法和有关行政法规的规定实行特殊管理。蛋白同化制剂、肽类激素和前述规定以外的兴奋剂目录所列其他禁用物质，实行处方药管理。

1. 蛋白同化制剂、肽类激素的生产管理 生产兴奋剂目录所列蛋白同化制剂、肽类激素，应当依照《药品管理法》的规定取得药品生产许可证、药品批准文号。生产企业应当记录蛋白同化制剂、肽类激素的生产、销售和库存情况，并保存记录至超过蛋白同化制剂、肽类激素有效期 2 年。

2. 蛋白同化制剂、肽类激素的经营管理 依法取得药品经营许可证的药品批发企业，具备一定条件并经所在地省级药品监督管理部门批准后，方可经营蛋白同化制剂、肽类激素。

3. 蛋白同化制剂、肽类激素的销售及使用管理

（1）蛋白同化制剂、肽类激素的生产企业只能向医疗机构、具有同类资质的生产企业，具有蛋白同化制剂、肽类激素经营资质的药品批发企业销售蛋白同化制剂、肽类激素。

（2）蛋白同化制剂、肽类激素的批发企业只能向医疗机构，蛋白同化制剂、肽类激素的生产企业和其他具有经营资质的药品批发企业销售蛋白同化制剂、肽类激素。

（3）蛋白同化制剂、肽类激素的生产企业或批发企业除按上述规定销售外，还可以向药品零售企业销售肽类激素中的胰岛素。

（4）医疗机构只能凭享有处方权的执业医师开具的处方，向患者提供蛋白同化制剂、肽类激素。处方应当保存 2 年。

（5）除胰岛素外，药品零售企业不得销售蛋白同化制剂或其他肽类激素。

4. 含兴奋剂药品标签和说明书管理 《反兴奋剂条例》规定，药品、食品中含有兴奋剂目录所列禁用物质的，生产企业应当在包装标识或者产品说明书上注明“运动员慎用”字样。药品经营企业在验收含兴奋剂药品时，应检查药品标签或说明书上是否按规定标注“运动员慎用”字样。

课堂互动

在零售药店中，有哪些属于“运动员慎用”或“运动员禁用”的药品？请举例说明。

现行主要相关法律法规

1.《反兴奋剂条例》，中华人民共和国国务院令第 703 号。

2.《蛋白同化制剂和肽类激素进出口管理办法》，国家食品药品监督管理总局、海关总署、国家体育总局令第 9 号。

3.《国家食品药品监督管理总局关于兴奋剂目录调整后有关药品管理的通告》，国家食品药品监督管理总局 2015 年第 54 号。

4.《2024 年兴奋剂目录》，国家体育总局、中华人民共和国商务部、中华人民共和国国家卫生健康委员会、中华人民共和国海关总署、国家药品监督管理局公告第 72 号。

任务七 含特殊药品的复方制剂管理

根据我国《药品管理法》的规定，对疫苗、血液制品、麻醉药品、精神药品、医疗用毒性药品、放射性药品、药品类易制毒化学品等，国家实行特殊管理，而含特殊药品的复方制剂没有划定为特殊管理药品，其在药品生产、经营许可上不同于特殊药品的管理规定。

一、部分含特殊药品复方制剂的管理

（一）部分含特殊药品复方制剂的品种范围

部分含特殊药品复方制剂的具体品种见表 10－1。

表 10－1　部分含特殊药品复方制剂的具体品种

序号	类别	品种
1	含可待因复方口服液体制剂 (列入第二类精神药品管理)	(1) 复方磷酸可待因溶液 (2) 复方磷酸可待因溶液(Ⅱ) (3) 复方磷酸可待因口服溶液 (4) 复方磷酸可待因口服溶液(Ⅲ) (5) 复方磷酸可待因糖浆 (6) 可愈糖浆 (7) 愈酚待因口服溶液 (8) 愈酚伪麻待因口服溶液
2	口服固体制剂 每剂量单位:含可待因≤15 mg 的复方制剂;含双氢可待因≤10 mg 的复方制剂;含羟考酮≤5 mg 的复方制剂	(1) 阿司待因片 (2) 阿司可咖胶囊 (3) 阿司匹林可待因片 (4) 氨酚待因片 (5) 氨酚待因片(Ⅱ) (6) 氨酚双氢可待因片 (7) 复方磷酸可待因片 (8) 可待因桔梗片 (9) 氯酚待因片 (10) 洛芬待因缓释片 (11) 洛芬待因片 (12) 萘普待因片 (13) 愈创罂粟待因片
3	含地芬诺酯的复方制剂	复方地芬诺酯片
4	含甘草浸膏(或流浸膏)类复方口服制剂	(1) 复方甘草片 (2) 复方甘草口服溶液
5	其他含精神药品的复方制剂	(1) 复方福尔可定口服溶液 (2) 复方福尔可定糖浆 (3) 复方枇杷喷托维林颗粒 (4) 尿通卡克乃其片
6	含曲马多口服复方制剂	(1) 复方曲马多片 (2) 氨酚曲马多片 (3) 氨酚曲马多胶囊

(二) 部分含特殊药品复方制剂的经营管理

具有药品经营许可证的企业均可经营含特殊药品复方制剂。药品生产企业和药品批发企业可以将含特殊药品复方制剂销售给药品批发企业、药品零售企业和医疗机构(另有规定的除外)。

1. 合法资质审核　药品生产、批发企业经营含特殊药品复方制剂时,应当按照药品GMP、药品GSP的要求建立客户档案,核实并留存购销方资质证明复印件、采购人员(销售人员)法人委托书和身份证明复印件、核实记录等;指定专人负责采购(销售)、出(入)库验收、签订买卖合同等。

2. 药品购销管理　药品批发企业从药品生产企业直接购进的复方甘草片、复方地芬诺酯片等含特殊药品复方制剂，可以将此类药品销售给其他批发企业、零售企业和医疗机构；如果从药品批发企业购进的，只能销售给本省（区、市）的药品零售企业和医疗机构。药品批发企业购进含特殊药品复方制剂时，应向供货单位索要符合规定的销售票据。销售票据、资金流和物流必须一致。药品批发企业销售含特殊药品复方制剂时，必须按规定开具销售票据提供给购货单位，销售票据、资金流和物流必须一致。

自 2015 年 5 月 1 日起，含可待因复方口服液体制剂（包括口服溶液剂和糖浆剂）已列入第二类精神药品管理。不具备第二类精神药品经营资质的企业不得再购进含可待因复方口服液体制剂，原有库存产品登记造册报所在地设区的市级人民政府负责药品监督管理的部门备案后，按规定售完为止。

3. 药品出库复核与配送管理　药品批发企业销售含特殊药品复方制剂时，应当严格执行出库复核制度，认真核对实物与销售出库单是否相符，并确保将药品送达购买方药品经营许可证所载明的仓库地址、药品零售企业注册地址或医疗机构的药库。

药品批发企业销售出库的含特殊药品复方制剂送达购买方后，购买方应查验货物，查验无误后，收货人员应在销售方随货同行单的回执联上签字。销售方应查验返回的随货同行单回执联记载内容有无异常，并保存备查。

4. 药品零售管理　药品零售企业销售含特殊药品复方制剂时，处方药应当严格执行处方药与非处方药分类管理有关规定，复方甘草片、复方地芬诺酯片列入必须凭处方销售的处方药管理，严格凭医师处方开具的处方销售；除处方药外，非处方药一次销售不得超过 5 个最小包装（含麻黄碱复方制剂另有规定除外）。复方甘草片、复方地芬诺酯片应设置专柜，由专人管理、专册登记，上述药品登记内容包括药品名称、规格、销售数量、生产企业、生产批号。

药品零售企业销售含特殊药品复方制剂时，如发现超过正常医疗需求，大量、多次购买上述药品的，应当立即向当地药品监督管理部门报告。

二、含麻黄碱类复方制剂的管理

（一）经营管理

1. 购销资质　具有蛋白同化制剂、肽类激素定点批发资质的药品经营企业，方可从事含麻黄碱类复方制剂的批发业务。严格审核含麻黄碱类复方制剂购买方资质，购买方是药品批发企业的必须具有蛋白同化制剂、肽类激素定点批发资质。药品零售企业应从具有经营资质的药品批发企业购进含麻黄碱类复方制剂。

药品批发企业销售含麻黄碱类复方制剂时，应当核实购买方资质证明材料、采购人员身份证明等情况，核实无误后方可销售，并跟踪核实药品到货情况，核实记录保存至药品有效期后一年备查。

2. 禁止事项及其他要求　除个人合法购买外，禁止使用现金进行含麻黄碱类复方制剂的交易。发现含麻黄碱类复方制剂购买方存在异常情况时，应当立即停止销售，并向有关部门报告。

（二）销售管理

1. 按处方药管理 将单位剂量麻黄碱类药物含量大于 30 mg(不含 30 mg)的含麻黄碱类复方制剂，列入必须凭处方销售的处方药管理。医疗机构应当严格按照《处方管理办法》开具处方。药品零售企业必须凭执业医师开具的处方销售上述药品。

2. 单剂含量限制 含麻黄碱类复方制剂每个最小包装规格麻黄碱类药物含量口服固体制剂不得超过 720 mg，口服液体制剂不得超过 800 mg。

3. 药品零售管理 药品零售企业销售含麻黄碱类复方制剂，应当查验购买者的身份证，并对其姓名和身份证号码予以登记。除处方药按处方剂量销售外，一次销售不得超过 2 个最小包装。药品零售企业不得开架销售含麻黄碱类复方制剂，应当设置专柜，由专人管理、专册登记，登记内容包括药品名称、规格、销售数量、生产企业、生产批号及购买人姓名、身份证号码。药品零售企业销售含麻黄碱类复方制剂，如发现超过正常医疗需求，大量、多次购买含麻黄碱类复方制剂的，应当立即向当地药品监管部门和公安机关报告。

4. 销售渠道管理 含麻黄碱类复方制剂的生产企业应当切实加强销售管理，严格管控产品销售渠道，确保所生产的药品在药用渠道流通。含麻黄碱类复方制剂(含非处方药品种)一律不得通过互联网向个人消费者销售。

现行主要相关法律法规

1.《关于含麻醉药品复方制剂管理的通知》，国食药监安〔2004〕71 号。

2.《关于切实加强部分含特殊药品复方制剂销售管理的通知》，国食药监安〔2009〕503 号。

3.《关于进一步加强含可待因复方口服溶液、复方甘草片和复方地芬诺酯片购销管理的通知》，食药监办药化监〔2013〕33 号。

4.《关于进一步加强含麻醉药品和曲马多口服复方制剂购销管理的通知》，食药监办药化监〔2014〕111 号。

5.《关于加强含可待因复方口服液体制剂管理的通知》，食药监药化监〔2015〕46 号。

6.《关于将含可待因复方口服液体制剂列入第二类精神药品管理的公告》，国家食品药品监管总局、公安部、国家卫生计生委公告 2015 年第 10 号。

7.《药品经营质量管理规范》，国家食品药品监督管理总局令第 28 号。

8.《关于进一步加强含麻黄碱类复方制剂管理的通知》，国食药监办〔2008〕613 号。

9.《关于加强含麻黄碱类复方制剂管理有关事宜的通知》，国食药监办〔2012〕260 号。

实训十三 麻醉药品和精神药品经营、使用资格申请模拟

【实训目的】

通过模拟申请醉药品和精神药品经营、使用资格，加深对麻醉药品、精神药品经营、使用管理的理解，强化特药特管意识。

【实训准备】

以 6 人为一组，根据《麻醉药品和精神药品管理条例》要求，结合药品生产、经营企业、医

疗机构及科研、教学单位具体情况，模拟麻醉药品、精神药品经营和使用资格的申请。

【实训步骤】

一、申请准备

（1）要求学生提前查阅、熟悉《麻醉药品和精神药品管理条例》中申请麻醉药品和精神药品经营使用资格的相关规定。

（2）教师提供拟申请麻醉药品和精神药品经营、使用资格的药品生产企业、药品经营企业、医疗机构及科研、教学单位的基本情况。

（3）每个小组拟出申请提纲。

二、申请内容

（1）模拟申请全国性批发企业、区域性批发企业，模拟申请药品零售连锁企业第二类精神药品经营资格，模拟申请药品生产企业、科研教学单位及医疗机构麻醉药品和精神药品使用资格。

（2）每个小组从以上实训内容中随机抽取两项汇报，先由各组互评，再由教师点评。

三、申请报告

针对申请过程中发现的问题分析、思考，完成实训报告。

【实训思考】

（1）如何进行第二类精神药品经营资格申请？

（2）如何加深对麻醉药品、精神药品经营、使用管理的理解，强化特药特管意识？

目标检测

一、名词解释

1. 药品类易制毒化学品

2. 放射性药品

二、选择题

（一）A 型题（最佳选择题）

1. 我国生产及使用的麻醉药品有________。（　　）

A. 丁丙诺啡　　B. 美沙酮　　C. 巴比妥

D. 地西泮　　E. 哌醋甲酯

2. 下列不属于我国生产及使用的第二类精神药品是________。（　　）

A. 劳拉西泮　　B. 巴比妥　　C. 异戊巴比妥

D. 司可巴比妥　　E. 苯巴比妥

3. 下列属于毒性西药品种的是________。（　　）

A. 雄黄　　B. 水杨酸毒扁豆碱　　C. 白降丹

D. 洋金花　　E. 蟾酥

4. 生产毒性药品及其制剂,必须严格执行生产工艺操作规程,在本单位药品检验人员的监督下准确投料,并建立完整的生产记录,保存________备查。（　　）

A. 1 年　　B. 2 年　　C. 3 年
D. 4 年　　E. 5 年

5. 放射性药品使用许可证有效期为________,期满前________,医疗单位应当向原发证的行政部门重新提出申请,经审核批准后,换发新证。（　　）

A. 1 年,3 个月　　B. 3 年,3 个月　　C. 3 年,6 个月
D. 5 年,6 个月　　E. 6 年,6 个月

6. 药品类易制毒化学品的专用账册保存期限应当自药品类易制毒化学品有效期期满之日起不少于________。（　　）

A. 1 年　　B. 2 年　　C. 3 年
D. 4 年　　E. 5 年

7. 群众自配民间单、秘、验方需用毒性中药,每次购用量不得超过________极量。（　　）

A. 1 日　　B. 2 日　　C. 3 日
D. 4 日　　E. 5 日

8.《中华人民共和国疫苗管理法》于________起施行。（　　）

A. 2019 年 11 月 30 日　　B. 2019 年 12 月 1 日
C. 2019 年 12 月 30 日　　D. 2020 年 1 月 1 日
E. 2020 年 6 月 1 日

9. 医疗机构只能凭享有处方权的执业医师开具的处方,向患者提供蛋白同化制剂、肽类激素,处方应当保存________年。（　　）

A. 1 年　　B. 2 年　　C. 3 年
D. 4 年　　E. 5 年

10. 药品零售企业销售含麻黄碱类复方制剂,应当查验购买者的身份证,并对其姓名和身份证号码予以登记。除处方药按处方剂量销售外,一次销售不得超过________最小包装。（　　）

A. 1 个　　B. 2 个　　C. 3 个
D. 4 个　　E. 5 个

11. 为门(急)诊患者开具的麻醉药品注射剂,每张处方为________常用量。（　　）

A. 一次　　B. 二次　　C. 三次
D. 四次　　E. 五次

12. 为门(急)诊癌症疼痛患者和中、重度慢性疼痛患者开具的麻醉药品、第一类精神药品,控缓释制剂,每张处方不得超过________常用量。（　　）

A. 三日　　B. 五日　　C. 七日
D. 十日　　E. 十五日

13. 为门(急)诊癌症疼痛患者和中、重度慢性疼痛患者开具的麻醉药品、第一类精神药品,其他剂型的麻醉药品,每张处方不得超过________用量。（　　）

A. 三日　　B. 五日　　C. 七日
D. 十日　　E. 十五日

14. ________麻醉药品和第一类精神药品必须采用封闭式车辆。 (　　)
A. 铁路运输　B. 道路运输　C. 航空运输
D. 专人押运　E. 水路运输

15. ________应当采用集装箱或行李车运输麻醉药品和第一类精神药品。 (　　)
A. 铁路运输　B. 道路运输　C. 航空运输
D. 专人押运　E. 水路运输

（二）B 型题（配伍选择题）

（16～17 题共用备选答案）

A. 免疫规划疫苗	B. 非免疫规划疫苗
C. 头孢菌素类抗菌药物	D. 蛋白同化制剂

16. 标注有“免疫规划”专有标识的是________。 (　　)

17. 在包装标识或者药品说明书中注明“运动员慎用”的是________。 (　　)

（18～20 题共用备选答案）

A. 第二类精神药品	B. 第一类精神药品	C. 医疗用毒性药品	D. 麻醉药品

18. 根据特殊管理药品有关品种目录管理的规定，哌替啶属于________。 (　　)

19. 根据特殊管理药品有关品种目录管理的规定，含可待因复方口服液体制剂属于________。 (　　)

20. 根据特殊管理药品有关品种目录管理的规定，罂粟壳属于________。 (　　)

（三）X 型题（多项选择题）

21. 药品类易制毒化学品是指《易制毒化学品管理条例》中所确定的________。 (　　)
A. 麦角酸　B. 麦角胺　C. 麦角新碱
D. 伪麻黄素　E. 阿托品

22. 放射性药品是指用于临床诊断或者治疗的放射性核素制剂或者其标记药物，包括________。 (　　)
A. 裂变制品
B. 推照制品
C. 放射性同位素发生器及其配套药盒
D. 放射免疫分析药盒
E. 加速器制品

23. 麻醉药品和精神药品的定点生产企业应当具备的条件为________。 (　　)
A. 有药品生产许可证
B. 有符合规定的麻醉药品和精神药品生产设施、储存条件和相应的安全管理设施
C. 有保证麻醉药品和精神药品安全生产的管理制度
D. 有通过网络实施企业安全生产管理和向药品监督管理部门报告生产信息的能力
E. 没有生产、销售假药、劣药或者违反有关禁毒的法律、行政法规规定的行为

24. 麻醉药品的使用仅限于________。 (　　)
A. 教学需要　B. 医疗需要　C. 个人需要
D. 科研需要　E. 保存需要

25. 根据《中华人民共和国药品管理法》实行特殊管理的药品是________。 (　　)

A. 麻醉药品　B. 精神药品　C. 戒毒药品

D. 放射性药品　E. 生物制品

26. 处方保存两年备查的药品是________。 (　　)

A. 麻醉药品　B. 第一类精神药品　C. 第二类精神药品

D. 医疗用毒性药品　E. 处方药

27. 连续使用易产生依赖性的药品是________。 (　　)

A. 麻醉药品　B. 第一类精神药品　C. 第二类精神药品

D. 医疗用毒性药品　E. 戒毒用美沙酮

28. 精神药品的处方必须载明________。 (　　)

A. 病症的种类　B. 用法　C. 剂量

D. 患者的姓名、性别、年龄　E. 药品名称

三、简答题

1. 我国生产及使用的麻醉药品的品种有哪些?

2. 药品类易制毒化学品品种主要有哪些?

3. 为什么要对麻醉药品药用原植物和精神药品实施特殊管理?

项目十一 药品信息管理

项目目标

1. 知识目标

(1) 掌握药品信息管理的意义，药品标签和说明书的主要意义，以及药品广告的特殊性。

(2) 熟悉药品广告相关法律法规并学会判断药品广告内容的合法性。

(3) 了解药品信息的主要内容。

2. 能力目标

(1) 能说出药品说明书的组成部分，药品广告的申请、审批流程及相关规定。

(2) 学会判断药品的合法性，正确识读处方药、非处方药和保健品的说明书。

3. 素养目标

培养药学人肩负保障药品质量和公众用药安全的责任意识。

项目导入

药品商标冲突与擅改药品标签、说明书样式案

某公司生产的左卡尼汀注射液药品注册证载明商品名称为“雷卡”，经国家药品监督管理局(以下简称国家药监局)核准的标签、说明书上均标有“雷卡”字样。2009年12月，该公司通过省药品监督管理部门，向国家药监局提出药品注册补充申请，请求撤销药品注册证登记的“雷卡”商品名称，并删除左卡尼汀注射液说明书、标签上的“雷卡”字样。国家药监局于同年12月29日收到上述材料，进入审批阶段。2009年12月26日起，该公司在未获审批许可的情况下，擅自删除左卡尼汀注射液标签、说明书上的“雷卡”字样并投入生产销售。2010年3月9日，市药品监督管理部门向该公司发出行政处理通知书，认定其违反了《药品生产质量管理规范》第四十六条的规定，决定立案调查。该公司申辩，因2004年8月公司转让行为，“雷卡”已成为他人注册商标，继续使用将构成侵权。

行政诉讼二审程序中，法院维持了市药品监督管理部门的处罚决定，责令该公司于15日内改正违法行为。

问题：

(1) 制药企业在本企业生产的药品包装和说明书中能否删除自己已报备的信息？

(2) 对此应该如何处理？

任务一 药品信息认知

一、药品信息的相关含义

药品信息是指与药品和药品活动相关的特征和变化的知识，包括药品的理化性质、安全性、有效性等固有特性内容，以及与药品的研发、注册、生产、经营、使用、教育等环节相关的信息。对广大公众而言，获取药品相关信息的主要途径包括：药店货架上的药品包装标签及说明书、电视药品广告，以及通过互联网主动查询或被动接受的药品信息。全国人大常委会、国务院、国家药品主管部门专门制定相应的法律、法规和规章，建立多层次、立体化的制度监督体系。因此，从信息途径入手，加强对上述三类药品信息的规范管理，对保障公众准确、客观地获取药品使用知识至关重要。

二、药品安全用药信息

随着人民群众对药品安全需求的不断提高，借助现代化信息手段，及时、准确发布权威信息，积极回应群众的关切，方便、快捷地为公众提供药品信息服务显得尤为重要。国家药品监督管理局推出药品信息查询平台，在确保准确性、权威性、公正性的前提下，保障公众的知情权、参与权、表达权、监督权，推进药品安全社会共治，打造阳光政府部门。

（一）上市药品信息公开

药品安全信息公开应当遵循全面、及时、准确、客观、公正的原则。药品监督管理部门依职责建立药品安全监管信息公开清单和信息，并在其政府网站及时公布、更新，接受社会监督。药品安全监管信息公开清单包括公开事项、具体内容、公开时限、公开部门等。公开内容包括药品生产注册、生产经营许可、监督检查、监督抽检、行政处罚，以及其他监管活动中形成的以一定形式制作保存的信息的主动公开。

（二）上市药品信息查询

公众可以登录国家药品监督管理局网站查询相关数据。在数据查询中，可以查询到药品的批准文号、产品名称、上市许可持有人、生产单位、生产地址、药品本位码等上市药品信息。另外，还包括药物临床试验机构名单、药品生产企业、药品经营企业、中药保护品种、中国上市药品目录集、麻醉药品和精神药品品种目录等数据库信息，以及执业药师注册信息。

此外，为提高药品审评审批工作透明度，接受社会对药品审评审批工作的监督，服务药品注册申请人和公众，引导行业理性投资与研发，通过药品评审中心门户网站公开药品审评审批信息。药品审评审批信息公开的主要内容包括药品注册申请受理信息、审评审批过程信息、审评审批结果信息及其他审评审批信息。

任务二 药品包装、说明书和标签管理

药品是一种特殊的商品，其特殊性表现在药品质量合格与否，直接关系到公众的用药安全，且药品的使用需要专业的指导。药品标识物是药品生产、经营企业向医药卫生专业人员和消费者介绍药品特性、指导合理用药和普及医药知识的重要渠道，是传递药品信息的最直接媒介。

药品的包装、说明书和标签，统称为药品标识物。其既是药品质量的外在体现，也是医师决定用药、药师指导消费者选择药品及公众自主选择、购买药品的重要信息来源，是安全、有效、经济、合理地使用药品的重要依据。因此，对药品标识物进行规范化、科学化管理是非常必要的。

一、药品包装管理

药品包装是药品的附属物，用于盛放药品，并方便药品的运输和储存。药品包装分为内包装和外包装：内包装是指直接与药品接触的包装，外包装系指内包装以外的包装。

（一）药品内包装

药品内包装系指直接与药品接触的包装（如安瓿、注射剂瓶、铝箔等）。《药品管理法》第四十六条规定，直接接触药品的包装材料和容器，必须符合药用要求，符合保障人体健康、安全的标准。

（二）药品外包装

药品外包装系指药品内包装以外的包装，由里向外分为中包装和大包装。药品外包装应根据药品特性选用防潮、防冻、防虫鼠、不易破损的包装，以最大限度地保证药品在运输、贮藏和使用过程中的质量。药品包装内不得夹带未经批准的宣传和介绍材料，如音像、宣传产品和企业的资料等。《药品管理法》第四十八条第二款规定，发运中药材应当有包装。在每件包装上，应当注明品名、产地、日期、供货单位，并附有质量合格的标志。

（三）原料药包装

原料药包装要求与药品内包装要求相同。

拓展阅读

药品包装的作用

保护功能：药品在生产、运输、贮存与使用过程中常经历较长时间，包装不当可能使药品的物理性质或化学性质发生改变，使药品减效、失效，产生不良反应。药品包装应将保护功能作为首要因素考虑。

方便使用：药品包装应方便患者（便于取用和分剂量）及临床使用，能帮助医师、药师和患者科学而安全地用药。

商品宣传：科学的药品包装，有助于显示药品的质量、生产水平，能给人信任感、安全感，有助于营销宣传。

二、药品说明书、标签管理

（一）药品说明书和标签的定义

药品说明书是指药品生产企业印制并提供的与药品使用有关的信息文字，包含药理学、毒理学、药效学、医学等药品安全性、有效性重要科学数据和结论，用以指导临床正确使用药品的技术资料。药品标签指药品包装上印有或贴有的内容，分为内标签和外标签。

（二）药品说明书和标签的核准

药品说明书和标签由国家药品监督管理部门予以核准。药品的标签应当以说明书为依据，其内容不得超出说明书的范围，不得印有暗示疗效、误导使用和不适当宣传产品的文字和标识。

（三）药品包装必须附有标签和说明书

药品包装必须按照规定印有或者贴有标签，不得夹带其他任何介绍或者宣传产品、企业的文字、音像及其他资料。药品生产企业生产供上市销售的最小包装必须附有说明书。

（四）药品说明书和标签的管理要求

1. 说明书、标签的印制和文字表述

（1）核准内容：药品说明书和标签由国家药品监督管理部门予以核准，药品生产企业印制时，应当按照国家药品监督管理部门规定的格式和要求、根据核准的内容印制说明书和标签，不得擅自增加或删改原批准的内容。药品的标签应当以说明书为依据，其内容不得超出说明书的范围，不得印制“××省专销”“原装正品”“进口原料”“驰名商标”“专利药品”“××监制”“××总经销”“××总代理”等字样；以企业名称等作为标签底纹的，不得以突出显示某一名称来弱化药品通用名称；“印刷企业”“印刷批次”等与药品使用无关的信息，不得在药品标签中标注。

（2）规范文字：药品说明书和标签应当使用国家语言文字工作委员会公布的规范化汉字。

（3）科学表述：药品说明书和标签应当使用容易理解的文字表述，以便患者自行判断、选择和使用。

（4）明晰标识：不得有印字脱落或者粘贴不牢等现象，不得以粘贴、剪切、涂改等方式进行修改或者补充。

（5）加注警示：药品生产企业可以主动提出在药品说明书或者标签上加注警示语，国家药品监督管理部门也可以要求药品生产企业在说明书或者标签上加注警示语；药品中含有兴奋剂目录所列禁用物质的，其说明书或者标签应当注明“运动员慎用”字样。

2. 说明书和标签中药品名称的使用 药品说明书和标签中标注的药品名称必须符合国家药品监督管理部门公布的药品通用名称和商品名称的命名原则，并与药品批准证明文件的相应内容一致。

（1）药品通用名称是指列入国家药品标准的名称。

（2）药品商品名称是指经国家药品监督管理部门批准的特定企业使用该药品专用的商品名称。

（3）注册商标是指经商标管理机构依法核准注册的商标。药品说明书和标签中禁止使用未经注册的商标以及其他未经国家商品监督管理部门批准的药品名称。

（4）药品通用名称、商品名称和注册商标印制的比较见表 11-1。

表 11-1 药品通用名称、商品名称和注册商标印制的比较

类别	字体与颜色	位置与面积
药品通用名称	1. 应当显著、突出 2. 不得选用草书、篆书等不易识别的字体，不得使用斜体、中空、阴影等形式对字体进行修饰 3. 字体颜色应当使用黑色或者白色，应与其背景形成强烈反差	1. 横版标签在上 1/3 范围内显著位置标出 2. 竖版标签在右 1/3 范围内显著位置标出 3. 除因包装尺寸的限制无法同行书写的，不得分行书写
药品商品名称	其字体和颜色不得比通用名称更突出和显著	1. 不得与通用名称同行书写 2. 字体以单字面积时不得大于通用名称所用字体的 1/2

续表

类别	字体与颜色	位置与面积
注册商标	—	1. 印刷在药品标签的边角 2. 含文字的，其字体以单字面积计不得大于通用名称所用字体的1/4

（五）药品说明书通用格式和书写要求

为规范药品说明书的书写，国家药品监督管理局药品审评中心于2022年发布了《化学药品及生物制品说明书通用格式和撰写指南》（以下简称《指南》）。根据该《指南》对化学药品及治疗用生物制品说明书通用格式及内容书写要求作如下介绍（表11－2）。

表11－2 化学药品及治疗用生物制品说明书通用格式及内容书写要求

通用格式	内容书写要求
【核准和修改日期】	核准日期为国家药品监督管理局首次批准该药品注册的时间，修改日期为此后历次修改的时间 核准和修改日期应当印制在说明书首页左上角。修改日期位于核准日期下方
【特殊药品、外用药品标识】	麻醉药品、精神药品、医疗用毒性药品、放射性药品和外用药品等专用标识在说明书首页右上方标注
【说明书标题】	“×××说明书”中的“×××”是指该药品的通用名称 “请仔细阅读说明书并在医师或药师指导下使用”。如为附条件批准，该句表述为“本品为附条件批准上市。请仔细阅读说明书并在医师或药师指导下使用” 该内容必须标注，并印制在说明书标题下方
【警示语】	警示语是指药品严重不良反应（可导致死亡或严重伤害）及其严重安全性问题警告的摘要，可涉及【禁忌】和【注意事项】等项目的内容 警示语置于说明书标题下，全文用黑体字。应设标题和正文两部分。标题应直指问题实质而不用中性语言。各项警告前置黑体圆点并设小标题。各项末用括号注明对应的详细资料的说明书项目 无该方面内容的，不列该项
【药品名称】	按下列顺序列出： 通用名称：应当符合药品通用名称命名原则。中国药典收载的品种应当与药典一致；中国药典未收载的品种，属于首次在我国批准上市的（包括新药、5.1类、3类等），应当经国家药典委员会核准名称后，通用名称以核准名称为准；中国药典未收载的生物制品，经国家药典委员会核准名称后，通用名称以核准名称为准 商品名称：商品名称的命名应符合原国家食品药品监督管理局《关于进一步规范药品名称管理的通知》（国食药监注〔2006〕99号）要求。未批准使用商品名称的药品不列该项 英文名称：无英文名称的药品不列该项 汉语拼音：为通用名称的汉语拼音，可参照《国家药品标准工作手册》相关要求

续表

通用格式	内容书写要求
【成分】	1. 明确活性成分，逐项列出其化学名称、化学结构式、分子式、分子量，并依次列明以下信息：化学名称、化学结构式、分子式、分子量 2. 复方制剂可以不列出每个活性成分化学名称、化学结构式、分子式、分子量内容。本项可以表达为“本品为复方制剂，其组分为：”。组分按一个制剂单位（如每片、粒、支、瓶等）分别列出所含的全部活性成分及其量 3. 多组分或者化学结构尚不明确的化学药品或者治疗用生物制品，应当列出主要成分名称，简述活性成分来源 4. 应当列出所有辅料的名称
【性状】	包括药品的外观、嗅、味等，与质量标准中“性状”项保持一致
【适应证】	应当根据该药品的用途，采用准确的表述方式，明确用于预防、治疗、诊断、缓解或者辅助治疗某种疾病（状态）或者症状 应当描述适用的人群（如年龄、性别或特殊的基因型）、适用的疾病（如疾病的亚型）和该药的治疗地位（如一线药还是二线用药、辅助用药） 使用限制：根据产品实际情况，如果需要，列出使用限制的内容 对于附条件批准品种，注明本品为基于替代终点（或中间临床终点或早期临床试验数据）获得附条件批准上市，暂未获得临床终点数据，尚待上市后进一步确证
【规格】	指每一单位制剂（每支、每片等）中含有主药的标示量（或效价）、含量（%）或装量。生物制品注射剂应标明每支（瓶）中有效成分的效价（或含量及效价）及装量（或冻干制剂的复溶后体积）。表示方法一般按照现行版中国药典要求规范书写，有两种以上规格的应当分别列出 口服制剂：(1) 口服固体制剂（片剂、胶囊等），每单位制剂中有效成分含量大于100 mg者，以g表示，如0.1 g、0.5 g、1.0 g等；如有效成分含量小于100 mg，通常以所含药物量的mg数量表示，如50 mg、10 mg、0.1 mg等。(2) 口服溶液，通常以每单位制剂的体积及有效成分含量表示，如30 mL：30 mg 注射液：通常以每单位制剂中的药液体积及有效成分标示量表示，如5 mL：5 mg 吸入制剂：参照中国药典规格项标示 外用制剂：通常以制剂所含有效成分百分比浓度并结合每单位制剂的标示量（或体积）和有效成分含量比表示，如0.1%（10 g：10 mg），0.005%（2.5 mL：125 μg）
【用法用量】	应当包括用法和用量两部分。须按疗程用药或者规定用药期限的，必须注明疗程、期限 应当详细列出该药品的用药方法，准确列出用药频次、用药剂量以及疗程期限，并应当特别注意剂量与规格的关系 用法上有特殊要求的，应当按实际情况详细说明 在有研究数据支持的情况下，明确阐述特殊人群的用药方法：如肝功能不全、肾功能不全、老年人、儿童等

续表

通用格式	内容书写要求
【不良反应】	应当实事求是地详细列出该药品不良反应，并按不良反应的严重程度、发生的频率或症状的系统性列出。按照临床试验期间和上市后不良反应分别列出 在说明书其他章节详细阐述的不良反应、最常见的不良反应、导致停药或其他临床干预的不良反应应该在本项开始部分阐述 详细列出特定的不良反应可能有助于临床实践中不良反应发生的预防、评估和管理。尽量避免使用含糊的词语，如耐受良好的、稀有、频繁等
【禁忌】	应当列出禁止应用该药品的人群或者疾病情况 必要时，阐述禁忌情况下使用药物的预期后果
【注意事项】	该项目应包括需要特别警惕的严重的或有其他临床价值的不良反应的警告和注意事项。应描述各项不良反应的临床表现和后果以及流行病学特点（如发生率、死亡率和风险因素等）、识别、预防和处理。这些信息会影响是否决定处方给药、为确保安全使用药物对患者进行监测的建议，以及可采取的预防或减轻损害的措施 应列出使用时必须注意的问题，包括需要慎用的情况（如肝、肾功能的问题），影响药物疗效的因素（如食物、烟、酒），用药过程中需观察的情况（如过敏反应，定期检查血象、肝功、肾功），以及药物对临床实验室检测的干扰、评价安全性需要的监测、严重的或有临床意义的药物相互作用等 应根据其重要性，按警告、注意事项的顺序分别列出。每个小项应设有显示其内容特点的粗体字小标题并赋予编号，以重要性排序
【孕妇及哺乳期妇女用药】	根据药物的具体情况，着重说明该药品对妊娠、哺乳期母婴的影响，并写明可否应用本品及用药注意事项 未进行该项实验且无可靠参考文献的，应当在该项下予以说明
【儿童用药】	主要包括儿童由于生长发育的关系而对于该药品在药理、毒理或药代动力学方面与成人的差异，并写明可否应用本品及用药注意事项。若有幼龄动物毒性研究资料，且已批准药品用于儿科人群，应阐明有关动物毒性研究内容 未进行该项实验且无可靠参考文献的，应当在该项下予以说明
【老年用药】	主要包括老年人由于机体各种功能衰退的关系而对于该药品在药理、毒理或药代动力学方面与成人的差异，并写明可否应用本品及用药注意事项 未进行该项实验且无可靠参考文献的，应当在该项下予以说明
【药物相互作用】	列出与该药物产生相互作用的药物或者药物类别，并说明相互作用的结果及合并用药的注意事项 未进行该项实验且无可靠参考文献的，应当在该项下予以说明
【药物滥用和药物依赖】	镇痛、麻醉、精神药物等有可能导致药物滥用或依赖，须阐明与之有关的内容，合理控制，避免药物滥用，避免/减少药物依赖 对于不存在滥用、依赖问题的药物，可不保留该项内容

续表

通用格式	内容书写要求
【药物过量】	详细列出过量应用该药品可能发生的毒性反应、剂量及处理方法 未进行该项实验且无可靠参考文献的，应当在该项下予以说明
【临床药理】	作用机制：重点阐述药物与临床适应证相关已明确的药理作用，包括药物类别、作用机制；复方制剂的药理作用可以为每一组成成分的药理作用。如果作用机制尚不明确，须明确说明 对于抗微生物药物，应阐明药物的微生物学特征，包括抗病毒/抗菌活性/药物敏感性、耐药性等 药效学：应描述与临床效应或不良事件相关的药物或活性代谢产物的生物化学或生理学效应。该部分应包括关于药物及其活性代谢产物对 PD 生物标志物或其他临床相关参数影响的描述 如果无相关 PD 数据或 PD 效应未知，须说明缺乏该部分信息 药物对 QT 间期的影响也应包括在药效动力学部分 药代动力学：应包括药物在体内吸收、分布、代谢和排泄的全过程及其主要的药代动力学参数或特征，以及特殊人群的药代动力学参数或特征。说明药物是否通过乳汁分泌、是否通过胎盘屏障及血脑屏障等。应以人体临床试验结果为主，如缺乏人体临床试验结果，可列出非临床试验的结果，并加以说明。未进行药代动力学研究且无可靠参考文献的，应当在该部分予以说明 遗传药理学：应包括影响药物体内过程以及治疗相关的基因变异相关数据或信息。未进行该项实验且无可靠参考文献的，应当在该项下予以说明
【临床试验】	该项为临床试验概述，应当准确、客观地进行描述。具体内容应包括试验方案设计(如随机、盲法、对照)、研究对象、给药方法、有效性终点及主要试验结果等。可适当使用图表，清晰表述试验设计、疗效和安全性数据等 对于附条件批准品种，注明本品为基于替代终点(或中间临床终点或早期临床试验数据)获得附条件批准上市，暂未获得临床终点数据，尚待上市后进一步确证
【药理毒理】	包括药理作用和毒理研究两部分内容 药理作用为临床药理中药物对人体作用的有关信息。也可列出与临床适应证有关或有助于阐述临床药理作用的体外试验和(或)动物实验的结果。复方制剂的药理作用可以为每一组成成分的药理作用 毒理研究为与临床应用有关、有助于判断药物临床安全性的非临床毒理研究结果，一般包括遗传毒性、生殖毒性、致癌性等特殊毒理学试验信息，必要时包括一般毒理学试验中或其他毒理学试验中提示的须重点关注的信息。应当描述动物种属类型，给药方法(剂量、给药周期、给药途径)和主要毒性表现等重要信息。复方制剂的毒理研究内容应当尽量包括复方给药的毒理研究结果，若无该信息，应当写入单药的相关毒理内容
【贮藏】	具体条件的表示方法按《中国药典》要求书写，并注明具体温度。如：阴凉处(不超过 20 ℃)保存 生物制品应当同时注明制品保存和运输的环境条件，特别应明确具体温度

续表

通用格式	内容书写要求
【包装】	包括直接接触药品的包装材料和容器及包装规格，并按该顺序表述
【有效期】	以月为单位表述
【执行标准】	列出执行标准的名称、版本，如《中国药典》2020 年版二部。或者药品标准编号，如 YBH00012021
【批准文号】	指该药品的药品批准文号 对于附条件批准品种，应注明附条件批准上市字样
【上市许可持有人】	依次注明名称、注册地址、邮政编码、电话和传真号码(须标明区号)、网址 持有人名称与注册地址按持有人生产许可证有关项目填写
【生产企业】	依次注明企业名称、生产地址、邮政编码、电话和传真号码(须标明区号)、网址 生产企业名称与生产地址按生产企业生产许可证有关项目填写 如另有包装厂者，应依次列出包装厂的以下信息：名称、包装地址、邮政编码、电话和传真号码(须标明区号)、网址
【境内联系人】	对于境外生产药品，应列出境外上市许可持有人指定的在中国境内的联系人信息，并依次列出以下信息：名称、注册地址、邮政编码、电话和传真号码(须标明区号)、网址

（六）药品标签的管理

1. 药品标签的含义与种类

(1) 药品标签分为内标签和外标签。

① 药品的内标签应当包含药品通用名称、适应证，或者功能主治、规格、用法用量、贮藏、生产日期、产品批号、有效期、生产企业等内容。包装尺寸过小无法全部标明上述内容的，至少应当标注药品通用名称、规格、产品批号、有效期等内容；

② 药品外标签应当注明药品通用名称、成分、性状、适应证或者功能主治、规格、用法用量、不良反应、禁忌、注意事项、贮藏、生产日期、产品批号、有效期、批准文号、生产企业等内容。适应证或者功能主治、用法用量、不良反应、禁忌、注意事项不能全部注明的，应当标出主要内容并注明"详见说明书"字样；不得仅注明"详见说明书"，而不标注主要内容，主要内容应当与说明书中的描述用语一致，不得修改和扩大范围。

(2) 用于运输、储藏包装的标签，至少应当注明药品通用名称、规格、贮藏、生产日期、产品批号、有效期、批准文号、生产企业，也可以根据需要注明包装数量、运输注意事项或者其他标记等必要内容。

(3) 原料药包装的标签应当注明药品名称、贮藏、生产日期、产品批号、有效期、执行标准、批准文号、生产企业，同时还需注明包装数量及运输注意事项等必要内容。

(4) 中药饮片的包装标签必须注明产品属性品名、规格、药材产地、生产企业、产品批号、生产日期、装量、保质期、执行标准等内容。实施审批管理的中药饮片还应按规定注明药品批准文号。

2. 同品种药品标签的规定 同一药品生产企业生产的同一药品，药品规格和包装规格均相同的，其标签的内容、格式及颜色必须一致；药品规格或者包装规格不同的，其标签应当明显区别或者规格项明显标注。同一药品生产企业生产的同一药品，分别按处方药与非处方药管理的，两者的包装颜色应当明显区别。

3. 药品标签上药品有效期的规定 药品标签中的有效期应当按照年、月、日的顺序标注，年份用四位数表示，月、日各用两位数表示。其具体标注格式为“有效期至××××年××月”或者“有效期至××××年××月××日”；也可以用数字和其他符号表示为“有效期至××××.××.”或者“有效期至××××/××/××”等。

4. 药品批准文号的格式 药品批准文号是药品生产合法的标志。每种药品的每一规格发给一个批准文号。除经国家药品监督管理部门批准的药品委托生产和异地加工外，同一药品不同生产企业发给不同的药品批准文号(表 11－3)。

表 11－3 药品批准文号的格式比较

类别	批准文号格式	字母含义
药品批准文号	国药准字 H(Z、S、J)＋4 位年号＋4 位顺序号	1. H 代表化学药品，Z 代表中药，S 代表生物制品，J 代表进口药品分包装 2. 对于境内分包装用大包装规格的注册证，其证书在原注册证号前加字母 B
新药证书批准号	国药证字 H(Z、S)＋4 位年号＋4 位顺序号	
进口药品注册证号	H(Z、S)＋4 位年号＋4 位顺序号	
医药产品注册证号(中国香港、澳门和台湾地区)	H(Z、S)C＋4 位年号＋4 位顺序号	

（七）不同种类药品的标志

依据《药品管理法》第四十九条及《药品说明书和标签管理规定》第二十八条第一款的规定，麻醉药品、精神药品、医疗用毒性药品、放射性药品、外用药品和非处方药的标签，必须印有规定的标志(图 11－1)。

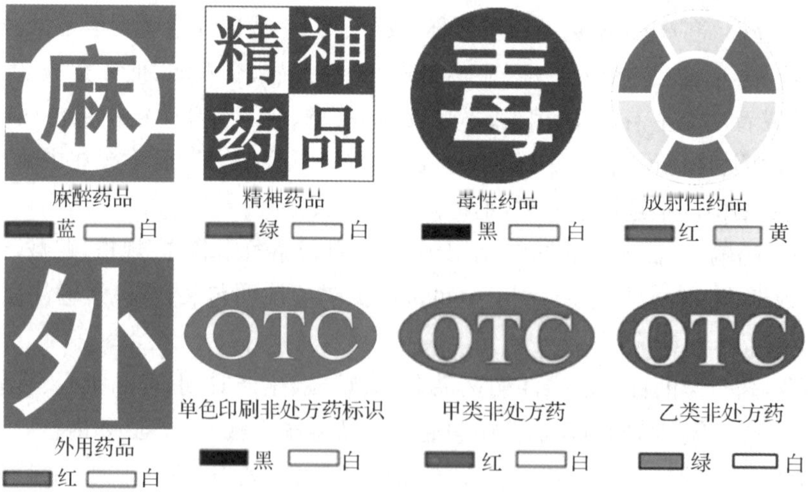

图 11－1 不同种类药品的标志

课堂互动

偷换药品标签算劣药还是假药？

（一）基本案情

药品生产企业C是一家拥有原料药黄芩苷批准文号的药品生产企业，它从一家化工厂D厂购进黄芩苷粗品，经含量测定后，未经任何加工，将其标签脱下，贴上自己的印有批准文号及厂名的标签，打上编造的生产批号，将其销售给药品生产企业E，E企业将其作为原料药用于生产制剂双黄连片。

（二）分析

本案中C企业购进的黄芩苷，系无药品生产许可证的D厂生产的未取得药品批准文号的原料，该原料只是粗品。C企业购进后，未经任何加工，虽然做了含量测定，但并不能改变该原料无批准文号的事实。

（三）诉讼情况

原料药是国家纳入审批管理的，C企业从化工厂购买粗品直接贴标签变成原料药的做法，会带来巨大的安全风险。因此，C企业的行为违反了《药品管理法》第九十八条的规定，应按生产销售假药处理。E企业因购进该未取得批准文号的黄芩苷用于生产制剂，也应按生产销售假药论处。

现行主要相关法律法规

1.《中华人民共和国药品管理法》，中华人民共和国主席令第31号。

2.《国家药监局关于发布〈中药饮片标签管理规定〉的公告》，国家药品监督管理局公告2023年第90号。

任务三　药品广告管理

随着社会的发展，药品广告的作用越来越突出。一方面，药品广告为企业树立了良好的形象，成为企业推销其药品和创建优秀品牌的重要手段；另一方面，药品广告能帮助医师、药师、患者了解药品的性能、用途和特点等方面的信息，有助于公众正确地选择药品，以达到合理用药的目的。

一、药品广告的定义和作用

1. 药品广告的定义　药品生产者、经营者通过一定媒介和形式直接或者间接推销药品的商业广告。

2. 药品广告的作用

（1）提供用药信息，指导公众合理、正确地用药。

（2）开拓药品市场，加速药品的流通和销售。

（3）树立企业和品牌形象。

二、药品广告的审批

（一）药品广告的申请

药品广告批准文号的申请人必须是具有合法资格的药品生产企业或者药品经营企业。申请药品广告批准文号，应当向药品生产企业或者进口代理人等广告主所在地的广告审查机关提出。

（二）药品广告的审查

凡利用各种媒介或者形式发布的广告含有药品名称、药品适应证（功能主治），或者与药品有关的其他内容的，为药品广告，应当依法进行审查。

国家市场监督管理总局负责组织指导药品广告的审查工作。各省级市场监督管理部门、药品监督管理部门（以下简称广告审查机关）负责药品广告审查，依法可以委托其他行政机关具体实施广告审查。

非处方药仅宣传药品名称，或者处方药在指定的医学药学专业刊物上仅宣传药品名称的，无须审查。

（三）药品广告的发布

1. 不得发布广告的药品　麻醉药品、精神药品、医疗用毒性药品、放射性药品、药品类易制毒化学品；医疗机构配制的制剂；军队特需药品、军队医疗机构配制的制剂；依法停止或者禁止生产、销售或者使用的药品；法律、行政法规禁止发布广告的情形。

2. 药品广告发布媒体的限制　处方药只能在国务院卫生健康委员会和国家药品监督管理局共同指定的医学、药学专业刊物上发布。

三、药品广告的内容

（一）药品广告内容的原则性规定

（1）药品广告的内容必须真实、合法，不得含有虚假或者引人误解的内容。广告主应对广告内容的真实性和合法性负责。

（2）处方药广告应当显著标明“本广告仅供医学药学专业人士阅读”。非处方药广告应当显著标明非处方药标识（OTC）和“请按药品说明书或在药师指导下购买和使用”。

（二）药品广告的科学性要求

药品广告不得包含下列情形：

（1）使用国家机关、医药科研单位、学术机构、行业协会，或者专家、学者、医师、患者等的名义或形象作推荐、证明。

（2）表示功效、安全性的断言或者保证；说明治愈率或者有效率的。

（3）与其他药品的功效和安全性进行比较的。

（4）违反科学规律，明示或者暗示可以治疗所有疾病、适应所有症状、适应所有人群，或者正常生活和治疗病症所必需等内容的。

（5）含有“安全”“安全无毒副作用”“毒副作用小”等内容的；明示或者暗示成分为“天然”药品，因而安全性有保证等内容的。

四、药品广告的监督管理

省、自治区、直辖市人民政府药品监督管理部门应当对其批准的药品广告进行检查，负责本行政区药品广告的审查批准并发给药品广告批准文号；未取得药品广告批准文号的，不得发布。药品广告批准文号格式为“×药广审(视/声/文)第 0000000000 号”。其中，“×”为各省、自治区、直辖市的简称；一串“0”由 10 位数字组成，前 6 位代表审查年月，后 4 位代表广告批准序号；“视”“声”“文”代表用于广告媒介形式的分类代号。

药品生产许可证、药品经营许可证被吊销的，药品批准证明文件被撤销、注销的，国家药品监督管理局或者省、自治区、直辖市药品监督管理部门责令停止生产、销售和使用的药品，药品广告审查机关应当注销药品广告批准文号。篡改经批准的药品广告内容进行虚假宣传的，由药品监督管理部门责令立即停止该药品广告的发布，撤销该品种药品广告批准文号，1 年内不受理该品种的广告审批申请。

对提供虚假材料申请药品广告审批，被药品广告审查机关在受理审查中发现的，1 年内不受理该企业该品种的广告审批申请。对提供虚假材料申请药品广告审批，取得药品广告批准文号的，药品广告审查机关在发现后应当撤销该药品广告批准文号，并 3 年内不受理该企业该品种的广告审批申请。依法被收回、注销或者撤销药品广告批准文号的药品广告，必须立即停止发布；异地药品广告审查机关停止受理该企业该药品广告批准文号的广告备案。异地发布药品广告未向发布地药品广告审查机关备案的，发布地药品广告审查机关发现后，应当责令限期办理备案手续，逾期不改正的，停止该药品品种在发布地的广告发布活动。

现行主要相关法律法规

《中华人民共和国药品管理法》，中华人民共和国主席令第 31 号。

任务四　药品价格管理

药品价格的高低不仅关系公众的切身利益，而且关系医药卫生事业的发展、医疗保险制度和药品生产流通体制的完善。国家有关部门对药品价格十分重视，以确保公众用药安全有效，把不合理的医药费用负担降下来为目标，整治药品流通秩序、规范医药价格的工作力度不断加大，取得明显效果。

一、药品价格的表现形式

我国对药品价格实行政府调控和市场调节相结合的管理方式，药品价格包括政府定价、政府指导价和市场调节价三种表现形式。

（一）药品政府定价和政府指导价

1. 政府定价　由政府价格主管部门或其他有关部门，按照定价权限和范围指定价格，具体的药品价格表现为出厂价或口岸价。

2. 政府指导价　由政府价格主管部门或其他有关部门，按照定价权限和范围，规定基准价格及其浮动幅度，指导经营者制定价格，具体的药品价格表现为最高出厂价、最高零售价。

3. 定价的原则

（1）生产经营者能够弥补合理生产成本并获得合理利润；

（2）反映市场供求；

（3）体现药品质量和疗效的差异；

（4）保持药品合理比价；

（5）鼓励新药的研制开发。

（二）药品市场调节价

1. 药品市场调节价 除列入政府定价和政府指导价范围的药品外，其他药品均实行市场调节价，由生产经营企业自主定价。

2. 药品市场调节价的制定原则

（1）公平、合理原则；

（2）诚实信用、质价相符原则。

二、药品价格监督管理部门

我国药品价格的监督管理部门分两级，分别为国务院价格主管部门和省级价格主管部门。国务院价格主管部门为国家发展和改革委员会，负责全国药品价格的检测工作及部分药品的定价工作。省级价格主管部门负责本行政区域内药品价格的检测工作和部分药品的定价工作。

德润心田

近年来，药品价格虽有所下降，但价格虚高问题仍未完全解决，人民群众仍感觉看病贵，其中一个重要原因是部分药品价格偏高、医药费负担较重，这对经济困难家庭而言压力尤为明显。国家高度重视这一问题，组织开展药品集中带量采购，其主要目的是探索完善药品价格形成机制，切实降低群众药费负担，规范药品流通秩序，保障用药安全，提升老百姓的医疗保障水平。

集采药品价格降低的原因包括：① 带量采购为企业提供了确定的采购预期，可大幅压缩营销费用；② 规模效应降低了单位生产成本；③ 及时结算回款减轻了企业资金成本；④ 通过一致性评价的仿制药，能与原研药在同等质量水平上竞争，通过竞争推动价格下降。

降价不会影响药品质量，其质量是有保障的。国家相关部门采取了多项监管措施保障所采购药品的质量，具体如下：① 建立严格的入围标准，将药品质量作为参与带量采购的前提，明确仿制药须通过质量和疗效一致性评价方可入围；② 加强对中选品种全流程质量监管，提高抽检频次，加大对违法违规企业的追责力度；③ 与药品生产企业签订协议，明确中选企业是保障质量和供应的第一责任人，建立企业库存和停产报告制度，动态掌握企业生产情况，确保企业按协议足量、及时供应药品。

药品集中带量采购是党中央、国务院部署的重大改革任务。目前，集中带量采购改革已进入常态化、制度化新阶段，极大减轻了患者的就医购药负担。政策实施后，患者用药费用大幅下降，尤其是需要长期服药的慢性病患者受益显著。带量采购政策的落地，切实减轻了广大患者的医疗费用负担，真正实现了让群众“花小钱购好药治大病”的美好愿望，使这项惠民政策真正深入人心、落到实处。

现行主要相关法律法规

1.《中华人民共和国药品管理法》,中华人民共和国主席令第 31 号。

2.《发展改革委、卫生健委、人力资源社会保障部、工业和信息化部、财政部、商务部、食品药品监管总局关于印发推进药品价格改革意见的通知》,发改价格〔2015〕904 号。

实训十四　药品说明书检索实训

【实训目的】

(1) 掌握三大权威检索渠道:国家药品监管平台、国家药品追溯平台、企业官方信息披露平台。

(2) 识别药品说明书行政与安全性警示要素:批准文号有效性、修订日期、警告标识。

(3) 建立版本时效性意识:对比药品说明书纸质版与数据库最新版差异。

【实训准备】

(1) 硬件设备:联网电脑/平板、药品追溯码扫描枪、打印机(输出检索报告)。

(2) 数字资源:国家药品监督管理局官网、药品说明书数据库(药智数据)、欧盟 EMA 药品数据库(对照参考)。

【实训步骤】

一、分组

将学生分成 8 个组,每组 6~7 名同学,并选出 1 位组长,并由组长将任务分派给每位组员,教师实施监督、指导。

二、具体实施

(1) 登录国家官方平台精准检索查询。

(2) 操作要点:查询某进口抗癌药,验证进口药品注册证号是否正确。

(3) 下载带防伪水印的说明书。

【实训思考】

(1) 登录国家药品监督管理局官网后,写出查询药品说明书的具体路径(手机端)。

(2) 在药品说明书中自行简化或删除部分不良反应,可能承担什么法律责任?

目标检测

一、名词解释

1. 药品包装

2. 药品标签

3. 药品说明书

二、选择题

（一）A 型题（最佳选择题）

1. 根据《药品说明书和标签管理规定》，说明书和标签必须印有规定标识的是________。（　　）
   A. 麻醉药品　　B. 精神药品　　C. 非处方药品
   D. 外用药品　　E. 以上都是
2. 根据《药品说明书和标签管理规定》，下列药品有效期标注格式错误的是________。（　　）
   A. 有效期至××××年××月
   B. 有效期至××××年××月××日
   C. 有效期至××××.××.
   D. 有效期至××/××/××
   E. 有效期至××××/××/××
3. 以下有关药品商品名称规定的表述，正确的是________。（　　）
   A. 未经国家药品监督管理部门批准作为商品名称使用的注册商标，不准印刷在包装、标签上
   B. 药品标签上的商品名称的字体以单字面积计不得大于通用名称所用字体的 1/4
   C. 药品标签上的通用名称的字体和颜色不得比药品商品名称更突出和显著
   D. 药品标签上商品名称不得与通用名称同行书写
   E. 药品标签上商品名称的字体颜色应当使用黑色或者白色
4. 根据《药品说明书和标签管理规定》，药品内标签的内容不包括________。（　　）
   A. 药品名称　　B. 规格　　C. 产品批号
   D. 有效期　　E. 执行标准

（二）B 型题（配伍选择题）

（5～7 题共用备选答案）

A. 性状	B. 规格	C. 适应证	D. 用法用量	E. 注意事项

5. 药品外观体现在药品说明书的________。（　　）
6. 药品用途体现在药品说明书的________。（　　）
7. 用药疗程体现在药品说明书的________。（　　）

（三）X 型题（多项选择题）

8. 若某药品的生产日期是 2020 年 3 月 31 日，保质期为 24 个月，其有效期的表述方法正确的是________。（　　）
   A. 有效期至 2022.02.28　　B. 有效期至 2022/03/30
   C. 有效期至 2022 年 02 月　　D. 有效期至 2022 年 03 月
   E. 有效期至 2022/03/31
9. 药品包装的作用是________。（　　）
   A. 保护功能　　B. 方便使用　　C. 美化
   D. 标明价格　　E. 商品宣传

10. 必须印有规定标志的药品品种有________。（　　）

A. 麻醉药品　　B. 外用药品　　C. 第二类精神药品

D. 处方药　　E. 放射性药品

三、简答题

1. 简述药品说明书的作用。

2. 简述我国哪些药品不得发布广告。

项目十二 医疗器械、化妆品和保健食品管理

项目目标

1. 知识目标

(1) 掌握医疗器械的概念和分类，化妆品的概念和分类，以及保健食品的概念、与药品的区别。

(2) 熟悉医疗器械的注册和备案的要求，化妆品的注册和备案的要求，以及保健食品的功能。

(3) 了解医疗器械的生产、经营、使用、召回管理，化妆品的生产、经营管理，以及保健食品的生产、经营管理。

2. 能力目标

能够辨析不同类型的医疗器械，并按照医疗器械的管理要求，运用医疗器械管理知识解决问题。能区分保健食品与药品，特殊化妆品与普通化妆品。

3. 素养目标

养成良好的质量意识、规范意识、标准意识，树立高度的职业责任感、强烈的使命感，自觉维护人民生命健康和使用医疗器械、化妆品、保健食品的合法权益。

项目导入

某市场监督管理局对某口腔诊所进行执法检查时，发现其使用的定制式固定义齿和定制式活动义齿为未取得医疗器械注册证的第二类医疗器械。当事人使用未依法注册医疗器械的行为违反了《医疗器械监督管理条例》第五十五条的规定，该市场监督管理局依据《医疗器械监督管理条例》第八十六条第(三)项的规定，责令当事人立即改正违法行为，并作出罚款的行政处罚。

问题：

(1) 什么是医疗器械？医疗器械分为几类？

(2) 哪些类型的医疗器械上市前需要取得医疗器械许可证？

(3) 医疗器械的生产、使用、经营有哪些要求？

任务一 医疗器械管理

一、医疗器械概述

医疗器械被广泛应用于疾病的治疗、康复和保健过程，成为现代医学领域不可或缺的重要手段，其质量直接关系使用者的身体健康和生命安全。因此，保证医疗器械安全、有效，对

于维护人体健康和生命安全、改善生活质量、促进产业升级，具有重要意义。国家通过制定专门的法律法规，不断加大对医疗器械的监管力度，建立并完善医疗器械长效监管机制，更好地满足公众的医疗保健需求。

（一）医疗器械的概念

医疗器械，是指直接或者间接用于人体的仪器、设备、器具、体外诊断试剂及校准物、材料，以及其他类似或者相关的物品，包括所需要的计算机软件。其效用主要通过物理等方式获得，而不是通过药理学、免疫学或者代谢的方式获得，或者虽然有这些方式参与但是只起辅助作用。其目的如下：① 疾病的诊断、预防、监护、治疗或者缓解；② 损伤的诊断、监护、治疗、缓解或者功能补偿；③ 生理结构或者生理过程的检验、替代、调节或者支持；④ 生命的支持或者维持；⑤ 妊娠控制；⑥ 通过对来自人体的样本进行检查，为医疗或者诊断目的提供信息。

（二）医疗器械的分类

为规范医疗器械分类，根据《医疗器械监督管理条例》，国家药品监督管理局制定了《医疗器械分类规则》。通过医疗器械的结构特征、是否接触人体、使用形式、使用状态等因素，对医疗器械进行分类判定。2017 年，国家发布新修订的《医疗器械分类目录》，新目录将 2002 版目录的 43 个子目录整合精简为 22 个子目录，将 260 个产品类别细化扩充为 206 个一级产品类别和 1 157 个二级产品类别，增加了产品预期用途和产品描述。

根据《医疗器械监督管理条例》，国家对医疗器械按照风险程度实行分类管理。按照风险程度由低到高，医疗器械管理类别依次为第一类、第二类和第三类。

第一类是风险程度低，实行常规管理可以保证其安全、有效的医疗器械，如基础外科手术器械（刀、剪、钳、镊夹、针、钩）、叩诊锤、表面检查灯、反光器具、听觉检查音叉、刮痧板、火罐、止血带、医用拐、悬吊康复床等。

第二类是具有中度风险，需要严格控制管理以保证其安全、有效的医疗器械，如内窥镜功能供给装置、肺功能测试设备（肺功能仪）、心电测量分析设备（心电图仪）、玻璃体温计、电子体温计、心肺复苏器、静电理疗贴、不可吸收外科敷料、中医器具中的针灸针、外科口罩、外科手术衣、体液分析仪等。

第三类是具有较高风险，需要采取特别措施严格控制管理以保证其安全、有效的医疗器械，如放射治疗设备、血管造影 X 射线机、X 射线计算机体层摄影（CT）设备、医用磁共振成像设备（MRI）、医用内窥镜、呼吸机、麻醉系统、婴儿培养箱、电位治疗仪、心脏起搏器、金属骨针、冠状动脉支架、一次性使用输液器等。

课堂互动

试区分以下医疗器械，分别属于哪类医疗器械：不可吸收缝合线、针灸针、电子体温计、医用脱脂纱布、一次性使用无菌注射器、凝胶敷料、血液透析器、骨水泥、急救毯、压力绷带。

（三）医疗器械的监管

为了保证医疗器械的安全、有效，保障人体健康和生命安全，促进医疗器械产业发展，我国以《医疗器械监督管理条例》为核心，已形成了《医疗器械注册与备案管理办法》《医疗器械分类规则》《医疗器械生产监督管理办法》《医疗器械经营监督管理办法》《医疗器械使用质量监督管理办法》《医疗器械召回管理办法》《医疗器械网络销售监督管理办法》等涵盖医疗器械研制、生产、经营、使用活动及其监督管理的法规体系。

国务院药品监督管理部门负责全国医疗器械监督管理工作。国务院有关部门在各自的职责范围内负责与医疗器械有关的监督管理工作。

县级以上地方人民政府应当加强对本行政区域的医疗器械监督管理工作的领导，组织协调本行政区域内的医疗器械监督管理工作及突发事件应对工作，加强医疗器械监督管理能力建设，为医疗器械安全工作提供保障。

县级以上地方人民政府负责药品监督管理的部门负责本行政区域的医疗器械监督管理工作。县级以上地方人民政府有关部门在各自的职责范围内负责与医疗器械有关的监督管理工作。

二、医疗器械的注册与备案

医疗器械注册是指医疗器械注册申请人(以下简称申请人)依照法定程序和要求提出医疗器械注册申请，药品监督管理部门依据法律法规，基于科学认知，进行安全性、有效性和质量可控性等审查，决定是否同意其申请的活动。

医疗器械备案是指医疗器械备案人(以下简称备案人)依照法定程序和要求向药品监督管理部门提交备案资料，药品监督管理部门对提交的备案资料存档备查的活动。

根据《医疗器械监督管理条例》，第一类医疗器械实行产品备案管理。第二类、第三类医疗器械实行产品注册管理。

境内第一类医疗器械备案，由备案人向所在地设区的市级药品监督管理部门提交备案资料。境内第二类医疗器械由申请人所在地省级药品监督管理部门审查，批准后发给医疗器械注册证。境内第三类医疗器械由国家药品监督管理局审查，批准后发给医疗器械注册证。

进口第一类医疗器械备案，由境外备案人指定的我国境内企业法人向国家药品监督管理局提交备案资料和备案人所在国(地区)主管部门准许该医疗器械上市销售的证明文件，提交的备案材料符合规定即完成备案。进口第二类、第三类医疗器械由国家药品监督管理局审查，批准后发给医疗器械注册证。

医疗器械注册证有效期为 5 年。医疗器械注册证有效期届满需要延续注册的，注册人应当在医疗器械注册证有效期届满 6 个月前，向原注册部门申请延续注册，并按照相关要求提交申请资料。

德润心田

中医医疗器械的创新发展

加快中医医疗器械的升级改造。以提高中医医疗器械的产品性能、质量与科技含量为目标，利用现代多学科技术成果，加强对临床应用广泛、市场需求较大的中医医疗器械进行产品优化与升级迭代，推动“增品种、提品质、创品牌”，引导中医医疗器械向精细化、数字化和智能化方向发展。对四诊仪等中医诊断设备，重点提高其中医数据采集的真实性、可靠性、准确性与精确度；对针灸、推拿、骨伤、外敷与熏蒸等中医传统治疗设备及综合护理设备，重点提升其临床疗效；对现有中医康复器械与老年人护理设备，重点引入柔性牵引、智能化虚拟训练、情感感知和人体运动意图识别等技术，提高产品性能与康复功效。

加快学科交叉的产学研用平台建设。结合中医医疗器械市场需求，鼓励产学研用单位共建联合实验室，开展符合中医理论的诊断、治疗和康复等功能的中医医疗器械研发，以企业为主体打造一批产学研用平台，加强学科交叉融合和医研企结合的创新团队建设，为中医医疗器械开发提供支持，夯实中医医疗器械研究基础，着力提升我国中医医疗器械产业创新能力。鼓励具有产业基础和技术优势的地区，建设中医医疗器械研发和产业化基地。

加强中医医疗器械的应用示范和推广。支持企业和医疗机构加强协同创新，通过在全国不同区域范围内建立中医医疗器械的临床应用示范中心，系统开展中医医疗器械创新产品的临床评价和示范应用研究，重点推进中医医疗器械在基层的普及与应用，形成"示范应用—临床评价—技术创新—辐射推广"的良性循环。

推进产业链融合发展。坚持继承与创新相结合，积极借鉴和利用现代科学技术，实现原始创新、集成创新，以及引进消化吸收再创新。加快中医医疗器械产业链发展，促进医疗器械产业转型升级，逐步推进"产业、科技、金融"跨界融合，"创新链、产业链、服务链"优化组合，使中医医疗器械领域呈现"融合式、多主体、一体化"发展态势，创新创业高度活跃，新产品、新业态不断涌现。

三、医疗器械的生产管理

（一）生产条件

从事医疗器械生产活动，应具备下列条件：

（1）有与生产的医疗器械相适应的生产场地、环境条件、生产设备及专业技术人员；

（2）有能对生产的医疗器械进行质量检验的机构或者专职检验人员及检验设备；

（3）有保证医疗器械质量的管理制度；

（4）有与生产的医疗器械相适应的售后服务能力；

（5）符合产品研制、生产工艺文件规定的要求。

（二）生产许可与备案

在境内从事第二类、第三类医疗器械生产的，企业应当向所在地省、自治区、直辖市药品监督管理部门申请生产许可，并提交下列材料：① 所生产的医疗器械注册证及产品技术要求复印件；② 法定代表人（企业负责人）身份证明复印件；③ 生产、质量和技术负责人的身份、学历、职称相关材料复印件；④ 生产管理、质量检验岗位从业人员学历、职称一览表；⑤ 生产场地的相关文件复印件，有特殊生产环境要求的，还应当提交设施、环境的相关文件复印件；⑥ 主要生产设备和检验设备目录；⑦ 质量手册和程序文件目录；⑧ 生产工艺流程图；⑨ 证明售后服务能力的相关材料；⑩ 经办人的授权文件。经审核和现场核查，符合规定条件予以许可的，发给医疗器械生产许可证。

医疗器械生产许可证分为正本和副本，有效期为 5 年。正本和副本载明许可证编号、企业名称、统一社会信用代码、法定代表人（企业负责人）、住所、生产地址、生产范围、发证部门、发证日期和有效期限。副本记载许可证正本载明事项变更及车间或生产线重大改造等情况。企业名称、统一社会信用代码、法定代表人（企业负责人）、住所等项目应当与营业执照中载明的相关内容一致。

从事第一类医疗器械生产的，应当向所在地设区的市级负责药品监督管理的部门备案，在提交相关材料（同生产许可申请材料）后，即完成生产备案，获取备案编号。医疗器械备案人自行生产第一类医疗器械的，可以在办理产品备案时一并办理生产备案。

（三）生产质量管理

《医疗器械生产监督管理办法》要求，医疗器械注册人、备案人、受托生产企业应当按照《医疗器械生产质量管理规范》的要求，建立健全与所生产医疗器械相适应的质量管理体系并保持其有效运行，并严格按照经注册或者备案的产品技术要求组织生产，保证出厂的医疗器械符合强制性标准，以及经注册或者备案的产品技术要求。

四、医疗器械的经营管理

依据《医疗器械经营监督管理办法》，按照医疗器械风险程度，医疗器械经营实施分类管理。经营第三类医疗器械实行许可管理，经营第二类医疗器械实行备案管理，经营第一类医疗器械不需要许可和备案。

（一）经营条件

从事医疗器械经营活动，应当具备下列条件：

（1）有与经营范围和经营规模相适应的质量管理机构或者质量管理人员，质量管理人员应当具有相关专业学历或者职称；

（2）有与经营范围和经营规模相适应的经营场所；

（3）有与经营范围和经营规模相适应的贮存条件；

（4）有与经营的医疗器械相适应的质量管理制度；

（5）有与经营的医疗器械相适应的专业指导、技术培训和售后服务的质量管理机构或者人员。

从事第三类医疗器械经营的企业还应当具有符合医疗器械经营质量管理制度要求的计算机信息管理系统，保证经营的产品可追溯。鼓励从事第一类、第二类医疗器械经营的企业建立符合医疗器械经营质量管理制度要求的计算机信息管理系统。

（二）经营许可与备案

从事第三类医疗器械经营的，经营企业应当向所在地设区的市级负责药品监督管理的部门提出申请，并提交下列资料：① 法定代表人（企业负责人）、质量负责人身份证明、学历或者职称相关材料复印件；② 企业组织机构与部门设置；③ 医疗器械经营范围、经营方式；④ 经营场所和库房的地理位置图、平面图、房屋产权文件或者租赁协议复印件；⑤ 主要经营设施、设备目录；⑥ 经营质量管理制度、工作程序等文件目录；⑦ 信息管理系统基本情况；⑧ 经办人授权文件。经审核和现场核查，符合规定条件予以许可的，发给医疗器械经营许可证。

医疗器械经营许可证有效期为 5 年，载明许可证编号、企业名称、统一社会信用代码、法定代表人、企业负责人、住所、经营场所、经营方式、经营范围、库房地址、发证部门、发证日期和有效期限等事项。

从事第二类医疗器械经营的，经营企业应当向所在地设区的市级负责药品监督管理的部门备案，并提交相关材料(同经营许可申请材料，第七项除外)后，即完成经营备案，获取经营备案编号。

(三) 经营质量管理

《医疗器械经营监督管理办法》要求，从事医疗器械经营，应当按照法律法规和《医疗器械经营质量管理规范》的要求，建立覆盖采购、验收、贮存、销售、运输、售后服务等全过程的质量管理制度和质量控制措施，并作好相关记录，保证经营条件和经营活动持续符合要求。

五、医疗器械的使用管理

医疗器械使用单位应当按照《医疗器械使用质量监督管理办法》的要求，配备与其规模相适应的医疗器械质量管理机构或者质量管理人员，建立覆盖质量管理全过程的使用质量管理制度，承担本单位使用医疗器械的质量管理责任。

(一) 医疗器械的采购、验收与贮存

医疗器械使用单位应当对医疗器械采购实行统一管理，由其指定的部门或者人员统一采购医疗器械，其他部门或者人员不得自行采购。不得购进和使用未依法注册或者备案、无合格证明文件，以及过期、失效、淘汰的医疗器械。医疗器械使用单位应当从具有资质的医疗器械生产经营企业购进医疗器械，索取、查验供货者资质、医疗器械注册证或者备案凭证等证明文件。

对购进的医疗器械应当验明产品合格证明文件，并按规定进行验收。对有特殊储运要求的医疗器械还应当核实储运条件是否符合产品说明书和标签标示的要求。

医疗器械使用单位贮存医疗器械的场所、设施及条件应当与医疗器械品种、数量相适应，符合产品说明书、标签标示的要求及使用安全、有效的需要；对温度、湿度等环境条件有特殊要求的，还应当监测和记录贮存区域的温度、湿度等数据。

(二) 医疗器械的使用、维护与转让

医疗器械使用单位应当建立医疗器械使用前质量检查制度。在使用医疗器械前，应当按照产品说明书的有关要求进行检查。使用无菌医疗器械前，应当检查直接接触医疗器械的包装及其有效期限。包装破损、标示不清、超过有效期限或者可能影响使用安全、有效的，不得使用。

医疗器械使用单位应当建立医疗器械维护维修管理制度。对需要定期检查、检验、校准、保养、维护的医疗器械，应当按照产品说明书的要求进行检查、检验、校准、保养、维护并记录，及时进行分析、评估，确保医疗器械处于良好状态。

医疗器械使用单位可以按照合同的约定要求医疗器械生产经营企业提供医疗器械维护维修服务，也可以委托有条件和能力的维修服务机构进行医疗器械维护维修，或者自行对在用医疗器械进行维护维修。医疗器械使用单位发现使用的医疗器械存在安全隐患的，应当立即停止使用，通知检修；经检修仍不能达到使用安全标准的，不得继续使用，并按照有关规定处置。

医疗器械使用单位之间转让在用医疗器械，转让方应当确保所转让的医疗器械安全、有效，并提供产品合法证明文件。转让双方应当签订协议，移交产品说明书、使用和维修记录档案复印件等资料，并经有资质的检验机构检验合格后方可转让。不得转让未依法注册或者备案、无合格证明文件或者检验不合格，以及过期、失效、淘汰的医疗器械。

六、医疗器械的召回管理

医疗器械召回，是指医疗器械注册人、备案人按照规定的程序对其已上市销售的某一类别、型号，或者批次的存在缺陷的医疗器械产品，采取警示、检查、修理、重新标签、修改并完善说明书、软件更新、替换、收回、销毁等方式进行处理的行为。

医疗器械生产企业是控制与消除产品缺陷的责任主体，应当主动对缺陷产品实施召回。存在缺陷的医疗器械产品包括：① 正常使用情况下存在可能危及人体健康和生命安全的不合理风险的产品；② 不符合强制性标准、经注册或者备案的产品技术要求的产品；③ 不符合医疗器械生产、经营质量管理有关规定导致可能存在不合理风险的产品；④ 其他需要召回的产品。

根据医疗器械缺陷的严重程度，医疗器械召回分为三级。① 一级召回：使用该医疗器械可能或者已经引起严重健康危害的；② 二级召回：使用该医疗器械可能或者已经引起暂时的或者可逆的健康危害的；③ 三级召回：使用该医疗器械引起危害的可能性较小但仍需要召回的。

实施一级召回的，医疗器械召回公告应当在国家药品监督管理局网站和中央主要媒体上发布；实施二级、三级召回的，医疗器械召回公告应当在省、自治区、直辖市药品监督管理部门网站发布，省、自治区、直辖市药品监督管理部门网站发布的召回公告应当与国家药品监督管理局网站链接。

医疗器械生产企业作出医疗器械召回决定的，一级召回应当在1日内，二级召回应当在3日内，三级召回应当在7日内，通知到有关医疗器械经营企业、使用单位或者告知使用者。

现行主要相关法律法规

1.《医疗器械监督管理条例》，中华人民共和国国务院令第739号。
2.《医疗器械注册与备案管理办法》，国家市场监督管理总局令第47号。
3.《医疗器械生产监督管理办法》，国家市场监督管理总局令第53号。
4.《医疗器械生产质量管理规范》，国家食品药品监督管理总局第64号。
5.《医疗器械经营监督管理办法》，国家市场监督管理总局令第54号。
6.《医疗器械经营质量管理规范》，国家药品监督管理局2023年第153号。
7.《医疗器械召回管理办法》，国家食品药品监督管理总局令第29号。

任务二 化妆品管理

化妆品是满足人们对美的需求的消费品，直接作用于人体，其质量关系人民群众身体健康。新制定的《化妆品监督管理条例》于2021年1月1日起施行，该条例完善了化妆品和化妆品原料的分类管理制度，简化了注册、备案流程；明确了化妆品注册人、备案人的主体责任，加强了生产经营全过程管理和上市后质量安全管控，确立了化妆品和化妆品原料的安全再评估制度，以及问题化妆品召回制度；建立化妆品风险监测和评价制度，规范执法措施和程序，增加责任约谈、紧急控制、举报奖励、失信联合惩戒等监管措施；加大对违法行为的惩处力度，综合运用没收、罚款、责令停产停业、吊销许可证件、市场和行业禁入等处罚措施打击违法行为，为守法者营造良好发展环境。

一、化妆品的界定和分类

依据《化妆品监督管理条例》，化妆品是指以涂擦、喷洒或者其他类似方法，施用于皮肤、毛发、指甲、口唇等人体表面，以清洁、保护、美化、修饰为目的的日用化学工业产品。国家按照风险程度，对化妆品、化妆品原料实行分类管理。

化妆品分为特殊化妆品和普通化妆品。用于染发、烫发、祛斑美白、防晒、防脱发的化妆品，以及宣称新功效的化妆品为特殊化妆品。特殊化妆品以外的化妆品为普通化妆品。

二、化妆品注册和备案

化妆品、化妆品新原料注册，是指注册申请人依照法定程序和要求提出注册申请，药品监督管理部门对申请注册的化妆品、化妆品新原料的安全性和质量可控性进行审查，决定是否同意其申请的活动。

化妆品、化妆品新原料备案，是指备案人依照法定程序和要求，提交表明化妆品、化妆品新原料安全性和质量可控性的资料，药品监督管理部门对提交的资料存档备查的活动。

在我国境内首次使用于化妆品的天然或者人工原料为化妆品新原料。具有防腐、防晒、着色、染发、祛斑美白功能的化妆品新原料，经国务院药品监督管理部门注册后方可使用；其他化妆品新原料应当在使用前向国务院药品监督管理部门备案。

课堂互动

查询一个国产特殊化妆品的注册批号；查询一个国产普通化妆品备案编号。

三、化妆品生产和经营管理

（一）生产管理

国家对化妆品生产实行许可管理。从事化妆品生产活动，应当依法取得化妆品生产许可证。化妆品生产许可申请人应当向所在地省、自治区、直辖市药品监督管理部门提出申请。

企业申请化妆品生产许可，应当符合下列条件：① 是依法设立的企业；② 有与生产的化妆品相适应的生产场地、环境条件、生产设施设备；③ 有与生产的化妆品相适应的技术人员；④ 有能对生产的化妆品进行检验的检验人员和检验设备；⑤ 有保证化妆品质量安全的管理制度。

省、自治区、直辖市药品监督管理部门根据申请资料审核和现场核查等情况，对符合规定条件予以许可的，发给化妆品生产许可证。化妆品生产许可证有效期为5年。

根据《化妆品生产经营监督管理办法》，化妆品注册人、备案人、受托生产企业应当按照《化妆品生产质量管理规范》的要求组织生产化妆品，建立化妆品生产质量管理体系并保证持续有效运行。生产车间等场所不得贮存、生产对化妆品质量有不利影响的产品。应当建立并执行供应商遴选、原料验收、生产过程及质量控制、设备管理、产品检验及留样等保证化妆品质量安全的管理制度。

《化妆品生产质量管理规范》要求，化妆品注册人、备案人、受托生产企业应当诚信自律，按照规范的要求建立生产质量管理体系，实现对化妆品物料采购、生产、检验、贮存、销售和召回等全过程的控制和追溯，确保持续稳定地生产出符合质量安全要求的化妆品。

拓展阅读

儿童化妆品标志“小金盾”

儿童化妆品，是指适用于年龄在12岁以下(含12岁)儿童，具有清洁、保湿、爽身、防晒等功效的化妆品。标识“适用于全人群”“全家使用”等词语或者利用商标、图案、包装形式等暗示产品使用人群包含儿童的，按照儿童化妆品管理。

2022年1月1日施行的《儿童化妆品监督管理规定》规定，儿童化妆品应当在销售包装展示面标注国家药品监督管理局规定的儿童化妆品标志(“小金盾”)。非儿童化妆品不得标注这个标志。需要说明的是，我国对儿童化妆品实行严格监管，对儿童化妆品的产品配方设计、安全评估、生产条件等方面提出更高的监管要求。儿童化妆品上市前，除防晒类产品须经注册外，其他类别产品须经备案。化妆品包装上标注“小金盾”，仅说明这个产品属于儿童化妆品，并不代表该产品已经获得监管部门审批或者质量安全得到认证。

依据《国家药监局关于发布〈儿童化妆品监督管理规定〉的公告》，自2022年5月1日起，申请注册或进行备案的儿童化妆品，必须标注“小金盾”；此前申请注册或进行备案的儿童化妆品，未按照规定进行标签标识的，化妆品注册人、备案人应当在2023年5月1日前完成产品标签更新。

化妆品标签应当标注下列内容：① 产品名称、特殊化妆品注册证编号；② 注册人、备案人、受托生产企业的名称、地址；③ 化妆品生产许可证编号；④ 产品执行的标准编号；⑤ 全成分；⑥ 净含量；⑦ 使用期限、使用方法及必要的安全警示；⑧ 法律、行政法规和强制性国家标准规定应当标注的其他内容。

化妆品标签禁止标注下列内容：① 明示或者暗示具有医疗作用的内容；② 虚假或者引人误解的内容；③ 违反社会公序良俗的内容；④ 法律、行政法规禁止标注的其他内容。

（二）经营管理

化妆品经营者应当建立并执行进货查验记录制度，查验直接供货者的市场主体登记证明、特殊化妆品注册证或者普通化妆品备案信息、化妆品的产品质量检验合格证明并保存相关凭证，如实记录化妆品名称、特殊化妆品注册证编号，或者普通化妆品备案编号、使用期限、净含量、购进数量、供货者名称、地址、联系方式、购进日期等内容。

实行统一配送的化妆品经营者，可以由经营者总部统一建立并执行进货查验记录制度，按照《化妆品生产经营监督管理办法》的规定，统一进行查验记录并保存相关凭证。经营者总部应当保证所属分店能提供所经营化妆品的相关记录和凭证。

美容美发机构、宾馆等在经营服务中使用化妆品或者为消费者提供化妆品的，应当依法履行《化妆品监督管理条例》《化妆品生产经营监督管理办法》规定的化妆品经营者义务。

电子商务平台内化妆品经营者，以及通过自建网站、其他网络服务经营化妆品的电子商务经营者应当在其经营活动主页面全面、真实、准确披露与化妆品注册或者备案资料一致的化妆品标签等信息。

化妆品电子商务平台经营者应当对申请入驻的平台内化妆品经营者进行实名登记，要求其提交身份、地址、联系方式等真实信息，进行核验、登记，建立登记档案，并至少每 6 个月核验更新一次。化妆品电子商务平台经营者对平台内化妆品经营者身份信息的保存时间自其退出平台之日起不少于 3 年。

现行主要相关法律法规

1.《化妆品监督管理条例》，中华人民共和国国务院令第 727 号。

2.《化妆品注册备案管理办法》，国家市场监督管理总局令第 35 号。

3.《化妆品生产经营监督管理办法》，国家市场监督管理总局令第 46 号。

4.《化妆品生产质量管理规范》，国家药品监督管理局 2022 年第 1 号公告。

任务三　保健食品管理

一、保健食品的界定和功能

保健食品，是指声称具有特定保健功能或者以补充维生素、矿物质为目的的食品，即适宜于特定人群食用，具有调节机体功能，不以治疗疾病为目的，并且对人体不产生任何急性、亚急性或者慢性危害的食品。

保健食品与药品不同，不以治疗疾病为目的。因此，保健食品的标签、说明书不得涉及疾病预防、治疗功能，内容应当真实，与注册或者备案的内容相一致，载明适宜人群、不适宜人群、功效成分或者标志性成分及其含量等，并声明“本品不能代替药物”。

保健食品原料目录和允许保健食品声称的保健功能目录，由国务院食品安全监督管理部门会同国务院卫生健康主管部门、国家中医药管理部门制定、调整并公布。最新版的允许保健食品声称的保健功能(非营养素补充剂)有 24 类，分别是有助于增强免疫力、有助于抗氧化、辅助改善记忆、缓解视觉疲劳、清咽润喉、有助于改善睡眠、缓解体力疲劳、耐缺氧、有助于控制体内脂肪、有助于改善骨密度、改善缺铁性贫血、有助于改善痤疮、有助于改善黄褐斑、有助于改善皮肤水分状况、有助于调节肠道菌群、有助于消化、有助于润肠通便、辅助保护胃黏膜、有助于维持血脂(胆固醇/甘油三酯)健康水平、有助于维持血糖健康水平、有助于维持血压健康水平、对化学性肝损伤有辅助保护作用、对电离辐射危害有辅助保护作用、有助于排铅。

二、保健食品注册和备案

根据《中华人民共和国食品安全法》，使用保健食品原料目录以外原料的保健食品和首次进口的保健食品应当经国务院食品安全监督管理部门注册。首次进口的保健食品中属于补充维生素、矿物质等营养物质的，应当报国务院食品安全监督管理部门备案。其他保健食品应当报省、自治区、直辖市人民政府食品安全监督管理部门备案。

（一）保健食品注册

保健食品注册，是指市场监督管理部门根据注册申请人申请，依照法定程序、条件和要求，对申请注册的保健食品的安全性、保健功能和质量可控性等相关申请材料进行系统评价和审评，并决定是否准予其注册的审批活动。

依法应当注册的保健食品，注册时应当提交保健食品的研发报告、产品配方、生产工艺、安全性和保健功能评价、标签、说明书等材料及样品，并提供相关证明文件。国务院食品安全监督管理部门经组织技术审评，对符合安全和功能声称要求的，准予注册并发给保健食品注册证书。保健食品注册证书有效期为5年。国产保健食品注册号格式为：国食健注G+4位年代号+4位顺序号；进口保健食品注册号格式为：国食健注J+4位年代号+4位顺序号。

（二）保健食品备案

保健食品备案，是指保健食品生产企业依照法定程序、条件和要求，将表明产品安全性、保健功能和质量可控性的材料提交市场监督管理部门进行存档、公开、备查的过程。

依法应当备案的保健食品，备案时应当提交产品配方、生产工艺、标签、说明书，以及表明产品安全性和保健功能的材料。市场监督管理部门应当完成备案信息的存档备查工作，并发放备案号。对备案的保健食品，市场监督管理部门应当按照相关要求的格式制作备案凭证，并将备案信息表中登载的信息在其网站上公布。国产保健食品备案号格式为：食健备G+4位年代号+2位省级行政区域代码+6位顺序编号；进口保健食品备案号格式为：食健备J+4位年代号+00+6位顺序编号。

（三）保健食品的标签和说明书

根据《保健食品注册与备案管理办法》，申请保健食品注册或者备案的，产品标签、说明书样稿应当包括产品名称、原料、辅料、功效成分或者标志性成分及含量、适宜人群、不适宜人群、保健功能、食用量及食用方法、规格、贮藏方法、保质期、注意事项等内容及相关制定依据和说明等。保健食品的标签、说明书主要内容不得涉及疾病预防、治疗功能，并声明“本品不能代替药物”。

保健食品的名称由商标名、通用名和属性名组成。保健食品名称不得含有下列内容：① 虚假、夸大或者绝对化的词语；② 明示或者暗示预防、治疗功能的词语；③ 庸俗或者带有封建迷信色彩的词语；④ 人体组织器官等词语；⑤ 除“”之外的符号；⑥ 其他误导消费者的词语。

三、保健食品的生产经营管理

国家对食品生产经营实行许可制度，食品生产经营许可的有效期为5年。《中华人民共和国食品安全法》要求食品生产经营应当符合食品安全标准，并符合下列要求。

（1）具有与生产经营的食品品种、数量相适应的食品原料处理和食品加工、包装、贮存等场所，保持该场所环境整洁，并与有毒、有害场所及其他污染源保持规定的距离。

（2）具有与生产经营的食品品种、数量相适应的生产经营设备或者设施，有相应的消毒、更衣、盥洗、采光、照明、通风、防腐、防尘、防蝇、防鼠、防虫、洗涤，以及处理废水、存放垃圾和废弃物的设备或者设施。

（3）有专职或者兼职的食品安全专业技术人员、食品安全管理人员和保证食品安全的规章制度。

（4）具有合理的设备布局和工艺流程，防止待加工食品与直接入口食品、原料与成品交叉污染，避免食品接触有毒物、不洁物。

（5）餐具、饮具和盛放直接入口食品的容器，使用前应当洗净、消毒，炊具、用具用后应当洗净，保持清洁。

（6）贮存、运输和装卸食品的容器、工具和设备应当安全、无害，保持清洁，防止食品污染，并符合保证食品安全所需的温度、湿度等特殊要求，不得将食品与有毒、有害物品一同贮存、运输。

（7）直接入口的食品应当使用无毒、清洁的包装材料、餐具、饮具和容器。

（8）食品生产经营人员应当保持个人卫生，生产经营食品时，应当将手洗净，穿戴清洁的工作衣、帽等；销售无包装的直接入口食品时，应当使用无毒、清洁的容器、售货工具和设备。

（9）用水应当符合国家规定的生活饮用水卫生标准。

（10）使用的洗涤剂、消毒剂应当对人体安全、无害。

（11）法律、法规规定的其他要求。

根据《中华人民共和国食品安全法》，生产保健食品的企业应当按照良好生产规范的要求建立与所生产食品相适应的生产质量管理体系，定期对该体系的运行情况进行自查，保证其有效运行，并向所在地县级人民政府食品安全监督管理部门提交自查报告。

保健食品广告的内容应当真实合法，不得含有虚假内容，不得涉及疾病预防、治疗功能，还应当声明“本品不能代替药物”；其内容应当经省、自治区、直辖市市场监督管理部门、药品监督管理部门审查。

案例分析

虚假宣传功效非法经营保健食品案

某市公安机关侦破一起虚假宣传治疗功效非法经营保健食品案，涉案团伙设立多个窝点，通过电视广告和网络电话向各地老年人销售××胶囊等多种保健食品。经鉴定，该团伙销售的××胶囊等保健食品只有“抗疲劳”作用，不具备其宣传的“治疗心脑血管等多种疾病”的作用。

讨论并回答：

（1）保健食品的广告内容有何要求？

（2）经营保健食品是否需要许可证？

现行主要相关法律法规

1.《中华人民共和国食品安全法》，中华人民共和国主席令第 21 号。

2.《中华人民共和国食品安全法实施条例》，中华人民共和国国务院令第 721 号。

3.《保健食品注册与备案管理办法》，国家市场监督管理总局令第 31 号。

实训十五　医疗器械实例分析讨论

【实训目的】

（1）通过实例分析，掌握医疗器械标签和说明书的有关要求，并判断其是否规范。

（2）熟悉医疗器械的注册证格式和备案编号格式。

（3）根据标签、说明书等信息，能对医疗器械进行分类判断。

（4）锻炼自我学习、与人交流、分析问题、表达看法、解决问题、开展工作的能力。

【实训准备】

（1）药品经营实训室场地，以及桌椅、电脑、打印机、白板等。

（2）部分医疗器械实物、医疗器械的标签和说明书实物或复印件。

【实训步骤】

一、分组

将学生分成8组，每组5～6名学生，并选出1位组长，由组长将任务分派给每位组员，教师实施监督、指导。

二、具体实施

（一）实训内容

（1）依据医疗器械有关法律法规，对医疗器械及其标签、说明书印有的标志、内容、格式进行观察比较分析，及时记录。

（2）讨论并分析该医疗器械属于几类管理，说明原因。

（3）各组总结比较、分析讨论的结果，指出标签、说明书、包装是否规范，是否存在问题。

（4）每组选派1名学生总结发言。

（二）注意事项

（1）教师课前应准备好有关教具，如医疗器械实物，包装、标签、说明书原件或复印件。

（2）各组在实训前需复习回顾医疗器械有关的法律法规，保证实训成效。

【实训思考】

（1）如何对医疗器械进行准确分类？分类的依据是什么？

（2）医疗器械的标签、说明书格式和内容有哪些要求？

（3）谈谈对医疗器械创新的看法。

目标检测

一、名词解释

1. 医疗器械
2. 化妆品
3. 保健食品

二、选择题

（一）A 型题（最佳选择题）

1. 根据《医疗器械监督管理条例》，对第三类医疗器械需要________。（　　）

A. 实行有效管理　　B. 实行常规管理
C. 实行特别管理　　D. 严格控制管理
E. 采取特别措施严格控制管理

2. 境内第二类医疗器械由________审查，批准后发给医疗器械注册证。（　　）

A. 县级以上药品监督管理部门　　B. 市级以上药品监督管理部门
C. 设区的市级药品监督管理部门　　D. 省、自治区、直辖市药品监督管理部门
E. 国家药品监督管理局

3. 负责全国医疗器械经营监督管理工作的是________。（　　）

A. 国家药品监督管理局　　B. 医疗器械注册管理司
C. 局医疗器械标准管理中心　　D. 局医疗器械技术审评中心
E. 中国医疗器械行业协会

4. 美容美发机构、宾馆等在经营中使用化妆品或者为消费者提供化妆品的，应当履行《化妆品监督管理条例》规定的________义务。（　　）

A. 化妆品注册人　　B. 化妆品备案人
C. 化妆品生产者　　D. 化妆品经营者
E. 化妆品使用者

5. 特殊化妆品以外的化妆品是________化妆品。（　　）

A. 非特殊　　B. 普通　　C. 专用
D. 一般　　E. 其他

6. 以下不属于注册后方可使用的化妆品新原料是________。（　　）

A. 具有防腐功能的新原料　　B. 具有防晒功能的新原料
C. 具有着色功能的新原料　　D. 具有祛斑美白功能的新原料
E. 具有去屑功能的新原料

7. 某药店经营的保健食品有质量问题，该保健食品实行备案管理，那么到市场监督管理部门查询相关资料，可查到的主要资料应________，资料提供方是________。（　　）

A. 表明该产品安全性、保健功能和质量可控性，生产企业
B. 表明该产品安全性、保健功能和质量可控性，市场监督管理部门
C. 表明该产品安全性、保健功能和质量可控性，某药店
D. 表明该产品安全性、保健功能和质量可控性，为某药店提供该保健食品的企业
E. 表明该产品安全性、功能主治和质量可控性，生产企业

8. 进口保健食品备案格式为________。 ( )

A. 国食健注 G+4 位年代号+4 位顺序号

B. 食健备 G+4 位年代号+2 位省级行政区域代码+6 位顺序编号

C. 食健备 J+4 位年代号+00+6 位顺序编号

D. 国食健注 J+4 位年代号+4 位顺序号

E. 进食健注 J+4 位年代号+4 位顺序号

9. 下列内容可出现在保健食品名称里的是________。 ( )

A. 明示或者暗示预防、治疗功能的词语
B. 表明产品主要原料等特性的词语
C. 带有封建迷信色彩的词语
D. 常见的特殊符号
E. 人体组织器官等词语

(二) X 型题(多项选择题)

10. 医疗机构不得使用________的医疗器械。 ( )

A. 未经注册
B. 无合格证明
C. 过期
D. 失效
E. 淘汰

11. ________应当按照国务院药品监督管理部门制定的《化妆品生产质量管理规范》的要求组织生产化妆品,建立化妆品生产质量管理体系。 ( )

A. 化妆品注册人
B. 化妆品备案人
C. 化妆品受托生产企业
D. 化妆品经营企业
E. 化妆品检验机构

12. 下列属于化妆品标签应当标注的内容的是________。 ( )

A. 产品名称、特殊化妆品注册证编号

B. 注册人、备案人、受托生产企业的名称、地址

C. 化妆品生产许可证编号

D. 全成分

E. 净含量

三、问答题

1. 简述医疗器械是如何分类和管理的。

2. 简述开办医疗器械经营企业应具备的条件。

参考文献

[1] 国家药品监督管理局执业药师资格认证中心. 药事管理与法规[M]. 8 版. 北京:中国医药科技出版社,2024.
[2] 沈力,李桂荣. 药事管理与法规[M]. 4 版. 北京:中国医药科技出版社,2021.
[3] 杨世民. 药事管理与法规[M]. 3 版. 北京:高等教育出版社,2021.
[4] 舒炼,祝悦,张嘉杨. 药事管理与法规[M]. 重庆:重庆大学出版社,2021.
[5] 李歆,李锟. 药事管理学[M]. 武汉:华中科技大学出版社,2021.
[6] 杨冬梅,何晓丽. 药事管理与法规实训[M]. 2 版. 南京:东南大学出版社,2020.
[7] 毛春芳,王宁. 药事管理与法规[M]. 2 版. 南京:江苏凤凰科学技术出版社,2018.